Vorwort zur 4. Auflage, 2. Druck

Umfangreiche Änderungen in der Sozialgesetzgebung, speziell auch im ärztlichen Abrechnungswesen erfordern eine ständige Aktualisierung dieses Buches.

Trotzdem wird versucht, die Einteilung und Gesamterscheinung weitestgehend beizubehalten, um allen Käuferinnen der Neuauflage einen leichten Übergang zu ermöglichen.

Die Auswahl der Themen dieses Buches richtet sich nach dem Bundesrahmenlehrplan und dem Ausbildungsrahmenplan für die Praxis. Darüber hinaus orientiert sie sich aber auch an den Erfahrungen aus jahrelanger Unterrichtspraxis. Spezifische Regelungen einzelner Bundesländer werden soweit wie möglich berücksichtigt. Dort, wo nicht alle Einzelheiten erläutert werden können, werden Hinweise gegeben, an welchen Stellen sich die angehende Arzthelferin informieren kann.

Ziel des Lehrbuches ist es, eine Anleitung zum eigenständigen Handeln in der Praxis zu geben und gleichzeitig auf die Prüfung vorzubereiten. In diesem Sinne soll das vorliegende Abrechnungsbuch der zukünftigen Arzthelferin Leitfaden und Nachschlagewerk zugleich sein.

Bei der Erläuterung der Gebührenordnungen EBM (BMÄ und E-GO) und der GOÄ erfolgt nicht immer eine komplette Originalerklärung der Gebührennummer, da dieses Buch nicht den Gebrauch der Gebührenordnungen ersetzen soll und auch nicht kann. Es soll vielmehr mit der Gebührenordnung zusammen das tägliche Abrechnen der ärztlichen Leistungen erleichtern und verständlicher machen. Kein Abrechnungsbuch kann im Berufsschulunterricht eine amtliche Gebührenordnung ersetzen, aber viel dazu beitragen, diese besser zu verstehen.

Die Auswahl und Erläuterungen der Gebührenziffern orientieren sich an den Richtlinien der hausärztlichen Praxen, den Rahmenlehrplänen und an langjähriger Erfahrung aus den Abschlussprüfungen der Arzthelferinnen sowie dem Berufsschulunterricht. Aus diesen Gründen wurde auf eine spezielle Erklärung von Ziffern, die ausschließlich in Facharztpraxen vorkommen, verzichtet. Die Angaben zu den Gebührenziffern entsprechen beim EBM und bei der GOÄ dem Stand vom Juli 2002. Die Angaben zur gesetzlichen Unfallversicherung mit Abrechnung nach der UV-GOÄ entsprechen dem Stand von Mai 2001.

Die Beträge für die Leistungen sind durchgängig in der Euro-Währung angegeben.

Im Themenbereich III „Vordruckvereinbarungen" sind alle abgebildeten Formulare und deren Anmerkungen Stand Juli 2002.

Am Schluss des Buches befindet sich eine Aufgabensammlung mit Lösungen zur Vorbereitung auf die Prüfung.

Wir wünschen Ihnen Spaß und Erfolg bei Ihrer Ausbildung und hoffen mit diesem Buch für das Fach Abrechnungswesen dazu beizutragen.

August 2002   Monica Fronius
                Karl-Hermann Löber
                Elke Zimmermann

Inhaltsverzeichnis

Vorwort 3

Themenbereich I Die Sozialversicherung 7

1 Geschichtliche Entwicklung 7
2 Renten- und Unfallversicherung 9
3 Säulen der Sozialversicherung 10
4 Die gesetzlichen Krankenkassen 12
5 Leistungen der gesetzlichen Krankenversicherung 13
6 Leistungen der gesetzlichen Pflegeversicherung 18

Themenbereich II Die Kassenärztlichen Vereinigungen 19

1 Entstehung der Kassenärztlichen Vereinigungen (KV) 19
2 Organisationsstruktur der Kassenärztlichen Vereinigungen 21
3 Mitgliedschaft in den Kassenärztlichen Vereinigungen 24
4 Die Aufgaben der Kassenärztlichen Vereinigungen 24
5 Rechtsbeziehungen der KV mit Krankenkassen, Vertragsärzten und Patienten 29
6 Der Bundesmantelvertrag-Ärzte (BMV-Ä) 31
7 Der Bundesmantelvertrag – Ärzte/Ersatzkassen (EKV) 34

Themenbereich III Vordruckvereinbarungen 37

1 Allgemeine Bestimmungen 37
2 Die Versichertenkarte 37
3 Der Abrechnungsschein (Muster 5) 39
4 Der Überweisungs-/Abrechnungsschein (Muster 6) 41
5 Überweisungs-/Abrechnungsschein für Laboratoriumsuntersuchungen als Auftragsleistung (Muster 10) 44
6 Das Arzneimittelverordnungsblatt (Muster 16) 45
7 Verordnung von Heil- und Hilfsmitteln 47
8 Die Rezeptur von Betäubungsmitteln 49
9 Die Arbeitsunfähigkeitsbescheinigung (Muster 1) 49
10 Verordnung von Krankenhausbehandlung (Muster 2 a bis 2 c) 51
11 Verordnung einer Krankenbeförderung (Muster 4) 52
12 Verordnung häuslicher Krankenpflege (Muster 12 a bis c) 53
13 Vorsorge- und Früherkennungsmaßnahmen 55
14 Notfall-/Vertretungsschein (Muster 19 a bis c) 58

Themenbereich IV Der Sprechstundenbedarf 63

1 Die Verordnung von Sprechstundenbedarf 63
2 Definition des Sprechstundenbedarfs 64

Themenbereich V	**Unfallversicherungsträger**	**67**
	1 Abrechnung mit den Unfallversicherungsträgern	67
	2 Verfahrensarten bei Arbeitsunfällen	68
	3 Verordnungen im Rahmen eines Arbeitsunfalls	69
	4 Berichte, Aufzeichnungen, Gutachten, Auskünfte	70
	5 Verhalten der hausärztlichen Praxis bei Vorliegen eines Arbeitsunfalls	70
Themenbereich VI	**Bundesversorgungs- und Bundesentschädigungsgesetz**	**75**
	1 Bestimmungen des Bundesversorgungsgesetzes (BVG)	75
	2 Bestimmungen des Bundesentschädigungsgesetzes (BEG)	80
Themenbereich VII	**Sonstige Kostenträger**	**83**
	1 Bundesbahnbeamte	83
	2 Postbeamte	84
	3 Krankenversorgung von Angehörigen des Bundesgrenzschutzes (BGS)	85
	4 Krankenversorgung von Soldaten der Bundeswehr	86
	5 Ärztliche Versorgung von Zivildienstleistenden	87
	6 Ärztliche Versorgung der Sozialhilfeempfänger	88
	7 Krankenversorgung der Polizei/Bereitschaftspolizei	90
	8 Das Sozialversicherungsabkommen	90
Themenbereich VIII	**Quartalsabrechnung mit gesetzlichen Krankenkassen**	**94**
	1 Karteiführung	94
	2 Abrechnungs- oder Überweisungsschein	94
	3 Ablauf der Quartalsabrechnung	95
Themenbereich IX	**Gebührenordnungen in der Praxis**	**100**
	1 Die Gebührenordnungen	100
	2 Zuordnung der Kostenträger zu den Gebührenordnungen	101
	3 Der Einheitliche Bewertungsmaßstab (EBM)	105
	4 Auszüge aus dem Einheitlichen Bewertungsmaßstab (EBM)	108
	5 Häufige Abrechnungsfehler	137
Themenbereich X	**Bemessung ärztlicher Leistungen nach GOÄ**	**138**
	1 Die Gebührenordnung für Ärzte (GOÄ)	138
	2 Die Privatliquidation	144
	3 Auszüge aus dem Gebührenverzeichnis der GOÄ	147

Themenbereich XI	Nicht auf Behandlungsschein abrechenbare Leistungen	178
	1 Jugendarbeitsschutzuntersuchungen	178
	2 Todesbescheinigung/Leichenschauschein	181
	3 Blutalkoholuntersuchungen	181
	4 Andere ärztliche Leistungen	181
Themenbereich XII	Vorbereitung auf die Prüfung	182
	1 Einführung	182
	2 Prüfungsaufgaben	182
	3 Lösungen	187
	Abkürzungsverzeichnis	188
	Stichwortverzeichnis	190

I Die Sozialversicherung

1 Geschichtliche Entwicklung

Vor der Industrialisierung lebten die Menschen in der Stadt und auf dem Land in Großfamilien. Alle arbeiteten auf dem Hof oder im Kleinbetrieb mit und die Kranken und Alten wurden von der Familie versorgt. Mit der Industrialisierung fiel die Sicherheit weg, die das Leben in der Gemeinschaft vermittelte.

Veränderung des Lebensraums

Die Hoffnung auf Arbeit in den Fabriken lockte immer mehr Menschen in die Städte, die dem Ansturm bald kaum mehr gewachsen waren. Vor allem der Wohnraum war knapp und teuer. In Wohnungen mit einem Zimmer und einer Küche wohnten nicht selten Familien mit 4–5 Kindern und den Großeltern. Bäder existierten nicht, die Toiletten mussten sich mehrere Familien teilen. Frauen und Kinder nahmen entweder Heimarbeit an oder gingen wie die Familienväter in den Fabriken arbeiten. Durch die Arbeitsteilung konnte zum Lebensunterhalt nur noch beitragen, wer in den Fabriken und Bergwerken eine Anstellung erhielt. Wurde ein Arbeiter krank, durch einen Unfall invalide oder zu alt für die Arbeit, war die Existenz seiner Familie bedroht. Denn die alten Mechanismen der Hilfe existierten nicht mehr und ein neues soziales Netz war noch nicht entstanden.

Die wirtschaftliche Situation

In Deutschland hatte die Industrialisierung erst relativ spät eingesetzt. Anfang des 19. Jahrhunderts mussten sich die jungen Unternehmen bereits einem starken Konkurrenzkampf vor allem mit der weiterentwickelten englischen Industrie stellen. Viele der neu gegründeten Unternehmen konnten der Konkurrenz nicht standhalten und mussten schließen. Das Überangebot von Arbeitskräften auf dem Arbeitsmarkt führte zu Lohnsenkungen und Massenarbeitslosigkeit.

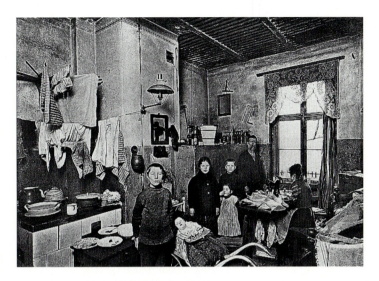

Die bestehenden Hilfsorganisationen, z. B. von Kirchen oder einigen Städten für Arme, Kranke und Alte, waren angesichts des Massenelends überfordert.
Es entwickelten sich verschiedene Initiativen, um dem Elend der Bevölkerung zu begegnen. So gründete der katholische Priester Adolf Kolping in einigen Städten katholische Gesellenvereine, die die Not der wandernden Handwerksgesellen lindern halfen. Einige Unternehmer, so z. B. der Essener Guss- und Walzstahlfabrikant Krupp, gründeten firmeneigene Kranken-, Pensions- und Sterbekassen, unterhielten Fabrikschulen oder erbauten Arbeiterwohnhäuser. Diese Einrichtungen halfen aber nur einem Bruchteil der Bevölkerung. Die Mehrzahl der Arbeiter lebte mit ihren Familien ohne jeglichen sozialen Schutz.

Die Wirtschaftsmisere und die hohe Arbeitslosigkeit führte zu wachsenden Unruhen in der Bevölkerung. Die Arbeiter organisierten sich in Gewerkschaften und Parteien. 1863 und 1869 wurden der „Deutsche Arbeiterverein" (Ferdinand Lassalle) und die „Sozialdemokratische Arbeiterpartei" (August Bebel, Karl Liebknecht) gegründet, die sich zum Ziel setzten, durch politische Einflussnahme die Situation der Arbeiter zu verbessern.
1875 schlossen sich diese Parteien zusammen zur Sozialistischen Arbeiterpartei Deutschlands. Sie forderte u. a.:

Sozialversicherung:
Gesetzlich geregelte Zwangsversicherung der Bevölkerung für die Wechselfälle des Lebens wie Krankheit, Schwangerschaft, Invalidität, Alter, Tod, Arbeitslosigkeit, Berufsunfähigkeit

Heute spricht man von den „fünf Zweigen der Sozialversicherung":

- Krankenversicherung
- Unfallversicherung
- Rentenversicherung
- Arbeitsförderung und Arbeitslosenversicherung
- Pflegeversicherung

- einen den Gesellschaftsbedürfnissen entsprechenden Normalarbeitstag
- Verbot der Sonntagsarbeit
- Verbot der Kinderarbeit und aller der Gesundheit oder Sittlichkeit schädigender Frauenarbeit
- Schutzgesetze für Leben und Gesundheit der Arbeiter
- sanitäre Kontrolle der Arbeiterwohnungen

Dem wachsenden Einfluss der Sozialistischen Arbeiterpartei auf die Arbeiterschaft, und damit auch ihrem politischen Gewicht, versuchte Reichskanzler Bismarck mit dem Sozialistengesetz vom 19.10.1878 zu begegnen, das die Auflösung der Parteiorganisation und -presse bestimmte.
Gleichzeitig wollte er mit einer *Sozialgesetzgebung* den Unmut der Arbeiter gegen den Staat beschwichtigen. Am 17.11.1881 verlas Reichskanzler Bismarck im Reichstag jene Thronrede Kaiser Wilhelms, die als kaiserliche Botschaft bekannt und mit der ein Konzept für eine soziale Gesetzgebung vom Staat aufgestellt wurde. Damit war der erste Schritt vollzogen, der Deutschland zum klassischen Land der **Sozialversicherung** machte.

In der Folge wurden im Reichstag die ersten Gesetze zur Sozialversicherung verabschiedet, die seit 1911 in weiterentwickelter Form als *Reichsversicherungsordnung (RVO)* bekannt sind:

1883	Krankenversicherung für Arbeiter
1884	Unfallversicherungsgesetz
1889	Rentenversicherung der Arbeiter
1904	Krankenversicherung für Angestellte
1911	Rentenversicherung der Angestellten
1923	Knappschaftsversicherung
1927	Arbeitslosenversicherung
1994	Pflegeversicherung

Plakat von 1913

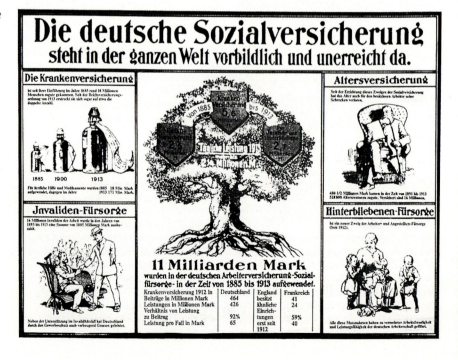

2 Renten- und Unfallversicherung

Die folgenden Erläuterungen beziehen sich nur auf die Aufgaben der Renten- und Unfallversicherungsträger, die für das Fach Abrechnungswesen von Bedeutung sind. Eine ausführliche Erörterung aller Leistungen würde den Rahmen dieses Lehrbuches überschreiten. Darüber sollte nicht vergessen werden, dass die wesentliche Aufgabe der Rentenversicherung in der Sicherung des Lebensunterhaltes ihrer Mitglieder im Alter – der Rentenzahlung – liegt und die Unfallversicherungsträger neben den genannten Leistungen auch andere Aufgaben wahrnehmen (vgl. dazu die tabellarische Übersicht zu den Sozialversicherungen).

Die Rentenversicherung

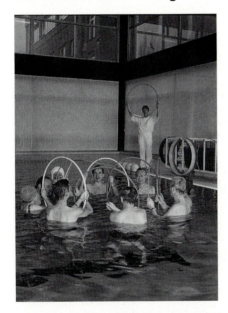

Um einer verfrühten Rentenzahlung vorzubeugen, beteiligt sich die Rentenversicherung an medizinischen Leistungen und berufsfördernden Maßnahmen, um Gesundheit und Arbeitskraft zu erhalten, den **Leistungen zur Rehabilitation**:
- *medizinische Maßnahmen,* z. B. ärztliche Leistungen, Aufenthalt in Kur- und Spezialeinrichtungen, Arzneimittel, Heil- und Hilfsmittel,
- *berufsfördernde Maßnahmen,* z. B. Hilfe zur Erhaltung des Arbeitsplatzes, Reise- und Umzugskosten, Eingliederungshilfen für Arbeitgeber, Arbeitserprobung.

Die Unfallversicherung

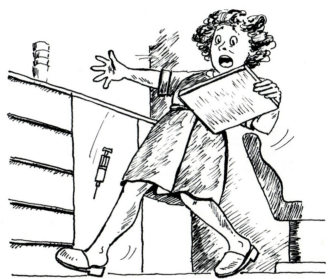

In fast jeder Arztpraxis kann eine Arzthelferin mit Unfällen in Kindergärten, Schulen, Universitäten oder am Arbeitsplatz und mit Berufskrankheiten konfrontiert werden. Die Unfallversicherungsträger übernehmen die Kosten für folgende Leistungen:

Leistungen bei Unfallfolgen
- Heilbehandlung (ärztliche und zahnärztliche Behandlung)
- Arznei- und Verbandmittel
- Heilmittel (einschließlich Krankengymnastik, Bewegungstherapie, Sprachtherapie und Beschäftigungstherapie)
- Ausstattung mit Körperersatzstücken und orthopädischen Hilfsmitteln
- stationäre Behandlung in einem Krankenhaus, in einer Kur- oder Spezialeinrichtung
- häusliche Pflege
- Belastungserprobung und Arbeitstherapie

3 Säulen der Sozialversicherung

	Krankenversicherung	Unfallversicherung
Träger	Ortskrankenkassen Innungskrankenkassen Betriebskrankenkassen Landwirtschaftliche Krankenkassen Bundesknappschaft See-Krankenkasse Arbeiterersatzkassen und Angestellten-Krankenkassen	Gewerbliche, Landwirtschaftliche und See-Berufsgenossenschaften Bundesarbeitsgemeinschaft der Unfallversicherungsträger der öffentlichen Hand
Beiträge	Ca. 12–15% des Bruttolohnes (schwankt von Kasse zu Kasse). In der Regel zahlen Arbeitnehmer und Arbeitgeber je die Hälfte, Ausnahmen: z.B. Geringerverdienende oder Arbeitnehmer mit einem Einkommen über der Beitragsbemessungsgrenze/Versicherungspflichtgrenze	Der Beitrag wird allein vom Arbeitgeber getragen, die Höhe richtet sich nach Gefahrenklassen und Betriebsgröße (die Höhe der Lohn- und Gehaltssummen der Betriebe)
Leistungen	Maßnahmen zur Förderung der Gesundheit Maßnahmen und Leistungen zur Verhütung und Früherkennung von Krankheiten Behandlung von Krankheiten Mutterschaftsvorsorge sonstige Hilfen Sterbegeld	Maßnahmen zur Unfallverhütung Heilbehandlung bei Unfallverletzungen und Berufskrankheiten Verletztengeld Berufshilfe Renten an Verletzte und Hinterbliebene Sterbegeld
Versicherte	*Pflichtversicherte:* Arbeiter, Angestellte und Auszubildende, deren Jahresarbeitsentgelt die jährlich neu festzulegende Beitragsbemessungsgrenze nicht überschreitet; Empfänger von Arbeitslosengeld und Arbeitslosenhilfe; Behinderte in Heimen, Anstalten und Werkstätten; Landwirte und deren mitarbeitende Familie und Altenteile; Personen, die Anspruch auf Zahlung aus der gesetzlichen Rentenversicherung haben; Künstler und Publizisten. *Familienversicherte:* Ehegatten und Kinder eines Mitgliedes, wenn sie nicht schon selbst pflichtversichert sind. *Freiwillig Versicherte:* Personen, die aus der Pflichtversicherung ausgeschieden sind, z.B. weil die Jahresentgeltgrenze überschritten wurde oder aus familiären Gründen (z.B. Scheidung); Arbeitnehmer mit einem Jahreseinkommen oberhalb der Verdienstgrenze bei erstmaliger Arbeitsaufnahme, wenn sie innerhalb der ersten drei Monate nach Aufnahme der Arbeit die Mitgliedschaft beantragen; Schwerbehinderte unter bestimmten Voraussetzungen.	*Pflichtversicherte:* Alle Arbeitnehmer, einschließlich Auszubildende, unabhängig von der Höhe ihres Einkommens; Kindergartenkinder, Schüler und Studenten; außerdem z.B. Blutspender, Selbstständige unter bestimmten Bedingungen (z.B. Hebammen, Masseure); Arbeitslose. *Freiwillig Versicherte:* Alle, die dies wollen, z.B. Selbstständige oder Hausfrauen.

Säulen der Sozialversicherung

Rentenversicherung	Arbeitslosenversicherung	Die gesetzliche Pflegeversicherung (GPV)
Bundesversicherungsanstalt für Angestellte, BfA Landesversicherungsanstalten für Arbeiter, LVA Bundesknappschaft Seekasse Bundesbahnversicherungsanstalt	Bundesanstalt für Arbeit mit ihren Landesarbeitsämtern und Arbeitsämtern	Pflegekassen, ihre Aufgaben werden von den gesetzlichen Krankenkassen übernommen
19,1 % (Stand: 2002) des Bruttolohnes, in der Regel zahlen Arbeitgeber und Arbeitnehmer je die Hälfte	6,5% des Bruttolohnes, in der Regel zahlen Arbeitgeber und Arbeitnehmer je die Hälfte	1,7 % des Bruttolohnes bis zur Beitragsbemessungsgrenze; Arbeitgeber und Arbeitnehmer zahlen je die Hälfte
Renten an Versicherte (z. B. wegen Berufsunfähigkeit, Erwerbsminderung, Erwerbsunfähigkeit, Kindererziehung oder Altersruhegeld) *Renten an Hinterbliebene* (z. B. Witwen/er -renten, Waisenrenten), *ergänzende Leistungen* (z. B. Übergangsgeld, Erwerbsminderung/-unfähigkeit	*Beschäftigungspolitik* (z.B. Berufsberatung, Arbeitsvermittlung, berufliche Aus- und Fortbildung, Umschulungen, berufsfördernde Leistungen zur Rehabilitation); *Erhaltung und Schaffung von Arbeitsplätzen* (z.B. Kurzarbeitergeld); *Leistungen an Arbeitslose* (z.B. Arbeitslosengeld, Arbeitslosenhilfe, Beiträge zur Kranken-, Unfall- und Rentenversicherung der Leistungsempfänger).	Alle Pflegebedürftigen haben Anspruch auf Leistungen aus der GPV. Die Leistungen richten sich nach dem Grad der Pflegebedürftigkeit; hierbei werden drei Pflegestufen unterschieden
Pflichtversicherte: Arbeiter und Angestellte, sofern sie nicht nur geringfügig beschäftigt sind; Auszubildende, unabhängig von der Höhe ihrer Vergütung; Wehr- und Zivildienstleistende; Eltern während des Erziehungsurlaubs; *Freiwillig Versicherte:* Jeder, der nicht zu dem Personenkreis der Pflichtversicherten gehört, kann sich freiwillig versichern.	*Pflichtversicherte:* Alle Arbeitnehmer und Auszubildenden. Eine freiwillige Versicherung ist nicht möglich!	Jeder, der in einer gesetzlichen Krankenkasse versichert ist, ist Pflichtmitglied der Pflegeversicherung. Freiwillig Versicherte in einer gesetzlichen Krankenkasse können nen zwischen der gesetzlichen oder einer privaten Pflegeversicherung wählen. Privat Krankenversicherte müssen eine private Pflegeversicherung abschließen.

4 Die gesetzlichen Krankenkassen

Mit welchen Krankenkassen die Arztpraxis hauptsächlich zusammenarbeitet, ist u. a. von der Region, dem Anteil der Kassen- und Privatpatienten und der Art der Praxis (allgemeinmedizinisch oder Fachpraxis) abhängig.
Die Abrechnung mit den Privatkassen und den „Sonstigen Kostenträgern" soll hier zunächst zurückgestellt werden (vgl. dazu die Themenbereiche VII und XI).
Die gesetzlichen Krankenkassen werden unterteilt nach Primärkassen und Ersatzkassen.
In der Bundesrepublik Deutschland existieren zurzeit folgende Primärkassen:

Allgemeine Ortskrankenkassen	AOK
Betriebskrankenkassen	BKK
Innungskrankenkassen	IKK
Landwirtschaftliche Krankenkassen	LKK
Bundesknappschaft	
See-Krankenkassen	

Die Ersatzkassen gliedern sich in zwei Gruppen:
den *Verband der Angestellten-Krankenkassen (VdAK)* und den *Arbeiter-Ersatzkassen-Verband (AEV)*.

Verband der Angestellten-Krankenkassen		VdAK
Barmer Ersatzkasse	Sitz Wuppertal	BEK
Deutsche Angestellten-Krankenkasse	Sitz Hamburg	DAK
Hamburg-Münchener Krankenkasse	Sitz Hamburg	HaMü
Techniker-Krankenkasse	Sitz Hamburg	TK
Handelskrankenkasse	Sitz Bremen	HKK
Hanseatische Krankenkasse	Sitz Hamburg	HEK
Kaufmännische Krankenkasse-KKH	Sitz Hannover	KKH
Arbeiter-Ersatzkassen-Verband		**AEV**
Gmünder Ersatzkasse	Sitz Schwäbisch Gmünd	GEK
Gärtner-Krankenkasse	Sitz Hamburg	GKK
Krankenkasse für Bau- und Holzberufe	Sitz Hamburg	HZK
Brühler Krankenkasse	Sitz Solingen	
Buchdrucker-Krankenkasse	Sitz Hannover	
Krankenkasse Eintracht	Sitz Heusenstamm	KEH

Wahlfreiheit für Arbeiter ab 1997
Alle Arbeiter, die Mitglieder von Orts-, Betriebs- und Innungskrankenkassen sind, können ab 1996 ebenso wie die Angestellten ihre Krankenkasse frei wählen …
Ab dann (1997) müssen alle Ersatzkassen allen Versicherten, die eine Mitgliedschaft begehren, offen stehen („Kontrahierungszwang"). Auch Betriebs- und Innungskrankenkassen können sich per Satzungsbeschluss für Betriebs- und Innungsfremde öffnen; sie müssen es aber nicht. Die übrigen Sondersysteme (Bundesknappschaft, landwirtschaftliche Krankenversicherung und See-Krankenkasse) bleiben von den Änderungen bei der Wahlfreiheit ausgenommen …
Insbesondere für die Ersatzkassen haben die Bestimmungen des Gesundheits-Strukturgesetzes zur Organisationsreform einschneidende Folgen …
So hat der Gesetzgeber mit dem 1.1.1993 die Unterscheidung zwischen dem vertragsärztlichen System der Ersatzkassen und dem kassenärztlichen System der übrigen Kassenarten aufgegeben. Künftig gibt es in der ambulanten Versorgung nur noch ein einheitliches „vertragsärztliches System".
Gleichzeitig wurden den Ersatzkassen, die bislang Verträge ausschließlich auf Bundesebene geschlossen haben, regionale Vertragspartner zugewiesen; im Arztbereich sind dies die Kassenärztlichen Vereinigungen. Dies hat zur Folge, dass ab sofort für die Ersatzkassen die gleichen Bedingungen wie für die Primärkassen gelten, das heißt:
- Anwendung des Honorarmaßstabes der Kassenärztlichen Vereinigungen,
- gemeinsame Wirtschaftlichkeitsprüfung mit den anderen Kassenarten,
- gemeinsames Arznei- und Heilmittelbudget auf KV-Ebene,
- gemeinsames Zulassungsrecht mit den Primärkassen.

Auf Bundesebene bleiben – für Primär- und Ersatzkassen – einige übergreifende Entscheidungsbefugnisse:
- der Bundesmantelvertrag (BMV-Ä),
- der Bundesausschuss für Ärzte und Krankenkassen und die von ihm beschlossenen Richtlinien,
- der EBM.

KBV, Gesundheits-Strukturgesetz 1993, Köln Jan. 1993

5 Leistungen der gesetzlichen Krankenversicherung

Förderung der Gesundheit und Verhütung von Krankheiten

Zur Förderung der Gesundheit und Verhütung von Krankheiten gehören:

- die *Aufklärungspflicht* der Krankenkassen gegenüber ihren Versicherten *über Maßnahmen zur Erhaltung der Gesundheit,* z.B. durch Broschüren und Kurse über richtige Ernährung, Risikofaktoren unseres gesellschaftlichen Wohlstandes,
- *Vorsorgekuren zur Erhaltung der Gesundheit,* z.B. Kuren für Mütter in Müttergenesungsheimen oder Kuren mit dem Ziel der Umstellung der Lebensweise, um einem drohenden Herzinfarkt vorzubeugen,
- *Verhütung von Zahnerkrankungen,* bei Kindern bis 12 Jahren vorwiegend in Kindergärten und Schulen durchgeführt, danach bis zum 20. Lebensjahr in Zahnarztpraxen.

Früherkennung von Krankheiten

Jeder, der in einer gesetzlichen Krankenkasse versichert ist, hat das Recht auf Vorsorgeleistungen im Rahmen der gesetzlichen Bestimmungen.
Für jede Arzthelferin ist es außerdem wichtig zu wissen, dass jeder Versicherte, unabhängig von den gesetzlichen Altersangaben, einen Anspruch auf diese Leistungen hat, sofern der Arzt diese für nötig hält und veranlasst.
Die Abrechnung der Leistungen im Rahmen der Früherkennungsmaßnahmen erfolgt auf dem Abrechnungs- oder Überweisungsschein, bzw. Diskette. Die Dokumentationsbögen der Früherkennungsuntersuchungen (außer U_1–U_9) müssen bei der Quartalsabrechnung mit eingereicht werden.

Früherkennung von Krankheiten bei Kindern bis zur Vollendung des 6. Lebensjahres (U1–U9)

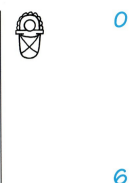

Diese Untersuchungen sind im Untersuchungsheft für Kinder festgelegt und für jeden Arzt verbindlich durchzuführen. Sie dienen dazu, den altersgemäßen Entwicklungsstand der Kinder zu überprüfen (z.B. Reflexe, Körpergröße, Gewicht). Die einzelnen Untersuchungen können nur in den vorgeschriebenen Zeiträumen unter Berücksichtigung der Toleranzgrenzen abgerechnet werden.

	Untersuchungszeitraum	Toleranzgrenze
U1	unmittelbar nach der Geburt	keine
U2	3. – 10. Lebenstag	3. – 14. Lebenstag
U3*)	4. – 6. Lebenswoche	3. – 8. Lebenswoche
U4	3. – 4. Lebensmonat	2. – 4,5. Lebensmonat
U5	6. – 7. Lebensmonat	5. – 8. Lebensmonat
U6	10. – 12. Lebensmonat	9. – 13. Lebensmonat
U7	21. – 24. Lebensmonat	20. – 27. Lebensmonat
U8	43. – 48. Lebensmonat	43. – 50. Lebensmonat
U9	60. – 64. Lebensmonat	58. – 66. Lebensmonat

*) *Innerhalb des Zeitraums der U_3 kann eine sonographische Screening-Untersuchung der Säuglingshüften durchgeführt werden.*

Jugendgesundheitsuntersuchung

Alle Versicherten der gesetzlichen Krankenkasse zwischen dem vollendeten 13. und vollendetem 14. Lebensjahr (Toleranzzeit jeweils 12 Monate vor oder nach dem 13. bzw. 14. Lebensjahr) haben Anspruch auf eine Jugendgesundheitsuntersuchung:

- differenzierte Anamnese (auffällige seelische Entwicklung/Verhaltensstörungen, schulische Entwicklung, Drogenkonsum, chronische Erkrankungen)
- Erhebung der Körpermaße
- Beurteilung der Pubertätsentwicklung
- arterielle Hypertonie
- Erkrankungen der Bauch- Brust - Halsorgane
- Auffälligkeiten des Skelettsystems
- Überprüfung des Impfstatus

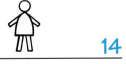

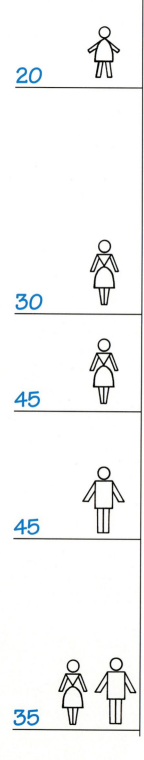

Früherkennungsmaßnahmen bei Frauen

Krebsfrüherkennungsmaßnahmen können jährlich in Anspruch genommen werden und beinhalten folgende Leistungen vom Beginn des 20. Lebensjahres an:
- gezielte Anamnese,
- Spiegeleinstellung der Portio,
- Entnahme von Untersuchungsmaterial von der Portio und aus dem Zervixkanal,
- Fixierung des Untersuchungsmaterials für die zytologische Untersuchung,
- bimanuelle gynäkologische Untersuchung,
- zytologische Untersuchung des entnommenen Materials.

Neben den aufgeführten Untersuchungen ab dem 20. Lebensjahr werden zusätzlich folgende weitere Untersuchungen durchgeführt:
a) zusätzlich vom Beginn des 30. Lebensjahres an:
- Abtasten der Brustdrüsen und der regionären Lymphknoten einschließlich der Anleitung zur Selbstuntersuchung;

b) zusätzlich vom Beginn des 45. Lebensjahres an:
- digitale Untersuchung des Rektums,
- Schnelltest auf okkultes Blut im Stuhl.

Früherkennungsmaßnahmen bei Männern

Die Krebsfrüherkennungsuntersuchungen können jährlich, ab dem 45. Lebensjahr, in Anspruch genommen werden und umfassen folgende Leistungen:
- gezielte Anamnese,
- Inspektion und Palpation des äußeren Genitals,
- digitale Untersuchung des Rektums und Abtasten der Prostata vom After aus,
- Palpation der regionären Lymphknoten,
- Schnelltest auf occultes Blut im Stuhl.

Gesundheitsuntersuchung zur Früherkennung von Krankheiten für Männer und Frauen

Die Gesundheitsuntersuchung kann von Frauen und Männern in jedem 2. Jahr nach Vollendung des 35. Lebensjahres in Anspruch genommen werden und dient insbesondere der Früherkennung von Krankheiten, die wirksam behandelt werden können, wie Herz-Kreislauf-Erkrankungen, Nierenerkrankungen oder Diabetes mellitus. Sie besteht im Einzelnen aus:
- der *Anamneseerhebung*: der Eigen-, Familien- und Sozialanamnese, insbesondere Erfassung des Risikoprofils; (Anamnese: Vorgeschichte der Krankheit)
- der *klinischen Untersuchung*: Untersuchung zur Erhebung des vollständigen Status (Ganzkörperstatus);
- der *Laboratoriumsuntersuchung* mit *Untersuchungen aus dem Blut* auf Gesamtcholesterin, Glukose und *Untersuchungen aus dem Urin* auf die Werte für Eiweiß, Glukose, Erythrozyten, Leukozyten und Nitrit (Harnstreifentest);
- der *Beratung*: nach Abschluss der Untersuchung und Vorliegen der Ergebnisse erfolgt das Beratungsgespräch durch den Arzt, z.B. über Risikofaktoren, Umstellung der Lebensweise.

Jeder Versicherte sollte darüber hinaus auf die Inanspruchnahme der Krebsfrüherkennungsuntersuchung hingewiesen werden und Versicherte, die das 40. Lebensjahr überschritten haben, zusätzlich auf die Möglichkeit der Bestimmung des Augeninnendrucks alle 2 Jahre.

Die Dienst- und Sachleistungen

Hier wird zwischen den Leistungen *Krankenbehandlung* und *Krankengeld* unterschieden, d.h. einmal dem Anspruch auf *Dienstleistungen* wie ärztliche Behandlungen *oder Sachleistungen* wie Verordnungen von Arzneimitteln, zum anderen dem Anspruch auf *Geldleistungen* wie Krankengeld.

Die Versicherten haben Anspruch auf Behandlung, wenn sie notwendig ist, um einer Krankheit *vorzubeugen*, eine Krankheit zu *behandeln*, zu *lindern* oder zu *heilen*.

Zur Krankenbehandlung gehören:

Behandlung bei Zahnerkrankungen einschließlich Zahnersatz. Die Kosten für Zahnersatz werden zu 50 % übernommen. Wer in den letzten fünf Jahren regelmäßig zahnärztliche Kontrolluntersuchungen durchführen ließ, erhält 60 %, für 10-jährige regelmäßige Kontrolluntersuchungen 65 % Zuzahlung der Krankenkassen. Geringverdiener erhalten die vollen Kosten.

Arznei- und Verbandmittel werden von den Krankenkassen für Versicherte bis zum 18. Lebensjahr in voller Höhe übernommen. Diese Regelung gilt zum Teil auch für Härtefallregelungen, dann stellen die Krankenkassen eine Bescheinigung über die Befreiung zur Zuzahlung aus. „Bagatellmittel", wie z.B. Mittel gegen Erkältungskrankheiten, werden nicht mehr vom Arzt verordnet.

Für *Heilmittel* zahlen die Krankenkassen bis auf 15 % Patientenbeteiligung die volle Höhe, sofern die Verordnungen den Richtlinien entsprechen.

Anspruch auf *Hilfsmittel* haben alle Versicherten, wenn die Hilfsmittel dazu dienen, eine Behinderung auszugleichen oder den Erfolg der Krankenbehandlung zu sichern. Fällt ein verordnetes Hilfsmittel unter die gesetzlich bestimmte Festbetragsregelung, trägt die Krankenkasse die vollen Kosten. Für nicht unter diese Regelung fallende Hilfsmittel fällt ein Eigenanteil des Versicherten von 20 % der vollen Kosten an.

Heilmittel sind Dienstleistungen, die dazu dienen, eine Krankheit zu heilen, deren Beschwerden zu lindern oder ihrer Verschlimmerung vorzubeugen. Darunter fallen physikalische, sprach- und beschäftigungstherapeutische Maßnahmen, wie z.B. Massagen oder Krankengymnastik.
Hilfsmittel sind Sachleistungen, die dem Ausgleich einer Behinderung oder einer fehlenden Körperfunktion dienen oder einer möglichen Behinderung vorbeugen können/sollen, z.B. Prothese oder Brille.

Häusliche Krankenpflege erhalten Versicherte, wenn eine Krankenhausbehandlung nicht möglich ist, vermieden oder abgekürzt werden kann, oder um die ärztliche ambulante Behandlung sicherzustellen. Die häusliche Krankenpflege muss durch geeignete Pflegekräfte gewährleistet sein.

Eine *Haushaltshilfe* wird von den Krankenkassen gestellt, wenn durch eine Krankenhausbehandlung, häusliche Krankenpflege, Vorsorgekur oder Rehabilitationsmaßnahmen die Weiterführung des Haushaltes nicht möglich ist. Voraussetzung ist, dass in dem Haushalt mindestens ein Kind unter 12 Jahren oder ein behindertes Kind lebt, welches auf Hilfe angewiesen ist.

Krankenhausbehandlung wird gewährleistet, wenn die ambulante Behandlung nicht ausreicht, die Krankheit zu behandeln. Hierfür haben die Versicherten über 18 Jahre bis maximal 14 Tage Klinikaufenthalt einen Selbstkostenanteil zu tragen.

Maßnahmen zur Rehabilitation werden bis auf einen Selbstkostenanteil von der Krankenkasse übernommen. Die Maßnahmen können ambulant oder stationär durchgeführt werden.

Im *Krankheitsfall während einer Auslandsreise* besteht Versicherungsschutz, sofern mit dem Gastland ein Sozialversicherungsabkommen besteht.

Die Geldleistungen

Krankengeld: Die Versicherten (nicht Familienversicherte) haben Anspruch auf die Zahlung von Krankengeld, wenn die Krankheit sie arbeitsunfähig macht und keine Gehaltsfortzahlung durch den Arbeitgeber mehr besteht. Krankengeld wird grundsätzlich ohne zeitliche Begrenzung gezahlt, aber nur für maximal 78 Wochen innerhalb von je drei Jahren wegen derselben Krankheit.

Krankengeld erhalten auch Versicherte, die wegen der Pflege ihres erkrankten Kindes (bis zur Vollendung des 12. Lebensjahres) der Arbeit fern bleiben müssen. Der Anspruch besteht in jedem Kalenderjahr für maximal 10 Tage, für Alleinerziehende 20 Tage.

Schwangerschaft und Mutterschaft

Die Sachleistungen

Die *ärztliche Betreuung* erfolgt in der Regel-Schwangerschaft alle 4 Wochen, in den letzten beiden Schwangerschaftsmonaten alle 2 Wochen, und umfasst folgende Leistungen:

- Allgemeinuntersuchung und Beratungen mit ernährungsmedizinischen Empfehlungen, insbesondere der ausreichenden Jodzufuhr in der Schwangerschaft
- gynäkologische Untersuchung – einschließlich eines Zervixabstriches zur Untersuchung auf Chlamydia trachomatis mittels eines geeigneten Antigennachweises
- Blutdruckmessung
- Gewichtskontrolle
- Untersuchung des Mittelstrahlurins auf Eiweiß, Zucker und Sediment
- Hämoglobinbestimmung, bei weniger als 11,2 g/100 ml zusätzliche Zählung der Erythrozyten
- Kontrolle des Standes der Gebärmutter
- Kontrolle der kindlichen Herzaktion
- Feststellung der Lage des Kindes

Die Kosten für Hebammenbetreuung werden von den Krankenkassen übernommen.

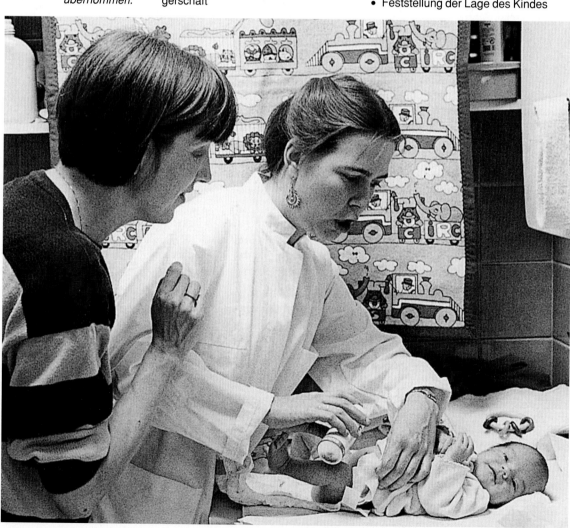

Zu Beginn der Schwangerschaft sollen folgende *serologischen Untersuchungen* durchgeführt werden:

- Blutgruppenbestimmung und Rh-Faktor
- Antikörpertest
- Lues-Test
- Rötel-Titer-Bestimmung
- (evtl.) Hepatitis B
- HIV
- Screening auf Chlamydien-Infektion

Im Verlauf der Schwangerschaft können noch weitere Antikörperbestimmungen oder andere serologische Untersuchungen durchgeführt werden, falls dies medizinisch notwendig ist.
Die Krankenkassen übernehmen die Kosten für drei *Ultraschalluntersuchungen* in der Zeit der Schwangerschaft. Ultraschalluntersuchungen erfolgen:
– von Beginn der 9. bis Ende der 12. Schwangerschaftswoche
– von Beginn der 19. bis Ende der 22. Schwangerschaftswoche
– von Beginn der 29. bis Ende der 32. Schwangerschaftswoche
Wenn medizinisch geboten (z. B. Risikoschwangerschaft), trägt sie auch die Kosten für weitere Ultraschalluntersuchungen und andere Tests (wie z. B. Fruchtwasseruntersuchungen).

Im Fall einer *Überweisung durch den betreuenden Arzt an einen Arzt der Entbindungsklinik* werden folgende Leistungen von den Krankenkassen übernommen: Planung der Geburtsleitung, geburtshilfliche Untersuchung sowie Besprechung mit der Schwangeren, gegebenenfalls auch eine sonographische Untersuchung u. Ä.

Alle ärztlichen Befunde werden in den Mutterpass eingetragen, den jede schwangere Frau zu Beginn der Schwangerschaft von ihrem betreuenden Arzt erhält. Dieser Mutterpass muss zur Entbindung mit in die Klinik genommen oder bei einer Hausgeburt der Hebamme vorgelegt werden.
Der Entbindungsverlauf und der erste Untersuchungsbefund des Kindes müssen ebenfalls in den Mutterpass eingetragen werden. Dabei ist zu beachten, dass die erste Nachuntersuchung der Mutter noch zur Mutterschaftsvorsorge gehört.
Die Kosten für eine *Hausgeburt* und die *Hebammenbetreuung* werden von der Krankenkasse übernommen.

Bei einer *stationären Entbindung* hat die Versicherte für sich und das Neugeborene Anspruch auf Unterkunft, Pflege und Verpflegung für längstens 6 Tage nach der Entbindung, wenn keine besonderen Umstände bei der Geburt aufgetreten sind (z. B. Kaiserschnitt).

Unter bestimmten Voraussetzungen werden während einer Schwangerschaft auch die Kosten für eine *Haushaltshilfe* übernommen.
Die Versicherte hat Anspruch auf Arznei-, Verband- und Heilmittel.

Die Geldleistungen
Schwangere haben Anspruch auf Mutterschaftsgeld für die Zeit von 6 Wochen vor bis 8 Wochen nach der Entbindung. Bei Früh- oder Mehrlingsgeburten erhöht sich der Zeitpunkt auf 12 Wochen nach der Entbindung.
Besteht kein Anspruch auf Mutterschaftsgeld, z. B. bei nichterwerbstätigen Frauen, wird eine einmalige Pauschale von 77 € bezahlt.

Sonstige Hilfen

Dies sind ärztliche Beratungen, Untersuchungen, Begutachtungen, Behandlungen sowie die Versorgung mit Arznei-, Verband- und Heilmitteln, die im Zusammenhang mit der Empfängnisregelung, einer nicht rechtswidrigen Sterilisation oder eines nicht rechtswidrigen Schwangerschaftsabbruches stehen.

Sterbegeld

Die Krankenkassen gewähren Sterbegeld (Zuschuss zu den Bestattungskosten). Es beträgt beim Tod eines Mitgliedes 1050 €, beim Tod eines Mitversicherten 525 €. Es wird gezahlt, wenn der/die Verstorbene am 1. Januar 1989 versichert war.

5 Leistungen der gesetzlichen Pflegeversicherung

Die Hilfe der Pflegeversicherung kann sich z. B. erstrecken auf Hilfe bei der Körperpflege, der Ernährung, der Mobilität oder der hauswirtschaftlichen Versorgung. Die Hilfe richtet sich nach der jeweiligen Pflegestufe:

Pflegestufe I:
(erhebliche Pflegebedürftigkeit)
Menschen, die bei der Körperpflege, beim Essen, bei der Beweglichkeit mindestens einmal täglich für mindestens zwei verschiedene Tätigkeiten Hilfe benötigen.

Pflegestufe II:
(Schwerpflegebedürftigkeit)
Menschen, die bei der Körperpflege, beim Essen, bei der Beweglichkeit mindestens dreimal täglich zu verschiedenen Zeiten Hilfe benötigen.

Pflegestufe III:
(Schwerstpflegebedürftigkeit)
Menschen, die bei der Körperpflege, beim Essen, bei der Beweglichkeit täglich rund um die Uhr Hilfe benötigen.

Für alle drei Pflegestufen gilt zusätzlich: Die Betroffenen müssen mehrmals pro Woche eine Hilfe bei der Verrichtung der hauswirtschaftlichen Versorgungen benötigen.
Je nach vorliegender Situation kann sich die Pflegetätigkeit auf verschiedene Ebenen erstrecken.

1. Die häusliche Pflege: Sind Menschen auf die Hilfe einer Sozialstation oder von Wohlfahrtsverbänden angewiesen, erhalten die Betroffenen je nach Grad ihrer Pflegestufe Sachleistungen.
Übernimmt die Pflege ein Angehöriger, kann stattdessen ein Pflegegeld beansprucht werden. Für Urlaub der Pflegeperson wird für längstens 4 Wochen eine Ersatzkraft bezahlt. In bestimmten Fällen übernimmt die Versicherung auch Hilfsmittel, z. B. Spezialbetten. Möglich ist auch eine Kombination von Geld- und Sachleistungen.

2. Die teilstationäre Pflege: Wenn die Pflege rund um die Uhr zu Hause nicht gewährleistet werden kann, können teilstationäre Pflege als Tages- oder Nachtpflege in Anspruch genommen werden.

3. Die Kurzzeitpflegeeinrichtung: Sie gilt für längstens 4 Wochen, wenn die häusliche und teilstationäre Pflege nicht gewährleistet ist, z. B. Urlaub der Pflegeperson.

4. Die stationäre Pflege: Wird sie notwendig, übernimmt die GPV die Kosten für die pflegenotwendigen Aufwendungen.
Die Kosten für Unterkunft und Verpflegung müssen in einem Heim, genau wie bei der häuslichen Pflege, von den Betroffenen selbst übernommen werden.

Aufgaben

1. Worin besteht der besondere Charakter der Sozialversicherung?
2. Welche Reha-Maßnahmen kennen Sie?
3. Warum hat die Rentenversicherung ein Interesse an der Gesunderhaltung ihrer Mitglieder?
4. Wer trägt die Beiträge zur Rentenversicherung, wer die zur Unfallversicherung?
5. Nennen Sie Unfallverhütungsmaßnahmen für Ihren Arbeitsplatz.
6. Nennen Sie die sieben VdAK und die sechs AEV-Ersatzkassen.
7. Ab welchem Alter gehört das Abtasten der Brustdrüsen und der regionären Lymphknoten einschließlich der Anleitung zur Selbstkontrolle zum Krebsfrüherkennungsprogramm bei Frauen?
8. Wo werden die Untersuchungsergebnisse der Kinderfrüherkennung dokumentiert?
9. Was ist der Unterschied zwischen Heil- und Hilfsmitteln?
10. Welchen Vorteil hat die häusliche Krankenpflege?
11. Welche Leistungen gehören zur Mutterschaftsvorsorge bei einer Regel-Schwangerschaft?
12. Wer ist der Träger der Pflegeversicherung?

II Die Kassenärztlichen Vereinigungen

1 Entstehung der Kassenärztlichen Vereinigungen (KV)

Mit der Einführung eines allgemeinen Krankenversicherungszwangs durch das „Gesetz betreffend die Krankenversicherung der Arbeiter vom 15.6.1883" (vgl. Themenbereich I, Kap. 1. Geschichtliche Entwicklung) änderten sich die Rechtsbeziehungen zwischen Ärzten und Patienten.

Bis zur Krankenversicherungsgesetzgebung von 1883 bestand zwischen Arzt und Patient eine direkte persönliche Beziehung, wobei Arzt und Patient das Honorar für die ärztliche Leistung miteinander aushandelten.

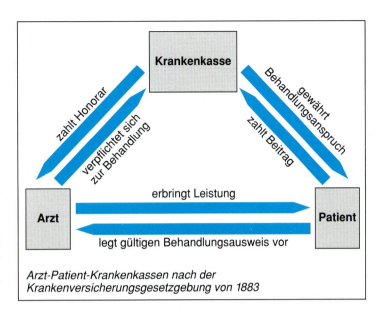

Arzt-Patient-Krankenkassen nach der Krankenversicherungsgesetzgebung von 1883

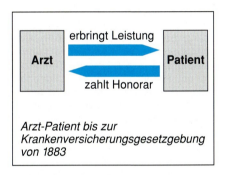

Arzt-Patient bis zur Krankenversicherungsgesetzgebung von 1883

Es gab zu dieser Zeit (vor 1883) zwar bereits Krankenkassen, doch deren Tätigkeiten waren im Wesentlichen auf die Zahlung von Krankengeld ausgerichtet und nur in seltenen Fällen auf die Erbringung von Sachleistungen.

Die Krankenkassen wurden durch das Krankenversicherungsgesetz von 1883 verpflichtet über die von ihnen gewährten Geldleistungen hinaus auch Sachleistungen zu erbringen.

Damit hat der Staat erstmalig in das persönliche Verhältnis zwischen Arzt und Patient eingegriffen und die Krankenkassen als dritten Beteiligten per Gesetz dazu verpflichtet, die Bereitstellung ärztlicher Leistungen für ihre Mitglieder zu garantieren.

Mit der Einführung der Krankenkassen war auch die Pflicht zur Krankenversicherung für alle Arbeitnehmer (abhängig Beschäftigte) verbunden. Damit wurde der Großteil aller Patienten Mitglied einer gesetzlichen Krankenkasse. Wo früher Patient und Arzt einander gegenüberstanden und ein Honorar aushandelten, sahen sich die Ärzte nun großen Vereinigungen gegenüber, die bestimmten, welche Ärzte ihre Patienten behandeln durften und damit gleichzeitig festlegten, für welches Honorar die Behandlung durchzuführen war. Die Verträge über die Honorare und das Gebiet (und damit die Anzahl der Patienten), die ein Arzt zu betreuen hatte, wurde von den Krankenkassen mit jedem Arzt, der Kassenpatienten behandeln wollte, einzeln abgeschlossen *(Einzelverträge).*

Die Ärzte gerieten dadurch zunehmend in eine finanzielle Abhängigkeit der Kassen. Sie sahen sich deshalb veranlasst, eine eigene Organisation zu gründen und zu verbreiten, um ihre wirtschaftlichen Interessen gegenüber den Krankenkassen gemeinsam vertreten zu können. Die führende Rolle im Widerstand der Ärzte nahm der „Leipziger Ärzteverband", später auch nach seinem Begründer Hartmann „Hartmannbund" benannt, ein.

Die streikähnlichen Auseinandersetzungen zwischen Ärzten und Krankenkassen, die nun folgten, störten den sozialen Frieden sowie die Versorgung der pflichtkrankenversicherten Bevölkerung derart, dass der Staat als Vermittler eingriff.

Mit dem „Berliner Abkommen" vom 23.12.1913 zwischen Ärzten und Krankenkassen erreichten die Ärzte, dass sie bei der Entscheidung über die Zulassung von Ärzten zur Kassenpraxis mitbestimmen konnten. Die Honorarsätze wurden aber weiterhin zwischen den einzelnen Ärzten und den Krankenkassen ausgehandelt.

Die weltweite Wirtschaftskrise Ende der 20er-Jahre und die daraus resultierenden hohen Arbeitslosenzahlen und die Inflation stellten auch die Versicherungsträger vor große finanzielle Probleme. Die Krankenkassen wollten die Ärzte daher vertraglich fester an sich binden, um so ihre Stellung bei Honorarverhandlungen zu stärken. Die Ärzte befürchteten, dass die Krankenkassen so weit gehen könnten, nur noch bei ihr angestellten Ärzten das Kassenrecht einzuräumen.

In dieser Situation griff der Staat mit der „Notverordnung vom 8. Dezember 1931" und der „Verordnung über die Kassenärztliche Versorgung vom 14. Januar 1932" ein.

Die wichtigsten Ergebnisse dieser Notverordnungen bestanden in:
- der Neufestsetzung einer Richtzahl für das Verhältnis von Ärzten zu den Versicherten (zur damaligen Zeit 1 : 600), womit mehr Ärzte an der kassenärztlichen Versorgung beteiligt wurden,
- der Anerkennung von Kollektivverträgen,
- der Einschränkung der Behandlungs- und Verordnungsweise,
- der Festsetzung einer **Gesamtvergütung**.

Gleichzeitig schuf der Staat mit der „Verordnung über die kassenärztlichen Vereinigungen Deutschlands" am 2. August 1933 eine neue Interessenorganisation für die Ärzte. Im Gegensatz zu den zivilrechtlichen Vereinigungen wie dem „Hartmannbund" bilden die Kassenärztlichen Vereinigungen (KV) Körperschaften des öffentlichen Rechts und besitzen damit den gleichen Status und die gleichen Privilegien wie die gesetzlichen Krankenkassen.

Gesamtvergütung: **Der Abschluss von Kollektivverträgen führte dazu, dass nun zwischen den Verbänden der Krankenkassen und der KV ein Gesamthonorar für die ärztlichen Leistungen aller Vertragsärzte pro Jahr festgelegt wurde, das die KV entsprechend den abgerechneten Leistungen an die Vertragsärzte weitergab. Die Festlegung der Gesamtvergütung richtete sich nach einer festen Ausgangskopfpauschale mit Zu- und Abschlägen, die, allerdings anders als heute, an die Grundlohnsumme gekoppelt war.**

Alle zugelassenen Ärzte, die Kassenpatienten behandeln wollten, mussten nun Mitglied einer Kassenärztlichen Vereinigung werden, wodurch ein Machtausgleich zwischen Krankenkassen und Ärzten geschaffen wurde.

Kassenärztliche Vereinigung (KV) — legt (Gesamt-)Abrechnung vor → **Krankenkasse**
Krankenkasse — zahlt Gesamtvergütung → **Kassenärztliche Vereinigung (KV)**

Kassenärztliche Vereinigung (KV): legt (Einzel-)Abrechnung pro Quartal vor ← **Arzt**; zahlt Honorar nach erbrachter Leistung → **Arzt**

Krankenkasse: gewährt Behandlungsanspruch → **Patient**; zahlt Beitrag ← **Patient**

Arzt — erbringt Leistung → **Patient**
Patient — legt gültigen Behandlungsausweis vor → **Arzt**

Verhältnis Arzt-Patient-Krankenkassen-Kassenärztliche Vereinigung seit der „Notverordnung" vom 8. Dezember 1931

Nach der Auflösung der Kassenärztlichen Vereinigung Deutschlands bei Kriegsende (1945) übernahmen Landesstellen die Aufgaben der KV, aus denen später die Kassenärzlichen Vereinigungen der Länder hervorgingen. Die Bereiche dieser Landes-KV stimmen nicht immer mit den Grenzen der Bundesländer der Bundesrepublik überein, denn die Bereiche der Landesstellen richteten sich nach den Besatzungszonen während der Zeit von 1945 bis 1949.

Zu gesetzlichen Neuregelungen kam es schließlich erst im Jahr 1955, als Änderungen der *Vorschriften des Zweiten Buches der Reichsversicherungsordnung (RVO)* unter anderem zur Neubildung Kassenärztlicher Vereinigungen auf Landesebene sowie der *Kassenärztlichen Bundesvereinigung (KBV)* führten.

Dieses *„Gesetz über das Kassenarztrecht vom 17. 8. 1955"* bildet die wesentliche Grundlage für das heute noch bestehende Verhältnis zwischen Kassenärztlichen Vereinigungen und gesetzlichen Krankenkassen.
Die wichtigsten Bestimmungen zur Krankenversicherung sind heute im Fünften Buch Sozialgesetzbuch (SGB V) zusammengefasst, das in Zukunft alle Verordnungen und Gesetze zum Sozialrecht enthalten soll. Seit dem 31.12.1988 bildet § 77 des Fünften Buches Sozialgesetzbuch (SGB V) die Rechtsgrundlage für die Kassenärztlichen Vereinigungen.

Lage der Kassenärztlichen Vereinigungen in der Bundesrepublik Deutschland

2 Organisationsstruktur der Kassenärztlichen Vereinigungen

Die Kassenärztliche Bundesvereinigung (KBV)

Die Kassenärztliche Bundesvereinigung mit Sitz in Köln hat den Status einer Körperschaft des öffentlichen Rechts, wobei nicht die einzelnen Vertragsärzte ihre Mitglieder sind, sondern (nach § 77 Abs. 4 SGB V) die 23 Kassenärztlichen Vereinigungen der Länder.

Die Rechtsaufsicht über die Kassenärztliche Bundesvereinigung führt der Bundesminister für Gesundheit.

Als Organe verfügt die Kassenärztliche Bundesvereinigung über einen Vorstand sowie eine Vertreterversammlung, deren Mitglieder jeweils für vier Jahre gewählt werden. Des Weiteren wird nach der Satzung der Kassenärztlichen Bundesvereinigung ein *Länderausschuss* gebildet, dem in erster Linie die Vorsitzenden der Kassenärztlichen Vereinigungen angehören.

Dieser Länderausschuss muss bei folgenden *Vorstandsentscheidungen* mitwirken:
- Abschluss, Kündigung und Änderung von Verträgen über die ärztliche Versorgung
- Erlass von Bestimmungen über den Zahlungsausgleich für die überbezirkliche Durchführung der vertragsärztlichen Versorgung
- Aufstellung von Richtlinien über die Betriebs-, Wirtschafts- und Rechnungsführung der Kassenärztlichen Vereinigungen
- Aufstellung von Richtlinien über Verfahren zur Qualitätssicherung
- Festsetzung der auf die einzelnen Kassenärztlichen Vereinigungen entfallenden Sitze in der Vertreterversammlung für deren Wahl

Die Kassenärztlichen Vereinigungen der Länder

Jede Kassenärztliche Vereinigung eines Landes hat eine Satzung aufzustellen, die von der obersten Verwaltungsbehörde des Landes, die für die Aufsicht über die Bereiche der Sozialversicherung zuständig ist (meistens sind es die Arbeits- bzw. Sozialminister eines Bundeslandes), genehmigt werden muss.

Die Organe der Kassenärztlichen Vereinigungen der Länder
- die Abgeordnetenversammlung (in einigen kassenärztlichen Bereichen auch als Vertreterversammlung bezeichnet)
- der Vorstand

Sie werden für die Dauer von 4 Jahren gewählt.
Die Aufgaben der Abgeordnetenversammlung (Vertreterversammlung) und des Vorstandes sind in der Satzung der Kassenärztlichen Vereinigungen der Länder festgeschrieben.
Aus organisatorischen Gründen sind große Kassenärztliche Vereinigungen in Bezirks-, Abrechnungs- oder Verwaltungsstellen untergliedert. Dies sind keine rechtlich selbstständigen Einrichtungen, sondern Untergliederungen, die gemäß Bundesarztregister (BAR) zweistellige Kenn-Nummern führen (siehe nebenstehende Seite).

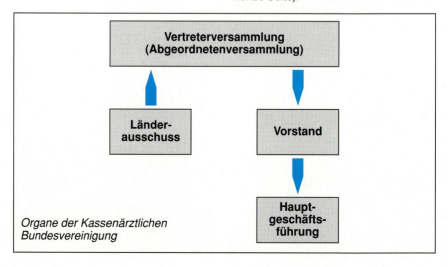

Organe der Kassenärztlichen Bundesvereinigung

Kenn-Nummern nach Bundesarztregister

01 KV Schleswig-Holstein

02 KV Hamburg

03 Bremen

17 Niedersachsen
06 Bez.St. Aurich
07 Bez.St. Braunschweig
08 Bez.St. Göttingen
09 Bez.St. Hannover
10 Bez.St. Hildesheim
11 Bez.St. Lüneburg
12 Bez.St. Oldenburg
13 Bez.St. Osnabrück
14 Bez.St. Stade
15 Bez.St. Verden
16 Bez.St. Wilhelmshaven

20 KV Westfalen-Lippe
18 Verw.St. Dortmund
19 Verw.St. Münster

38 KV Nordrhein
21 Bez.St. Aachen
24 Bez.St. Düsseldorf
25 Bez.St. Duisburg
27 Bez.St. Köln
28 Bez.St. Linker Niederrhein
31 Bez.St. Ruhr
37 Bez.St. Bergisch-Land

46 KV Hessen
39 Bez.St. Darmstadt
40 Bez.St. Frankfurt/Main
41 Bez.St. Gießen
42 Bez.St. Kassel
43 Bez.St. Limburg
44 Bez.St. Marburg
45 Bez.St. Wiesbaden

47 KV Koblenz

48 KV Rheinhessen

49 KV Pfalz

50 KV Trier

55 KV Nordbaden
52 Abr.St. Karlsruhe
53 Abr.St. Mannheim
54 Abr.St. Pforzheim
56 Abr.St. Baden-Baden

60 KV Südbaden
57 Abr.St. Freiburg
58 Abr.St. Konstanz
59 Abr.St. Offenburg

61 KV Nord-Württemberg

62 KV Süd-Württemberg

71 KV Bayern
63 Bez.St. München Stadt und Land
64 Bez.St. Oberbayern
65 Bez.St. Oberfranken
66 Bez.St. Mittelfranken
67 Bez.St. Unterfranken
68 Bez.St. Oberpfalz
69 Bez.St. Niederbayern
70 Bez.St. Schwaben

72 KV Berlin

73 KV Saarland

74 Kassenärztliche Bundesvereinigung

78 KV Mecklenburg-Vorpommern

83 KV Brandenburg
79 Verw.St. Potsdam
80 Verw.St. Cottbus
81 Verw.St. Frankfurt-Oder

88 KV Sachsen-Anhalt

93 KV Thüringen

98 KV Sachsen
94 Bez.St. Chemnitz
95 Bez.St. Dresden
96 Bez.St. Leipzig

3 Mitgliedschaft in den Kassenärztlichen Vereinigungen

Wie bereits angesprochen, bilden die Vertragsärzte eines jeden Landes eine Kassenärztliche Vereinigung – einschließlich der neuen Bundesländer sind dies 23 Landesstellen –, um die ihnen vom Staat durch das Sozialgesetzbuch Teil V übertragenen Aufgaben zu erfüllen.

Jeder rechtswirksam zugelassene Arzt (Vertragsarzt) ist daher ordentliches Mitglied der für seinen Vertragsarztsitz (Ort der Niederlassung als Arzt) zuständigen Kassenärztlichen Vereinigung.
Die Mitgliedschaft eines Vertragsarztes in seiner Kassenärztlichen Vereinigung wird begründet durch:

- die Eintragung in das Arztregister der für seinen Wohnsitz zuständigen Kassenärztlichen Vereinigung, die abhängig ist vom Nachweis der Approbation als Arzt und dem erfolgreichen Abschluss entweder einer allgemein medizinischen Weiterbildung oder einer Weiterbildung in einem anderen Fachgebiet mit der Befugnis zum Führen einer entsprechenden Gebietsbezeichnung oder dem Nachweis einer Qualifikation, die gemäß SGB V § 95 a Abs. 4 und 5 anerkannt ist;
Näheres siehe Zulassungsverordnung für Vertragsärzte (Ärzte-ZV) in der Fassung vom 1.1.1993.

- den Beschluss des Zulassungsausschusses über die Zulassung als Vertragsarzt für den vom Arzt beantragten Vertragsarztsitz. Die Zulassung ist zu erteilen, wenn der Arzt für ein medizinisches Fachgebiet die Urkunde einer Ärztekammer mit dem Recht zum Führen einer bestimmten Gebietsbezeichnung vorlegt; die für die Zulassung erforderlichen Urkunden und Nachweise vorlegt (§§ 17–21 Ärzte-ZV); keine Gründe vorliegen, die den Arzt für die Ausübung einer vertragsärztlichen Tätigkeit ungeeignet machen; der Zulassungsbezirk, in dem der beantragte Vertragsarztsitz liegen soll, nicht für Neuzulassungen gesperrt ist.

Außerordentliches Mitglied wird der Arzt bereits mit der Eintragung in das Arztregister der für seinen Wohnsitz zuständigen Kassenärztlichen Vereinigung. Diese außerordentliche Mitgliedschaft begründet jedoch nicht das Recht und die Pflicht zur Teilnahme an der vertragsärztlichen Versorgung.

Als außerordentliches Mitglied kann der Arzt jedoch in die Organe der Kassenärztlichen Vereinigung (s. Themenbereich II. 2) sowie in bestimmte Ausschüsse der Kassenärztlichen Vereinigung und der gemeinsamen Selbstverwaltung von Ärzten und Krankenkassen gewählt werden, wobei zum Beispiel im Zulassungsausschuss als Vertreter der Ärzte ein außerordentliches Mitglied vertreten sein muss.

4 Die Aufgaben der Kassenärztlichen Vereinigungen

Der Aufgabenbereich der Kassenärztlichen Bundesvereinigung

Er umfasst insbesondere:
die Vertretung der Belange der Vertragsärzte/-psychotherapeuten bei Gesetzgebungsverfahren gegenüber der Bundesregierung,
die Mitwirkung in der auf Bundesebene gebildeten konzertierten Aktion im Gesundheitswesen (§ 141 SGB V),
die Abschlüsse der Verträge mit den Kostenträgern.

Die wichtigsten Verträge sind:
- Bundesmantelverträge (Primärkassen, Ersatzkassen – § 82 SGB V)
Vertragspartner sind die Bundesverbände der Krankenkassen bzw. die Verbände der Ersatzkassen. Die Bundesmantelverträge sind allgemeiner Inhalt der Gesamtverträge und daher für die Gesamtvertragspartner verbindlich vorgegebener Vertragsinhalt.

- Verträge mit der Bundesknappschaft (§ 83 SGB V)
- Verträge mit *Sonstigen Kostenträgern* wie zum Beispiel den Unfallversicherungsträgern, der Postbeamtenkrankenkasse, der Bundeswehr
- Vereinbarung des Einheitlichen Bewertungsmaßstabes (EBM) durch den Bewertungsausschuss und Umsetzung in Vertragsgebührenordnungen (§ 82 und § 87 SGB V)
- Rahmenempfehlungen für dreiseitige Verträge zwischen Krankenkassen, Krankenhäusern und Vertragsärzten (§ 115 SGB V)
- Vereinbarungen über den Datenaustausch zwischen Kassenärztlichen Vereinigungen und Krankenkassen (§ 294 SGB V)
- Vereinbarung einheitlicher Qualifikationserfordernisse für ärztliche Untersuchungs- und Behandlungsmethoden (§ 135 Abs. 2 SGB V; vgl. „Gewährleistungsauftrag" S. 27)
- Vereinbarung über die Einführung der Krankenversicherungskarte (§ 291 SGB V)
- Vereinbarung über ambulantes Operieren im Krankenhaus (§ 115 b SGB V)

Weiter Aufgaben betreffen:
den Erlass von bundeseinheitlichen Richtlinien zur Qualitätssicherung (§ 135 Abs. 3 und 135 a SGB V),
die Mitwirkung im Bundesausschuss der Ärzte und Krankenkassen bei der Beschlussfassung über Richtlinien zur Gewährleistung einer wirtschaftlichen, in ihrer Qualität gesicherten vertragsärztlichen Versorgung und zur Bedarfsplanung
die Mitwirkung im Bundesschiedsamt bei der Festsetzung des Inhalts von Bundesmantelverträgen bei Nichteinigung der Vertragspartner,
die Durchführung des Fremdkassenausgleichs nach § 81 Abs. 3 Nr. 1 SGB V – ein Verfahren über den Zahlungsausgleich zwischen verschiedenen Kassenärztlichen Vereinigungen der Länder bei Inanspruchnahme vertragsärztlicher Leistungen von Versicherten einer Krankenkasse, deren Sitz außerhalb der für den Arzt zuständigen Kassenärztlichen Vereinigung liegt (Beispiel: ein Versicherter der AOK Kassel konsultiert einen Arzt in München, der mit der Kassenärztlichen Vereinigung Bayerns abrechnet.)
die Führung des Bundesarztregisters (Sämtliche Arztregistereinträge aller Kassenärztlichen Vereinigungen werden gespeichert und für die Bedarfsplanung ausgewertet; es wird verhindert, dass ein Arzt/Psychotherapeut in mehreren Arztregistern eingetragen ist).

Der Aufgabenbereich der Landes-KV

Die Landes-KV sind zuständig für:
den *Sicherstellungsauftrag*, der darin besteht, die ambulante Versorgung der Bevölkerung in dem in § 72 bzw. § 75 Abs.1 SGB V bezeichneten Umfang zu garantieren

die *Interessenvertretung*, d. h. für die Wahrung der Rechte der Vertragsärzte gegenüber den Krankenkassen
den Gewährleistungsauftrag, d.h., die Gewähr einer ordnungsgemäßen Durchführung der vertragsärztlichen Tätigkeit entsprechend der gesetzlichen und vertraglichen Regelungen zu übernehmen

die *Vertragshoheit*, d.h., sie sind verantwortlich für den Abschluss von Verträgen mit den Verbänden der Krankenkassen zur Gestaltung der vertragsärztlichen Versorgung

die *Ausschussbesetzung*, d. h. das Recht zur Besetzung der gemeinsamen Selbstverwaltung von Ärzten und Krankenkassen

Der Sicherstellungsauftrag
Der Sicherstellungsauftrag beinhaltet eine ausreichende, zweckmäßige und wirtschaftliche Versorgung der Versicherten unter Berücksichtigung des allgemein anerkannten Standes der medizinischen Erkenntnisse. Eingeschlossen ist die Garantie eines ausreichnden Notfalldienstes während der Sprechstunden freien Zeiten. Die Kassenärztlichen Vereinigungen haben darauf hinzuwirken, dass in allen Planungsbereichen Ärzte und Psychotherapeuten in ausreichender Zahl vorhanden und auch möglichst gleichmäßig verteilt sind.
Das ihr zur Erfüllung dieser Aufgaben zur Verfügung stehende Instrumentarium der

Bedarfsplanung und *Zulassungssteuerung* ist jedoch nur bedingt geeignet.
So wurde zum Beispiel durch das Bundesverfassungsgericht per Urteil vom 23. März 1960 entschieden, dass jeder Arzt, der die Zulassungsvoraussetzungen erfüllt, für jeden von ihm gewählten Ort und für die selbst gewünschte Fachrichtung, für die er weitergebildet ist, zugelassen werden muss.

Die Niederlassungsfreiheit und das Recht auf Zulassung am frei gewählten Ort hat zu einer regional ungleichen Verteilung der Vertragsärzte geführt. Deshalb wurde – mit Wirkung zum 01. Januar 1993 – erneut eine objektive Zulassungssperre im Rahmen des *Gesundheits-Strukturgesetzes* eingeführt (bei Überschreiten des bedarfsgerechten Versorgungsgrades um 10 % in einem Planungsbereich ist dieser für Neuzulassungen des betreffenden Fachgebietes grundsätzlich gesperrt).
Durch das 2. GKV-Neuordnungsgesetz mit Wirkung ab 01. Juli 1997 wurden diese strengen Zulassungsbegrenzungen etwas modifiziert. Nach § 101 Abs. 1 kann auch in einem gesperrten Planungsbereich ein Arzt zur vertragsärztlichen Versorgung zugelassen werden, wenn er seine Tätigkeit in Form einer Gemeinschaftspraxis mit einem bereits niedergelassenen Vertragsarzt desselben Fachgebietes ausübt und sich beide Partner gegenüber dem Zulassungsausschuss verpflichten, den bisherigen Praxisumfang nicht wesentlich (3 v. H.) auszuweiten. Gleiches gilt für die Anstellung eines ganztags oder zweier halbtags beschäftigter Ärzte bei einem Vertragsarzt.
Das Psychotherapeutengesetz hat mit Wirkung ab 01. Januar 1999 eine einheitliche Verhältniszahl für ärztliche und psychologische Psychotherapeuten (einschließlich Kinder- und Jugendlichenpsychotherapeuten) festgelegt, die für 10 Jahre mit 40 v. H. durch ärztliche und 40 v. H. durch psychologische Psychotherapeuten auszufüllen ist. Im übrigen gelten die Vorschriften der Bedarfsplanung uneingeschränkt auch für Psychotherapeuten.

Zurzeit stehen den Kassenärztlichen Vereinigungen als lenkende Maßnahmen für eine gleichmäßige und bedarfsgerechte Verteilung der Ärzte und Psychotherapeuten folgende Steuerungsmittel zur Verfügung:
- die Niederlassungsberatung
- die finanzielle Förderung der Weiterbildung in der Allgemeinmedizin
- die Förderung der Gemeinschaftspraxisbildung
- die Förderung der rechtzeitigen Übertragung von Arztpraxen auf Praxisnachfolger bei Überschreiten bestimmter Altersgrenzen
- vertragsarztspezifische Fortbildungsveranstaltungen

Die Interessenvertretung

Die Kassenärztlichen Vereinigungen haben die Rechte der Vertragsärzte und Psychotherapeuten gegenüber den Krankenkassen wahrzunehmen. Diese Aufgabenstellung beinhaltet die Wahrnehmung der Interessen der Vertragsärzte und Psychotherapeuten als Berufsgruppe, nicht jedoch die Einzelvertretung wirtschaftlicher und rechtlicher Interessen eines Arztes oder Psychotherapeuten.
Die Interessenvertretung schließt die ständige Beratung und Information der Vertragsärzte und Psychotherapeuten in allen Fragen der vertragsärztlichen Tätigkeit ein, angefangen von der Niederlassungsberatung bis hin zur Aufklärung in Abrechnungs- und Wirtschaftlichkeitsfragen.

Zur Interessenvertretung gehört in erster Linie, dass die vertragsärztlichen Leistungen angemessen honoriert werden (Abschluss von Verträgen mit einer angemessenen Vergütung), aber auch langfristige Wahrung der Interessen der Ärzte zum Beispiel durch berufspolitische Aktivitäten (vgl. dazu auch das Schaubild „Interessenvertretung").

Der Gewährleistungsauftrag

Die Kassenärztlichen Vereinigungen müssen gegenüber den Krankenkassen die Gewähr für die ordnungsgemäße Erbringung der vertragsärztlichen Leistungen übernehmen. Hierunter fällt vor allem die Aufgabe, die Abrechnung der Vertragsärzte und Psychotherapeuten vor Weitergabe an die Krankenkassen auf Plausibilität und sachlich-rechnerische Richtigkeit zu prüfen, sodass den Krankenkassen nur

Die Aufgaben der Kassenärztlichen Vereinigungen

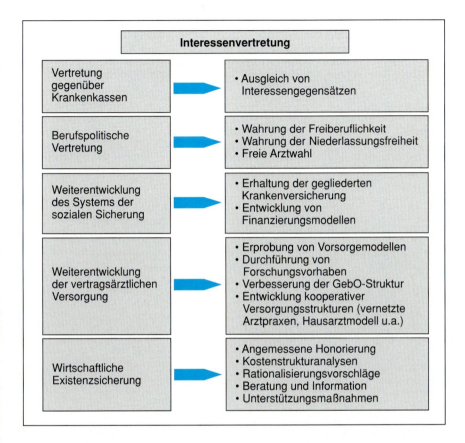

solche Leistungen in Rechnung gestellt werden, die nach den jeweils geltenden Gebührenordnungen berechnungsfähig und in sich plausibel sind.

Den Kassenärztlichen Vereinigungen obliegt es weiterhin, die Einhaltung der Pflichten der Vertragsärzte und Psychotherapeuten im Rahmen ihrer vertragsärztlichen Tätigkeit zu überwachen (zum Beispiel durch Bildung von Prüfungseinrichtungen zur Durchführung von Wirtschaftlichkeitsprüfungen und Qualitätssicherungsmaßnahmen, die Überwachung genehmigungspflichtiger Leistungen).

Zur Erfüllung der Pflichten können die Kassenärztlichen Vereinigungen die Vertragsärzte und Psychotherapeuten unter Anwendung von Disziplinarmaßnahmen anhalten (zum Beispiel Verwarnung, Verweis, Geldbuße bis zu 10 000 € oder Anordnung des Ruhens der Zulassung bis zu zwei Jahren).

Die Vertragshoheit
Alle Aufgaben der Kassenärztlichen Vereinigungen werden bestimmt durch:
- die Richtlinien des Bundesausschusses der Ärzte und Krankenkassen
- die Verträge auf Bundesebene, z. B. Gesamtverträge
- die Verträge zwischen den KVen der Länder und den Landesverbänden der Krankenkassen

Diese Verträge begründen einerseits Rechte und Pflichten der Vertragspartner und greifen andererseits auch in die Rechte des Vertragsarztes/-psychotherapeuten ein.

Die Vertragshoheit der Kassenärztlichen Vereinigungen umfasst aber auch:
- den Abschluss einer Prüfvereinbarung zur Durchführung von Wirtschaftlichkeitsprüfungen (§ 106 SGB V)
- Verträge zur Gewährleistung eines reibungslosen Überganges aus der

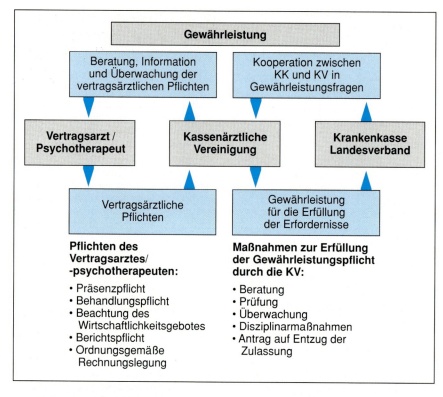

ambulanten Versorgung in die stationäre Behandlung und umgekehrt (§ 115 SGB V)
- Poliklinikverträge (§ 117 SGB V)
- Institutsverträge mit ärztlich geleiteten Einrichtungen zur ambulanten Durchführung nicht-rechtswidriger Sterilisationen und Schwangerschaftsabbrüche (§ 75 Abs. 9 SGB V)

- Verträge zur Durchführung von Maßnahmen der Gesundheitsförderung und der Krankheitsverhütung (z. B. Impfvereinbarungen, Kurarztverträge u.a.)
- die Vereinbarung von Modellvorhaben zur Verbesserung der Qualität und Wirtschaftlichkeit (§§ 63, 64 SGB V)
- Strukturverträge zur Weiterentwicklung der vertragsärztlichen Versorgung (nach § 73 a SGB V)

Der allgemeine Inhalt der Gesamtverträge wird durch die Bundesmantelverträge (BMV-Ä und EKV; s. Kap. 6 und 7) vorgegeben.

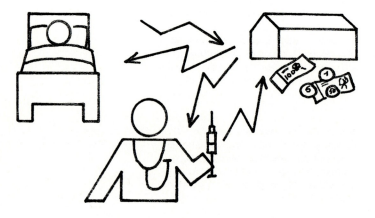

Die Ausschussbesetzung

Die gemeinsame Selbstverwaltung von Ärzten und Krankenkassen wird nicht nur durch den Abschluss von Verträgen geregelt und vollzogen, auch die Zusammenarbeit von Ärzten und Krankenkassen in gemeinsam besetzten Ausschüssen trägt wesentlich zum reibungslosen Ablauf der vertragsärztlichen Versorgung bei, so zum Beispiel:
- der Zulassungsausschuss und der Berufungsausschuss zur Beschlussfassung und Entscheidung in Zulassungsangelegenheiten
- der Landesausschuss der Ärzte und Krankenkassen zur Beschlussfassung über Zulassungsbeschränkungen bei Über- und Unterversorgung
- den Prüfungs- und den Beschwerdeausschuss für die vertragsärztliche Versorgung zur Wirtschaftlichkeitsprüfung (§ 106 SGB V)
- die Schiedsämter zur Entscheidung über den Inhalt von Verträgen über die vertragsärztliche Versorgung bei Nichteinigung der Vertragspartner (§ 89 SGB V)
- die erweiterte Landesschiedsstelle zur Entscheidung über den Inhalt dreiseitiger Verträge nach § 115 SGB V bei Nichteinigung der Vertragspartner (§ 115 Abs. 3 SGB V)

Die Kassenärztlichen Vereinigungen benennen für diese Ausschüsse die Vertreter der Ärzte/Psychotherapeuten.

5 Rechtsbeziehungen der KV mit Krankenkassen, Vertragsärzten und Patienten

Im Bereich der vertragsärztlichen Versorgung stehen sich aufseiten der Anspruchsträger, Leistungsträger und Leistungserbringer unterschiedliche Interessen und Ansichten gegenüber.

Der *Patient* als *Anspruchsträger von Leistungen* der gesetzlichen Krankenversicherung verlangt hinsichtlich der ärztlichen Behandlung eine optimale Versorgung unter Ausschöpfung aller sich bietenden medizinisch-technischen Möglichkeiten.

Die *Leistungsträger*, die *gesetzlichen Krankenkassen*, wiederum sind gehalten, mit den begrenzten Mitteln aus den Beitragszahlungen, trotz der Gewährleistung einer ausreichenden medizinischen Versorgung, sparsam umzugehen.

Der *Arzt* als *Leistungserbringer* möchte den Patienten natürlich medizinisch optimal versorgen. Er ist aber auch verpflichtet seine Leistungen für sich und die Krankenkassen wirtschaftlich zu erbringen.

Den verschiedenen Interessen sieht sich natürlich auch der Gesetzgeber gegenüber. Dieser muss eine Sozialgesetzgebung vornehmen, die dem bereits im Grundgesetz verankerten **Sozialstaatsprinzip** gerecht wird.

Das *Sozialstaatsprinzip* ist im Grundgesetz (Artikel 20 und 28) verankert. Es setzt dem Staat die Aufgabe, das gesellschaftliche Leben im Sinne sozialer Gerechtigkeit zu ordnen. Beispiele für Maßnahmen zum Schutz insbesondere der wirtschaftlich und sozial Schwachen sind Sozialhilfe, Sozialversicherung, Ausbildungs- und Arbeitsförderung, Miet- und Kündigungsschutz.

(Hans Heckel, Grundinformationen Recht, Opladen 1974, S. 36)

Die rechtlichen Beziehungen zwischen Vertragsärzten[1], Kassenärztlichen Vereinigungen sowie Patienten (Kassenmitgliedern) und Krankenkassen lassen sich in einem „*Beziehungsfünfeck*" folgendermaßen darstellen:

[1] ab 01.01.1998 auch der zugelassene oder ermächtigte Psychotherapeut.

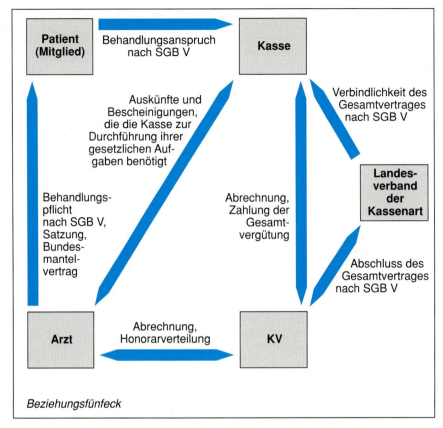

Beziehungsfünfeck

Das Wirtschaftlichkeitsgebot

Am Beispiel der gesetzgeberischen Intention des sparsamen Arzneimitteleinsatzes soll aufgezeigt werden, wie die unterschiedlichen Interessen aller Beteiligten und das Verhältnis der Betroffenen zueinander durch Vorschriften des Sozialgesetzbuches geregelt werden.

Krankenkassen, Ärzte und Versicherte haben darauf zu achten, dass die Leistungen dem in § 12 SGB V aufgestellten **Wirtschaftlichkeitsgebot** entsprechen.

Dieses *Wirtschaftlichkeitsgebot* besagt, dass die Leistungen ausreichend, zweckmäßig und wirtschaftlich sein müssen; sie dürfen das Maß des Notwendigen nicht überschreiten. Leistungen, die nicht notwendig sind, können Versicherte nicht beanspruchen, dürfen die Ärzte nicht bewirken und die Krankenkassen nicht bewilligen."

Was bedeutet jedoch „Wirtschaftlichkeit"?

Da dieser Begriff im Sozialgesetzbuch V nicht näher definiert ist, bedarf er als unbestimmter Rechtsbegriff der inhaltlichen Ausfüllung durch die Sozialrechtsprechung. Diese hat sich in der Vergangenheit u. a. auch an Formulierungen in den *Arzneimittel-Richtlinien des Bundesausschusses der Ärzte und Krankenkassen* angelehnt, in denen es in Nr. 12 und 13 heißt:

„Für die Verordnung von Arzneimitteln ist der therapeutische Nutzen gewichtiger als die Kosten. Dabei ist auch die für die Erzielung des Heilerfolgs maßgebliche Zeit zu berücksichtigen. ... Therapeutischer Nutzen setzt eine Nutzen-Risiko-Abwägung mit günstigem Ergebnis voraus; er besteht in einem nach dem allgemein anerkannten Stand der medizinischen Erkenntnisse relevanten Ausmaß der Wirksamkeit bei einer definierten Indikation. ..."

Eine wirtschaftliche medizinische Versorgung ist mithin nicht einer „Billigmedizin" gleichzusetzen. Was medizinisch indiziert und auf andere Weise zur Erreichung des Therapiezieles nicht kostengünstiger bzw. schneller bewirkt werden kann, ist somit – ungeachtet der entstehenden Kosten – wirtschaftlich.

Im Übrigen sieht bereits § 2 Abs.1 SGB V vor, dass Qualität und Wirksamkeit der Leistungen dem allgemeinen Stand der medizinischen Erkenntnisse zu entsprechen und den medizinischen Fortschritt zu berücksichtigen haben.

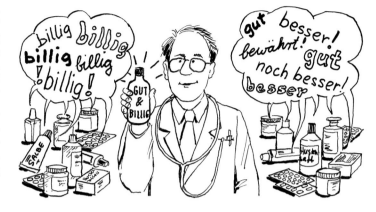

6 Der Bundesmantelvertrag-Ärzte (BMV-Ä)

Wie bereits im vorstehenden Kapitel angeführt, gehört der Bundesmantelvertrag Ärzte zu den vertraglichen Regelungen, die für den Umfang und die Abwicklung der *vertragsärztlichen Versorgung* eine herausragende Stellung einnimmt. Er regelt für den gesamten Geltungsbereich des Sozialgesetzbuches V als allgemeiner Teil der Gesamtverträge die vertragsärztliche Versorgung. Der BMV-Ä wurde zwischen der Kassenärztlichen Bundesvereinigung einerseits und den Bundesverbänden der Orts-, Betriebs-, Innungs- und landwirtschaftlichen Krankenkassen, der See-Krankenkasse und der Bundesknappschaft andererseits geschlossen.

Wichtige Vereinbarungen des BMV-Ä

Zu § 1 Vertragsgegenstand, Sondervereinbarungen:
Der Vertrag regelt für den Geltungsbereich des Sozialgesetzbuches V die vertragsärztliche Versorgung; Bestandteil des Vertrages sind weitere Vereinbarungen wie z. B. Psychotherapievereinbarung, Vordruckvereinbarung, Vereinbarungen über Qualitätssicherung, Vereinbarung zur Gestaltung und bundesweiten Einführung der Krankenversichertenkarte, Vertrag über die hausärztliche Versorgung, Vertrag über den Datenaustausch auf Datenträgern, Vereinbarung über die Abrechnung von Fremdfällen zwischen kassenärztlichen Vereinigungen und Krankenkassen.

Zu § 2 Umfang der vertragsärztlichen Versorgung:
Die Aufgliederung des Leistungsumfanges umfasst u. a.:
- ärztliche Behandlung
- ärztliche Betreuung bei Schwangerschaft und Mutterschaft
- ärztliche Maßnahmen zur Früherkennung von Krankheiten
- ärztliche Maßnahmen zur Empfängnisregelung, Sterilisation, Schwangerschaftsabbruch
- Verordnungen
- Anordnung von Hilfeleistungen anderer Personen
- belegärztliche Leistungen
- ärztliche Leistungen im Rahmen einer ambulanten Vorsorge- oder Rehabilitationskur
- die in Notfällen ambulant ausgeführten Leistungen von „Nicht-Vertragsärzten"
- Maßnahmen zur Erhaltung und Förderung der Gesundheit und zur Verhütung von Krankheiten und zur Rehabilitation

Zu § 3 Leistungen außerhalb der vertragsärztlichen Versorgung:
Diese Regelung betrifft Leistungen, für die die Krankenkassen nicht leistungspflichtig sind oder deren Sicherstellung anderen Leistungsträgern obliegt.

Beispiele:
- Ausstellung von Bescheinigungen, die die Krankenkassen zur Durchführung ihrer gesetzlichen Aufgaben nicht benötigen (z. B. Bescheinigungen für Privatversicherungen)
- Behandlung von Zahnkrankheiten (Ausnahme Mund-Kiefer-Gesichtschirurgie)
- Reihen-, Einstellungs-, Eignungs- und Tauglichkeitsuntersuchungen
- Maßnahmen zur Früherkennung von Krankheiten, wenn sie im Rahmen der Krankenhausbehandlung oder der stationären Entbindung durchgeführt werden

Zu § 9 Ausführung ärztlicher Leistungen mit medizinisch-technischen Großgeräten:
Sie bedürfen der vorherigen Genehmigung durch die Kassenärztliche Vereinigung. Die Genehmigung wird nur erteilt, wenn vorgeschriebene Qualifikationserfordernisse vom Arzt nachgewiesen werden.

Zu § 11 Qualitätssicherung in der vertragsärztlichen Versorgung:
Besondere ärztliche Untersuchungs- und Behandlungsmethoden müssen vorgeschriebene Qualifikationserfordernisse erfüllen und sind gegenüber der Kassenärztlichen Vereinigung nachzuweisen (zur Zeit in den Bereichen Radiologie und Nuklearmedizin, Ultraschalldiagnostik, Kernspintomographie, Laboratoriumsdiagnostik, Langzeit-EKG-Diagnostik, zytologische Diagnostik).

Zu § 13 Arztwahl:
Den Versicherten steht die Wahl unter den Vertragsärzten frei, andere Ärzte dürfen nur in Notfällen in Anspruch genommen werden. Der Vertragsarzt darf die Behandlung eines Versicherten nur in begründeten Fällen ablehnen.

Zu § 14 Vertreter, Assistenten, nichtärztliche Mitarbeiter:
Hierfür haftet der Vertragsarzt wie für die eigene Tätigkeit.

Zu § 15 Persönliche Leistungserbringung:
Der Arzt ist verpflichtet die vertragsärztliche Tätigkeit persönlich auszuüben. Ärztliche Leistungen durch genehmigte Assistenten sowie Hilfeleistungen nichtärztlicher Mitarbeiter sind vom Arzt anzuordnen und fachlich zu überwachen; nichtärztliche Mitarbeiter müssen für die jeweilige Hilfeleistung qualifiziert sein.

Zu § 16 Regeln der ärztlichen Kunst, Qualität, Wirtschaftlichkeit:
Der Vertragsarzt muss diese Regeln beachten und seine Behandlungs- und Verordnungsweise nach ihnen ausrichten.

Zu § 17 Sprechstunden, Besuche:
Sie müssen entsprechend den Bedürfnissen des Praxisbereiches festgesetzt werden; die Sprechstunden sind auf dem Praxisschild bekannt zu geben (mit festen Uhrzeiten). Die Kassenärztliche Vereinigung muss über längere Abwesenheit (länger als eine Woche) informiert werden. Die Besuchsbehandlung ist grundsätzlich Aufgabe des Hausarztes; die Krankenkassen haben Versicherte darüber aufzuklären, dass die Besuchsbehandlung nur erfolgt, wenn sie den Arzt wegen ihrer Krankheit nicht aufsuchen können.

Zu § 18 Vergütungsanspruch gegen Versicherte:
Der Versicherte muss innerhalb einer Frist von zehn Tagen nach der ersten Arztinanspruchnahme die Versichertenkarte bzw. einen anderen gültigen Behandlungsausweis beibringen, sonst hat der Arzt Anspruch auf Privatliquidation. Sie muss zurückerstattet werden, wenn eine gültige Krankenversichertenkarte bzw. ein anderer gültiger Behandlungsausweis bis zum Quartalsende vorliegt.

Zu § 19 Krankenversichertenkarte/ Behandlungsausweis:
Sie dienen dem Versicherten zum Nachweis seiner Anspruchsberechtigung auf vertragsärztliche Leistungen und den Vertragsärzten zur Abrechnung der von ihnen in einem **Behandlungsfall** erbrachten Leistungen.

Behandlungsfall ist die gesamte von demselben Vertragsarzt innerhalb desselben Kalendervierteljahres an demselben Kranken ambulant zu Lasten derselben Krankenkasse vorgenommene Behandlung.

Zu § 21 Behandlungsfall:
Die Krankenkasse hat die Pflicht, die Versicherten in geeigneter Weise dazu anzuhalten, die gültige Krankenversichertenkarte bzw. einen gültigen Behandlungsausweis rechtzeitig beim Arzt vorzulegen (vgl. § 19). Ein Vertragsarztwechsel innerhalb eines Quartals ist nur bei Vorliegen eines wichtigen Grundes möglich.

Zu § 22 Inanspruchnahme der Früherkennungsmaßnahmen:
Früherkennungsmaßnahmen können nach Vorlage der Krankenversichertenkarte oder eines Behandlungsausweises durchgeführt werden.

Zu § 24 Überweisungen:
Sie können nur dann vorgenommen werden, wenn dem überweisenden Arzt ein gültiger Behandlungsausweis oder die Krankenversichertenkarte vorgelegen hat. Überweisungen können erfolgen zur Auftragsleistung, Konsiliaruntersuchung, Mitbehandlung und Weiterbehandlung; dabei ist in der Regel nur die Überweisung an einen Arzt einer anderen Arztgruppe zulässig. Ausnahmen sind zum Beispiel möglich, wenn der Patient seinen Aufenthaltsort wechselt, bei der Fortsetzung einer abgebrochenen Behandlung oder wenn besondere Untersuchungsmethoden angewendet werden müssen, die der behandelnde Arzt nicht erbringen kann. Da der Patient ein Recht auf freie Arztwahl besitzt, dürfen in der Regel keine namentlichen Überweisungen ausgestellt werden. Überweisungen an Zahnärzte sind nicht zulässig.

Zu § 29 Verordnung von Arzneimitteln:
Die Preisvergleichslisten müssen beachten werden. Auf dem Verordnungsblatt (Muster 16 der Vordruckvereinbarung) muss vermerkt werden, ob die Apotheke ein preisgünstigeres, wirkstoffgleiches Arzneimittel anstelle des verordneten Mittels abgeben darf. Soll dies ausgeschlossen sein, wird vor dem verordneten Arzneimittel das Feld „aut idem" angekreuzt. Liegt dem Vertragsarzt keine Versichertenkarte bzw. ein anderer gültiger Behandlungsausweis vor, ist für die Verordnung von Arznei- und Verbandmitteln auf dem Arzneimittelverordnungsblatt anstelle der Kassenangabe der Vermerk „ohne Versicherungsnachweis" anzubringen.

Zu § 31 Bescheinigung von Arbeitsunfähigkeit:
Sie darf nur aufgrund einer ärztlichen Untersuchung erfolgen, die Durchschrift muss zwölf Monate aufbewahrt werden. Die Rückdatierung des Beginns der Arbeitsunfähigkeit auf einen vor dem Behandlungsbeginn liegenden Tag ist nur ausnahmsweise und in der Regel nur bis zu zwei Tagen zulässig (siehe „Arbeitsunfähigkeits-Richtlinien").

Zu § 34 Vordrucke:
Es existieren verbindliche Muster in der Vordruckvereinbarung. Die Kosten für die Formulare werden von den Krankenkassen getragen.

Zu § 36 Schriftliche Informationen:
Der Vertragsarzt ist verpflichtet und befugt die zur Durchführung der Aufgaben der Krankenkassen erforderlichen schriftlichen Informationen auf Verlangen an die Krankenkasse zu geben.

Zu § 39 Belegärzte:
Dies sind nicht am Krankenhaus angestellte Ärzte, die berechtigt sind, Patienten (Belegpatienten) im Krankenhaus vollstationär oder teilstationär zu behandeln, ohne hierfür vom Krankenhaus eine Vergütung zu erhalten.

Zu § 41 Abgrenzung, Vergütung und Abrechnung der stationären vertragsärztlichen Tätigkeit:
Die Abrechnung der Leistungen erfolgt mit der Krankenversichertenkarte oder auf einen im Rahmen des Ersatzverfahrens ausgestellten und im Feld „bei belegärztl. Behandlung" angekreuzten Überweisungsschein.

Zu § 42 Datenverarbeitungstechnisches Abrechnungsverfahren:
Die Verwendung eines Datenverarbeitungssystems bedarf der Genehmigung durch die zuständige Kassenärztliche Vereinigung. Ab 1. Juli 1995 sind nur noch Quartalsabrechnungen zulässig, deren Dateien durch Einsatz eines von der KBV

herausgegebenen Prüfprogramms in der jeweils gültigen Version erzeugt wurden.

Zu § 44 Sonstige Abrechnungsregelungen:
Nicht vollständig ausgefüllte Überweisungsscheine können von der Abrechnung ausgeschlossen werden. Ab 1. Januar 1995 sind die Diagnosen auf den Abrechnungsvordrucken und den AU-Bescheinigungen unter Verwendung der jeweils vorgeschriebenen Fassung der Internationalen Klassifikation der Krankheiten (ICD) zu verschlüsseln.

Zu § 57 Dokumentation:
Ärztliche Aufzeichnungen sind mindestens zehn Jahre aufzubewahren, soweit nicht andere Vorschriften (z. B. Röntgenverordnung) eine abweichende Aufbewahrungszeit vorschreiben (siehe nebenstehende Tabelle).

Zu § 62 Auskünfte und Gutachten:
Der Vertragsarzt ist verpflichtet dem MDK (Medizinischer Dienst der Krankenversicherung) auf Anforderung die für die Beratung und Begutachtung im Einzelfall erforderlichen Auskünfte zu erteilen.

7 Der Bundesmantelvertrag – Ärzte/Ersatzkassen (EKV)

Der Bundesmantelvertrag – Ärzte/Ersatzkassen wurde abgeschlossen zwischen der Kassenärztlichen Bundesvereinigung und dem Verband der Angestellten-Krankenkassen e.V. (VdAK) sowie dem Arbeiter-Eratzkassen-Verband e.V. (AEV). Er regelt die ärztliche Versorgung, die den Versicherten seitens der Vertragskassen (Ersatzkassen) zusteht.

Der EKV enthält im Wesentlichen die gleichen Bestimmungen wie der Bundesmantelvertrag Ärzte und weicht nur in einigen Punkten von diesem ab, wie z.B.:
- die ärztlichen Leistungen werden nach der Ersatzkassen-Gebührenordnung (E-GO) abgerechnet,
- nach § 50 des Arzt/Ersatzkassen-Vertrages wird eine Arbeitsgemeinschaft Ärzte/Ersatzkassen aus Vertretern der Kassenärztlichen Bundesvereinigung, dem Verband der Angestelltenkrankenkassen sowie dem Arbeiter-Ersatzkassen-Verband gebildet, die z.B. über die Anwendbarkeit von Untersuchungs- und Heilmethoden entscheidet und sich zu Fragen der Bewertung und Abrechnung von Leistungen und dergleichen äußert.

Durch das Gesundheits-Strukturgesetz ist die Unterscheidung zwischen dem vertragsärztlichen System der Ersatzkassen und dem kassenärztlichen System der Primärkassen aufgehoben worden (vgl. auch Themenbereich I). Die Ersatzkassen schließen ihre Verträge ebenso wie die Primärkassen auf regionaler Ebene mit den jeweiligen Kassenärztlichen Vereinigungen der Länder ab.

Weitere Verträge
Darüber hinaus hat die Kassenärztliche Bundesvereinigung Verträge mit weiteren Leistungsträgern abgeschlossen, um auch die Personen ärztlich zu versorgen, die nicht zum Kreis der Pflichtversicherten und damit zu den Mitgliedern einer gesetzlichen Krankenkasse zählen (vgl. hierzu Themenbereich VII „Sonstige Kostenträger").

Richtlinien
Ebenfalls für die an der vertragsärztlichen Versorgung Beteiligten verbindlich sind die vom Bundesausschuss der Ärzte und Krankenkassen herausgegebenen *Richtlinien*. Hierbei handelt es sich um:
- Angestellte-Ärzte-Richtlinien
- Arbeitsunfähigkeits-Richtlinien
- Arzneimittel-Richtlinien
- Bedarfsplanungs-Richtlinien-Ärzte
- Gesundheitsuntersuchungs-Richtlinien
- Heilmittel- und Hilfsmittel-Richtlinien
- Richtlinien zur Jugendgesundheitsuntersuchung
- Kinder-Richtlinien
- Krankenhauspflege-Richtlinien
- Krankentransport-Richtlinien
- Krebsfrüherkennungs-Richtlinien
- Richtlinien über künstliche Befruchtung
- Mutterschafts-Richtlinien

Aufbewahrungsfristen für ärztliche Unterlagen

Art der Unterlage	Aufbewahrungs-frist in Jahren
Überweisungsschein (bei EDV-Abrechnung)	4 Quartale
Arbeitsunfähigkeitsbescheinigungen (Durchschriften des gelben Dreifachsatzes)	1
Betäubungsmittel – BTM-Rezeptdurchschriften (Teil III) – BTM-Karteikarten	3
Zytologische Präparate	3
Gesundheitsuntersuchungen – Berichtsvordruck (Durchschrift)	5
Jugendgesundheitsuntersuchung	5
Kontrollkarten – Laborqualitätssicherung	5
Krebsfrüherkennungsuntersuchungen – Berichtsvordruck (Durchschrift)	5
Zertifikate von Ringversuchen (externe Qualitätskontrolle)	5
Zytologische Befunde im Rahmen der Krebsfrüherkennung	5
Abrechnungsunterlagen – von KV übermittelte EDV-Abrechnung – Leistungsnummern-Aufzeichnungen für die Abrechnung	6 freigestellt

Jugendarbeitsschutzuntersuchung
 – dreiteiliger Untersuchungsbogen
   (den Untersuchungsberechtigungsschein
   erhält die KV zur Honoraranforderung)
	10

Karteikarten und andere ärztliche Aufzeichnungen einschl. gesonderter Untersuchungsbefunde, Durchschriften von Arztbriefen, Befundmitteilungen, Krankenhausberichte	10
Kinder-Krankheitsfrüherkennung – ärztliche Aufzeichnungen in Kartei	10
Langzeit-EKG – Auswertung (nicht Tapes)	10
Notfallscheine Teile b und c	10
Sonographische Untersuchungen – Aufzeichnungen, Fotos, Disketten, Tapes, Prints	10
Strahlendiagnostik – Aufzeichnungen, Filme	10
Zytologische Befunde	10
Strahlenbehandlung – Aufzeichnungen, Berechnungen	30

- Neue Untersuchungs- und Behandlungsmethoden-Richtlinien
- Richtlinien über ärztliche Untersuchungs- und Behandlungsmethoden
- Psychotherapie-Richtlinien
- Qualitätsbeurteilung Radiologie
- Sonstige Hilfen-Richtlinien

Die Kassenärztliche Bundesvereinigung selbst hat darüber hinaus noch folgende Richtlinien und Vereinbarungen bzgl. Qualifikationsvoraussetzungen gemäß § 135 SGB V herausgegeben:
- Qualitätssicherungs-Richtlinien
- Arthroskopievereinbarung
- Vereinbarung zu den Blutreinigungsverfahren
- Vereinbarung zur Herzschrittmacher-Kontrolle
- Kernspintomographie-Vereinbarung
- Richtlinien für die Durchführung von Laboratoriumsuntersuchungen
- Vereinbarung von Langzeitelektrokardiographischen Untersuchungen
- Vereinbarung zur Strahlendiagnostik und -therapie
- Ultraschall-Vereinbarung
- Vereinbarung zur Durchführung von zytologischen Untersuchungen zur Diagnostik der Karzinome des weiblichen Genitale
- Vereinbarung von Qualitätssicherungsmaßnahmen beim ambulanten Operieren

Vereinbarungen

Als letztes Mosaiksteinchen von gesetzlichen und vertraglichen Regelungen für alle an der vertragsärztlichen Versorgung Beteiligten sind noch die Vordruckvereinbarung, abgeschlossen zwischen der Kassenärztlichen Bundesvereinigung und den Trägern der gesetzlichen Krankenversicherung (vgl. hierzu die ausführlichen Erläuterungen in Themenbereich III) und die Vereinbarungen über die Verordnung von Sprechstundenbedarf (vgl. hierzu Themenbereich IV) zu nennen.

Aufgaben

1. Erläutern Sie die Einführung des Krankenversicherungszwanges als Teil der Sozialgesetzgebung.
2. Wie stellte sich das Verhältnis zwischen Ärzten und Krankenkassen zu Beginn des 20. Jahrhunderts dar?
3. Wann, von wem und mit welcher Zielsetzung wurden die Kassenärztlichen Vereinigungen ins Leben gerufen?
4. Stellen Sie die Organisationsstruktur der Kassenärztlichen Vereinigungen dar und erläutern Sie deren Rechtsform.
5. Nennen Sie die wichtigsten Aufgabenbereiche der Kassenärztlichen Vereinigungen.
6. Welche Intentionen werden mit dem „Sicherstellungsauftrag" der Kassenärztlichen Vereinigungen verfolgt? Konkretisieren Sie diese Aufgabe mittels eines Beispiels.
7. Zählen Sie die Vertragspartner des Bundesmantelvertrages auf.
8. Welche Leistungen umfasst die vertragsärztliche Versorgung durch die gesetzlichen Krankenkassen?
9. Nennen Sie mindestens 3 Beispiele für Leistungen, die der Vertragsarzt nicht über einen Behandlungsausweis abrechnen darf.
10. In welcher Form bzw. durch wen werden Leistungen in der Praxis eines niedergelassenen Arztes erbracht und wer wird dafür haftbar gemacht?
11. Welche formalen Punkte müssen bei der Abhaltung von Sprechstunden beachtet werden?
12. Welche Punkte sind bezüglich der Ausstellung von Überweisungsscheinen durch den BMV-Ä geregelt?

III Vordruckvereinbarungen

1 Allgemeine Bestimmungen

Durch einen Vertrag zwischen der Kassenärztlichen Bundesvereinigung und den Trägern der gesetzlichen Krankenkassen sind Vordruckvereinbarungen getroffen worden, mit denen für die nachfolgend aufgeführten Formulare eine einheitliche inhaltliche und formale Gestaltung festgelegt wurde.

Jedem Vertragsarzt werden alle vertragsärztlichen Formulare von seiner zuständigen KV kostenlos zur Verfügung gestellt, mit Ausnahme des Arzneimittelverordnungsblattes (zu beziehen über regionale Fachverlage, die von der KV benannt sind) und der Betäubungsmittelrezepte (zu beziehen über die Bundesopiumstelle beim Bundesinstitut für Arzneimittel und Medizinprodukte in Bonn).

Alle Vordrucke müssen in der Praxis so aufbewahrt werden, dass Missbrauch ausgeschlossen ist!
Die Vordrucke sind vollständig, sorgfältig und leserlich auszufüllen. Sie müssen mit dem Vertragsarztstempel *versehen und* eigenhändig *von dem* Arzt *unterschrieben werden.*
Es ist unbedingt darauf zu achten, dass alle Formulare, erst wenn sie vollständig ausgefüllt sind, unterschrieben werden. (Nie das Blankoformular!)

2 Die Versichertenkarte

Laut der gesetzlichen Bestimmungen in § 291 SGB V wurde bis zum 1. Januar 1995 bundesweit die Versichertenkarte eingeführt. Sie hat den bis dahin seit mehr als 100 Jahren gültigen Krankenschein in seiner Funktion als Behandlungsausweis, der die Berechtigung des Patienten zur Behandlung belegt, abgelöst. Als Abrechnungsbeleg ist der Krankenschein durch den Abrechnungsschein (s. Kap. 3) ersetzt worden.

Die Versichertenkarte gilt für die Versicherten folgender Krankenkassen: *AOK, BKK, IKK, LKK, Bundesknappschaft und alle Ersatzkassen.*
Die Krankenkassen händigen jedem Versicherten eine Versichertenkarte aus.
Von den „Sonstigen Kostenträgern" beteiligen sich bisher an den „Chipkarten":
- Post A,
- BEG (Statusangabe im Feld „Ost-West" 6)
- BVG für Schwerbeschädigte, Angehörige, Hinterbliebene, Pflegepersonen (Statusangabe im Feld „Ost-West" 6)
- Bundesgrenzschutz(für einen Teil der Beamten, z. B. wenn im Umkreis kein BGS-Arzt tätig ist)
- SV-Abkommen (Wohnsitz im Inland-Pauschalabrechnung – Statusfeld 8)
- SV-Abkommen(Wohnsitz im Inland – Abrechnung nach tatsächlichem Aufwand – Statusfeld 7)
- SV-Abkommen (deutsch-niederländische Grenzgänger – Wohnsitz in den Niederlanden – Statusfeld 7)

Alle anderen „Sonstigen Kostenträger" behalten ihr bisheriges Abrechnungsverfahren zurzeit bei.

Form und Inhalt

Die Versichertenkarte hat die Größe einer Scheckkarte. Auf der Vorderseite ist der Speicherchip eingelassen, der folgende nach § 291 Abs. 2 SGB V vorgegeben Daten enthält:

1. Name der Krankenkasse
2. Krankenkassen-Nummer
3. Name und Vorname des Versicherten
4. Anschrift des Versicherten
5. Versichertennummer
6. Versichertenstatus:*
   1 = Mitglied
   3 = Familienangehöriger
   5 = Rentner
7. eventuell eingeschränkte Gültigkeitsdauer der Versichertenkarte

Je nach Ausführung der Karte werden die gespeicherten Daten ganz oder teilweise auch in Klarschrift auf der Vorderseite der Karte abgebildet.

Die Versichertenkarte muss auf der Rückseite vom Versicherten oder (bei Versi-

* Das Feld besteht aus 5 Stellen. Die erste Stelle enthält die Statusziffer. Die folgenden drei Stellen sind mit Nullen oder gar nicht belegt. Sie dienen dem Risiko-Struktur-Ausgleich zwischen den Krankenkassen. Die letzte Stelle kennzeichnet die Zugehörigkeit zum Bundesgebiet: 9 steht für neue, 1 für alte Bundesländer.

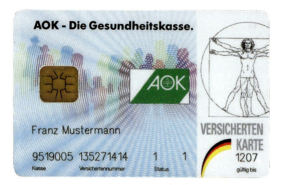
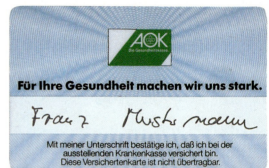

cherten bis zur Vollendung des 15. Lebensjahres) von dessen gesetzlichem Vertreter unterschrieben werden.

Aus Datenschutzgründen können die gespeicherten Daten in den Arztpraxen nur eingelesen, aber nicht verändert werden. Änderungen dürfen ausschließlich von den Krankenkassen vorgenommen werden.

Die Bedeutung der Versichertenkarte für die Arztpraxis

Die technischen Voraussetzungen
Jede Arztpraxis muss mit der Einführung der Versichertenkarte die nötigen technischen Voraussetzungen besitzen, die erforderlich sind, um ein einwandfreies Arbeiten zu ermöglichen. Die Voraussetzungen sind individuell, je nach bisheriger Ausstattung der Arztpraxis unterschiedlich:
1. Die Arztpraxen, die bisher über keine EDV (elektronische Datenverarbeitung) verfügen und eine Einführung in absehbarer Zeit nicht planen, benötigen ein Lesegerät für die Versichertenkarte und einen Drucker.
2. Arztpraxen, die bereits mit einem PC (Personalcomputer) ausgestattet sind, benötigen je nach Umfang der EDV-Anlage entweder nur ein Lesegerät, das vom Systemhersteller installiert werden muss, oder ein Lesegerät und einen Drucker, der maschinenlesbare Belege erstellt.

Die Anwendung
Grundsätzlich sollte jeder Versicherte bei jedem Arztbesuch seine Versichertenkarte vorlegen.

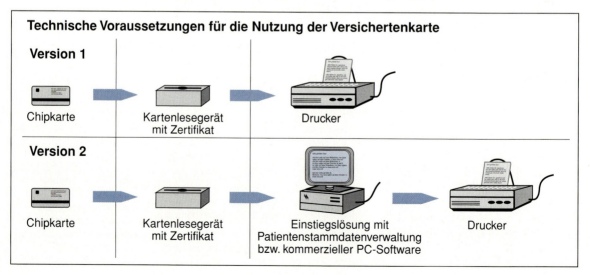

Bei der *Erstinanspruchnahme* eines Arztes im Quartal werden die im Chip gespeicherten Daten auf den im Folgenden genauer beschriebenen *Abrechnungsschein* übertragen.
Die Versicherten müssen die Richtigkeit der Daten durch ihre Unterschrift auf dem Abrechnungsschein bestätigen.
Bei Praxen mit EDV-Anlagen werden diese Daten in die Stammdatenverwaltung übertragen (s. Abb. S. 38, Version 2).
Werden weitere vertragsärztliche Formulare benötigt, sollen auch diese mittels der Versichertenkarte bedruckt werden.

Ersatzverfahren

Liegt dem Arzt ausnahmsweise, z. B. bei einer Notfallbehandlung einer *„seiner"* Patienten, keine Karte vor, müssen alle Angaben manuell auf den Abrechnungsschein und auf alle weiteren benötigten Vordrucke übertragen werden. Der Patient muss auch dann die Richtigkeit der Angaben durch seine Unterschrift auf dem Abrechnungsschein bestätigen.
Bei *Hausbesuchen* kann der Arzt entweder bereits vorbereitete Formulare mitnehmen oder er muss das Ersatzverfahren anwenden.
Das Gleiche gilt für Ärzte, die in Anspruch genommen werden, *ohne* dass ein direkter *Arzt-Patienten-Kontakt* stattfindet, z. B. bei Laborärzten im Rahmen einer Überweisung oder bei der Abrechnung nach Muster 19 für eine Leistung des ärztlichen Notfalldienstes. (vgl. hierzu auch Kap. 14 „Notfallschein".)

Blankoformularwesen

In einigen Bundesländern (z. B. Hessen) wird in verschiedenen Praxen das Blankoformularwesen erprobt. Hierbei werden auf einem Spezialpapier DIN A5 (ausgegeben von der KV, mit Wasserzeichen und Barcode) nicht nur die Personalien des Patienten, sondern auch das Formular gedruckt.
Bei Mehrfachformularen z. B. Arbeitsunfähigkeitsbescheinigung erfolgt automatisch der Druck von Seite 1 und 2. Für die Praxen stellt dies eine Arbeitserleichterung da, da das Einlegen der Formulare entfällt. Auch gibt es keine Probleme bei der Positionierung des Textes in den Formularzeilen.
Für folgende Formulare ist eine Blankobedruckung zurzeit möglich:
- AU- Bescheinigung (s. Seite 50)
- Verordnung von Krankenhausbehandlung (s. Seite 52)
- Verordnung einer Krankenbeförderung (s. Seite 53)
- FA- Überweisung
- Labor- Überweisung
- Verordnung häuslicher Krankenpflege (s. Seite 54)
- Notfall-/Vertretungsschein

3 Der Abrechnungsschein (Muster 5)

Zunächst wird der „Kopfteil" des Vordrucks mit Hilfe der Versichertenkarte beschriftet.

Damit sind folgende Angaben erfasst:
- Name der Krankenkasse
- Krankenkassen-Nummer
- Name und Vorname des Versicherten
- Anschrift des Versicherten mit Straße, Hausnummer, Postleitzahl, Ort und ggf. Zustellbezirk
- Versichertennummer
- Versichertenstatus

Der Patient muss mit seiner Unterschrift seine Kassenzugehörigkeit bescheinigen.

Auf dem Abrechnungsschein werden alle angefallenen ärztlichen Leistungen abgerechnet. Für die Eintragungen der Gebührenziffern gibt es unterschiedliche Abrechnungsempfehlungen der Kassenärztlichen Vereinigungen.
Für die korrekte Eintragung sind die Empfehlungen der jeweils zuständigen KV zu beachten.

Für die einzelnen Krankenkassengruppen gelten dabei folgende Abkürzungen:

AOK	Allgemeine Ortskrankenkasse
LKK	Landwirtschaftliche Krankenkasse
BKK	Betriebskrankenkasse
IKK	Innungskrankenkasse
VdAK	Verband der Angestellten-Krankenkassen
AEV	Arbeiter-Ersatzkassen-Verband
Knappschaft	Bundesknappschaft

In einigen Bundesländern müssen die Eintragungen der Leistungziffern in der Kästchenreihe linksbündig erfolgen. Immer nur eine Ziffer in die Kästchenreihe eintragen.

In einigen Bundesländern müssen die Eintragungen der Leistungesziffern in der Kästchenreihe rechtsbündig erfolgen.

Die Felder
- ambulante Behandlung
- belegärztliche Behandlung

sind dem vorliegenden Fall entsprechend zu kennzeichnen.

Das *Quartal und Jahr* werden in die dafür vorgesehenen Felder eingetragen.
Die Diagnosen sind vom Arzt nur mit dem ICD-10 Schlüssel in das Diagnosefeld einzutragen. Die Verpflichtung zur Diagnoseverschlüsselung besteht seit Januar 2000 und ist im SGB V (§ 295) verankert. Der ICD-Schlüssel wurde 1990 von der WHO beschlossen und wird weltweit zur Klassifizierung von Krankheiten und Todesursachen benutzt. Er wird jährlich aktualisiert.
Liegen ein *Unfall, Unfallfolgen* (kein Arbeitsunfall) oder ein *Versorgungsleiden (BVG)* vor, müssen die entsprechenden Felder angekreuzt werden.

Im Rahmen der *Mutterschaftsvorsorge* ist der *Tag der mutmaßlichen Entbindung* einzutragen, im Rahmen einer *belegärztlichen Behandlung* die *Dauer der stationären Behandlung*.

Jeder Abrechnungsschein muss mit dem Vertragsarztstempel versehen werden.

4 Der Überweisungs-/Abrechnungsschein
(Muster 6)

Für den überweisenden Arzt

Ein Überweisungsschein sollte nur ausgestellt werden, wenn dem Arzt eine gültige Versichertenkarte vorliegt. Ausnahmen sind möglich, wenn die Dringlichkeit der Erkrankung eine sofortige Überweisung zur Therapie erfordert oder dem Arzt zweifelsfrei die Kassenzugehörigkeit bekannt ist.

Der Überweisungsschein ist grundsätzlich nicht zu verwenden bei Arbeitsunfällen, Berufskrankheiten und Schülerunfällen.

Ausstellung des Überweisungsscheins

Die Daten für den „Kopfteil" des Überweisungsscheins werden von der Versichertenkarte mithilfe des Lesegeräts und des Druckers (oder der EDV-Anlage) auf den Schein übertragen. Besteht keine Einschränkung der Gültigkeitsdauer, ist der Überweisungsschein, wie auch der Abrechnungsschein, immer für ein Quartal gültig. Stets muss bei allen Überweisungen angegeben werden, ob die Überweisung zur *kurativen* Versorgung, zur *Prävention*, zur Durchführung von Maßnahmen der *„Sonstigen Hilfen"* oder zur *belegärztlichen Behandlung* erfolgt.

Der Überweisungsgrund/Diagnose muss immer ausgeschrieben werden, der ICD-10 Schlüssel findet hier keine Anwendung.

Beispiel für eine Überweisung zur **kurativen** *Versorgung:*

Überweisung vom praktischen Arzt zum Internisten zur Abklärung einer Pankreatitis; das Feld „Kurativ" wird angekreuzt.

Die kurative Behandlung (kurativ von lat. *curare*: Sorge tragen, pflegen, ärztlich behandelnd, heilend) dient dazu, einen Kranken oder Verletzten zu heilen (zu „kurieren"),
im Gegensatz zur präventiven (vorbeugenden) Medizin, die schon vorab das Entstehen von Gesundheitsschäden verhindern soll.

Beispiel für eine Überweisung zur Prävention:

Überweisung vom praktischen Arzt zum Gynäkologen zur Durchführung einer Krebsfrüherkennungsuntersuchung; das Feld „Präventiv" wird markiert.
Die Überweisung ist gleichzeitig ein Zielauftrag. Der behandelnde Arzt ist an den Auftrag des überweisenden Arztes gebunden.

*Beispiel für eine Überweisung mit der Kennzeichnung im Feld „**Sonst. Hilfen**":*

Überweisung vom praktischen Arzt zum Urologen zwecks Aufklärung und Untersuchung im Zusammenhang mit einer eventuellen Sterilisation.

Das Feld „**bei belegärztl. Behandlung**" muss immer dann angekreuzt werden, wenn ein Patient zur stationären Behandlung an einen Belegarzt überwiesen wird. Dabei kann der überweisende Arzt gleichzeitig der Belegarzt sein, d. h. an sich selbst überweisen.
Dies ist z. B. der Fall, wenn ein Orthopäde seinen Patienten nach einer Sportverletzung zur Beobachtung und zu weiteren Untersuchungen (z. B. Röntgenaufnahmen) zur Behandlung ins Krankenhaus überweisen muss, in dem er selbst oder ein anderer Arzt als Belegarzt tätig ist.

Bei der Abrechnung stationärer belegärztlicher Leistungen muss die Dauer der Behandlung angegeben werden.

In der Rubrik „Überweisung an" ist im Hinblick auf die freie Arztwahl nur die zutreffende Gebietsbezeichnung (z.B. Arzt für Urologie) anzugeben, es darf *keine* namentliche Nennung eines bestimmten Arztes erfolgen.

Ausnahme: Es erfolgt eine Überweisung zu einem im Bundesmantelvertrag oder Arzt-/Ersatzkassenvertrag ermächtigten Arzt oder einer ermächtigten ärztlich geleiteten Einrichtung (z. B. Pro Familia). Name und Anschrift des zu Ermächtigenden sind in diesem Fall anzugeben.

In der Rubrik „*Diagnose/Verdacht*" sollten Eintragungen vorgenommen werden, die dem Arzt, der die Überweisung erhält, einen Überblick über die bereits getroffenen Maßnahmen und Hinweise für seine weitere Behandlung geben, um unnötige Kosten durch Mehrfachuntersuchungen zu vermeiden.
Eintragungen nie im ICD-10 Schlüssel vornehmen!

Bei Überweisungen zur **Mit-/Weiterbehandlung** kann der Arzt, der diese Überweisung erhält, alle diagnostischen und therapeutischen Maßnahmen veranlassen, die er für erforderlich hält.

Mitbehandlung: Die Übertragung gebietsbezogener begleitender oder ergänzender diagnostischer und therapeutischer Maßnahmen an den mitbehandelnden Arzt.
Weiterbehandlung: Die gesamte diagnostische oder therapeutische Behandlung wird an den weiterbehandelnden Arzt übergeben.

Der Arzt, der diese Überweisung erhält, ist in der Wahl seiner diagnostischen Maßnahmen frei. Diese Maßnahmen sollten aber in einer angemessenen Zeit abgeschlossen sein und dem überweisenden Arzt mitgeteilt werden.

In manuell abrechnenden Praxen erfolgt die Abrechnung auf der gleichen Seite. Jetzt muss die „Abrechnungsdiagnose" im ICD-Schlüssel angebracht werden.

Überweisung zur Mit-/Weiterbehandlung

Überweisung zur Konsiliaruntersuchung:

Fallen in einem Behandlungsfall weitere diagnostische Maßnahmen an, die der behandelnde Arzt nicht selbst erbringen kann und die auch nicht genau als Auftragsleistung definierbar sind, besteht die Möglichkeit zur Konsiliaruntersuchung.

Konsilium (Rat, Beratung): **Besprechung mehrerer Ärzte zur Klärung eines Krankheitsfalls.**

Therapeutische Maßnahmen sind bei Überweisungen zur Konsiliaruntersuchung nicht berechnungsfähig.

Wird eine Überweisung zur Durchführung von Auftragsleistungen ausgestellt, sind genau die Art und der Umfang der gewünschten Untersuchung anzugeben. Dies kann sowohl durch die Angabe der Leistungsnummer als auch durch die genaue Leistungsbeschreibung geschehen.
Der Arzt, der die Überweisung erhält, ist an den Auftrag gebunden.

Die Rubrik *„Arbeitsunfähigkeit bescheinigt bis"* ist nur dann auszufüllen, wenn während dieser Zeit die Behandlung einem anderen Arzt zur Mit- oder Weiterbehandlung übergeben wird.
Der überweisende Arzt bestätigt die Überweisung mit seiner Unterschrift und seinem Vertragsarztstempel auf dem Überweisungsschein.

5 Überweisungs-/Abrechnungsschein für Laboratoriumsuntersuchungen als Auftragsleistung (Muster 10)

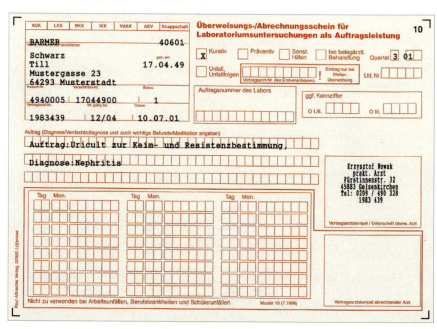

Alle veranlassten Laboruntersuchungen aus dem EBM, Kapitel O III (Spezielle Laboratoriumsuntersuchungen) und Laborleistungen, die nicht zum Standardangebot einer Laborgemeinschaft gehören, müssen mit dem Laborüberweisungsschein an einen Arzt für Laboratoriumsmedizin, Mikrobiologie oder Infektionsepidemiologie überwiesen werden.

Bei der Laborüberweisung gelten die gleichen Bestimmungen wie bei der Facharzt-Überweisung, z. B. Kurativ, Präventiv...

Bei bestimmten Erkrankungen belasten Laborleistungen nicht das Laborbudget, z. B. Kennziffer 3489 (Diabetes mellitus), oder Kennziffer 3493 Mukoviscidose. Die Kennzeichnung ist für den überweisenden wie auch für den durchführenden Arzt von Bedeutung und deshalb auf dem Überweisungsschein auszufüllen.

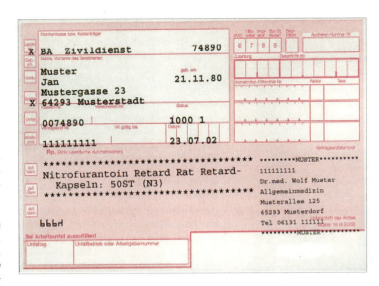

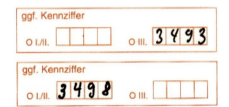

6 Das Arzneimittelverordnungsblatt
(Muster 16)

Zur Arzneimittelversorgung wird in das untere rot gerasterte Feld bedruckt. Der weiße Bereich rechts unten darf nicht genutzt werden. In diesem Feld ist zur maschinellen Erfassung der Verordnung die Arztnummer des jeweiligen Vertragsarztes aufgedruckt.
Jeder Arzt darf nur seine eigenen Formulare verwenden. Eine Weitergabe, auch nur aushilfsweise oder im Notfall, an einen anderen Arzt ist nicht gestattet!
Die Daten des Patienten werden mithilfe der Versichertenkarte auf den „Kopfteil" des Arzneimittelverordnungsblattes übertragen.

Gebührenpflichtige Verordnungen

Verordnungen sind grundsätzlich gebührenpflichtig (Ausnahmen im Abschnitt „Gebührenfreie Verordnungen").

Zuzahlung bei Arzneimitteln

Es gelten folgende gesetzliche Regelungen für die Zuzahlung bei Medikamenten:
- für die kleine Packung (N1)   4,00 €
- für die mittlere Packung (N2) 4,50 €
- für die Großpackung (N3)   5,00 €

Zuzahlung bei Verbandmitteln

- für jedes Mittel   4,00 €

Verordnung von Antikonzeptiva

Bei Versicherten ab dem 20. Lebensjahr erfolgt die Verordnung auf einem Privatrezept.
Bei Versicherten bis zum vollendeten 20. Lebensjahr übernimmt die Krankenkasse die Kosten. Besteht keine Gebührenbefreiung, muss diese wie bei Arzneimitteln entrichtet werden.

Gebührenfreie Verordnungen

Die Verordnungen für alle *Versicherten, die das 18. Lebensjahr noch nicht vollendet haben, sind gebührenfrei.* In diesem Falle wird das Feld „Gebühr frei" angekreuzt.

Verordnungen, die in *unmittelbarem Zusammenhang mit einer Schwangerschaft* stehen, sind laut *Mutterschaftsrichtlinien* auch von der Zuzahlung der Verordnungsblattgebühr befreit (Feld „Gebühr frei").

Wenn der Patient eine *Befreiungsbescheinigung für die Verordnungsblattgebühr* vorlegt **(Härtefall-Regelung)**, so wird ebenfalls „Gebühr frei" angekreuzt.

Härtefall: **Die Krankenkassen können Versicherte von der Zuzahlung von Kosten für Arznei-, Verband- und Heilmittel befreien, wenn eine unzumutbare (finanzielle) Belastung vorliegt.**

Feld „Sonstige"

Bei Verordnungen zu Lasten von *„Sonstigen Kostenträgern"* sind die Felder *„Gebühr frei"* und *„Sonstige"* anzukreuzen. Ausnahme: Post A- und Bundesgrenzschutz-Patienten sind gebührenpflichtig. (Bei Verordnungen von Heil- und Hilfsmitteln sind Angehörige des Bundesgrenzschutzes gebührenfrei.)

BVG

Bei Verordnungen im Rahmen des Bundesversorgungsgesetzes (BVG) muss zusätzlich das Feld „BVG" markiert werden.

Impfstoffe

Bei Verordnungen von Impfstoffen im Rahmen des Sprechstundenbedarfs muss zusätzlich zu Feld 9 („Spr.-Std.-Bedarf") noch Feld 8 („Impfstoff") gekennzeichnet werden.

Unfallversicherungsträger

Bei Verordnungen zu Lasten eines *Unfallversicherungsträgers* ist zusätzlich zur genauen Bezeichnung des Unfallversicherungsträgers auch der Unfalltag und der Unfallbetrieb (hierunter fallen auch Kindergarten, Schule oder Hochschule) auf dem Formular anzugeben (vgl. Themenbereich V Unfallversicherungsträger). Anzukreuzen ist das Feld „Arbeitsunfall".

Verordnungsvorschriften

Wird ein Medikament während der Apothekennachtzeit (entspricht dem Zeitraum der gesetzlichen Ladenschlusszeiten) dringend benötigt, so muss der Arzt zu der Verordnung den Zusatz „Noctu" (nachts) ankreuzen. Damit ist der Versicherte von der Zahlung der Nachttaxe befreit.

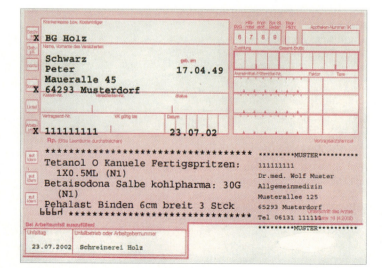

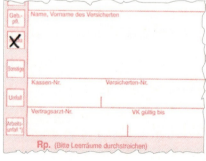

Durch Ankreuzen der Felder *„aut idem"* (oder dasselbe) gibt der Arzt dem Apotheker an, dass er keine Substitution wünscht. Bleibt das Feld leer, kann der Apotheker ein anderes Medikament glei-

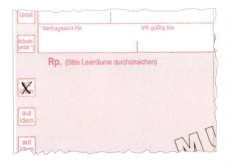

chen Wirkstoffs abgeben – allerdings im unteren Preisdrittel.

Das Feld „Begründungspflicht" ist z. Zt. nicht besetzt und wird vorerst zur Kennzeichnung von zahnärztlichen Verordnungen verwendet.

Medikamente, die auf der so genannten „Negativliste" (geregelt in Art. 34, Abs. 1, SGB V) stehen, wie z. B. Abführmittel, Arzneimittel für Reisekrankheiten, Husten, Schnupfen und Schmerzmittel bei Befindlichkeitsstörungen, können *nicht* zu Lasten der Krankenkassen verordnet werden.

Bei der Rezeptur von Arzneimitteln ist darauf zu achten, dass auf den Formularen keine Leerräume entstehen, die für Manipulationen benutzt werden könnten. Der Arzt sollte seine Unterschrift unmittelbar unter die letzte Verordnung setzen oder die entstandenen Leerräume durchstreichen.

7 Verordnung von Heil- und Hilfsmitteln

Heilmittel
Die Verordnung von Heilmitteln ist in drei Bereiche gegliedert:
- Maßnahmen der Physikalischen Therapie   Muster 13
- Maßnahmen der Stimm-, Sprech- und Sprachtherapie   Muster 14
- Maßnahmen der Ergotherapie
                                     Muster 18

Alle drei Formulare bestehen aus zwei Blättern, die im Durchschreibverfahren erstellt werden. Beide Formulare erhält der Patient zur Aushändigung an den Therapeuten. Auf der Rückseite der Durchschrift muss der Therapeut dem verordnenden Arzt den Behandlungserfolg beziehungsweise den Abbruch der Behandlung mitteilen. Diese Mitteilung soll von dem behandelten Arzt bei der Weiterbehandlung oder Folgeverordnung berücksichtigt werden.

Verordnungsvorschriften
Folgende Angaben müssen bei der Verordnung angegeben werden:
- Art der Verordnung (Erst-, Folge- oder Langfristverordnung)
- Zeitpunkt des Therapiebeginns, falls dieser von den in den Richtlinien vorgesehenem Zeitpunkt abweicht
- Diagnose, Indikationen mit Mitteilungen über Schädigungen bzw. Funktionsstörungen und dem Therapieziel
- Verordnungsmenge
- Einzel- oder Gruppenbehandlung
- Spezifische Befunde bei Ergotherapie und Stimm-, Sprech- und Sprachtherapie
- Begründung bei Verordnungen über den Regelfall hinaus

Bei allen Verordnungen sollte eine ärztliche Untersuchung vorausgehen. Bei der Erstverordnung von Stimm-, Sprech- und Sprachtherapie ist der Patient einem HNO-Arzt vorzustellen.

Grundsätzlich gilt bei allen Verordnungen, die Richtlinien der Heilmittelverordnung und des indikationsbezogenen Heilmittelkatalogs zu beachten.

Bei verordneten Heilmitteln müssen die Versicherten (nach Vollendung des 18. Lebensjahres) einen Kostenanteil von 15 % zahlen. Diese Zuzahlung gilt für jedes Heilmittel. Minderjährige und „Härtefälle" sind davon nicht betroffen.

Vordruckvereinbarungen

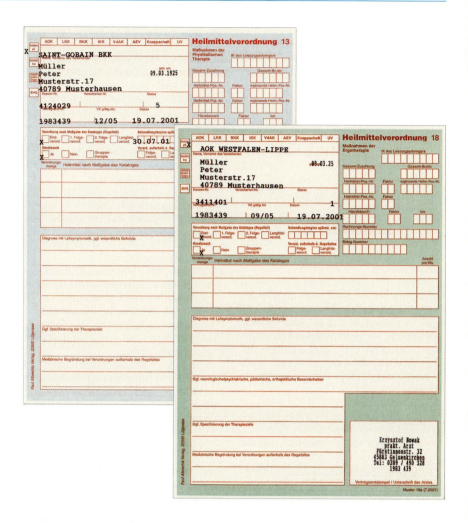

Hilfsmittel
Die Verordnung von Hilfsmitteln – außer Brillenverordnung (Muster 8) und ohrenärztliche Verordnung einer Hörhilfe (Muster 14) – erfolgt auf dem Arzneimittelverordnungsblatt Muster 16. Für Hilfsmittel (z. B. Körperersatzstücke, Brillen, Rollstühle) übernehmen die Kassen die Kosten bis zur Höhe des Festbetrages oder des vertraglich vereinbarten Preises zwischen Hersteller und Kassen dort, wo kein Festbetrag existiert. Der Versicherte muss sich mit einem Eigenanteil von 20 % beteiligen. Wählt der Patient ein teureres Hilfsmittel, muss er die Differenz zwischen Festbetrag bzw. Vertragspreis und Kaufpreis selbst tragen. (Ausnahme: Schwer- und Schwerstbehinderte, für die meist individuelle Sonderanfertigungen notwendig sind.)

Bei der Verordnung von Hilfsmitteln muss das entsprechende Feld auf dem Arzneimittelverordnungsblatt angekreuzt werden. Die Felder „Apothekennummer", „Arznei-/Hilfsmittel-Nr.", „Faktor", „Taxe", „Zuzahlung" und „Gesamt-Brutto" sind dem Apotheker vorbehalten.

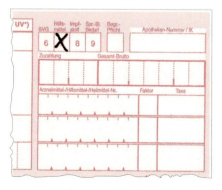

8 Die Rezeptur von Betäubungsmitteln

Alle Arzneimittel, die unter die Betäubungsmittelverschreibungsverordnung fallen, können nur auf dem amtlichen Betäubungsmittelrezept (BTM-Rezept) verordnet werden. Die Betäubungsmittel können von den Ärzten nur schriftlich oder per Fax beim Bundesinstitut für Arzneimittel und Medizinprodukte – Bundesopiumstelle – in Friedrich-Ebert-Allee, 53115 Bonn bestellt werden.
Alle Rezepte sind nummeriert und bei der Bundesopiumstelle registriert. Bei Verlust von BTM-Rezepten muss die Bundesopiumstelle unverzüglich telefonisch informiert werden.
Das Rezept ist dreiteilig:
Blatt 1 – Teil II für die Apotheke zur Verrechnung
Blatt 2 – Teil III Verbleib in der Praxis (3 Jahre aufbewahren)
Blatt 3 – Teil I für die Apotheke zur Aufbewahrung
Die ausgegebenen Rezepte müssen entweder in einem BTM-Buch, in BTM-Karteikarten oder im PC mit Ausdruckmöglichkeit unter Angabe der laufenden Rezeptnummer, des Patientennamen und dem verordneten Arzneimittel vermerkt werden.
Die Rezepte können mittels Drucker komplett ausgefüllt werden. Da die Rezepte dreiteilig sind, kommt hierfür allerdings nur ein Nadeldrucker infrage.

Verordnungsvorschriften

- Die angegebene Verschreibungshöchstmenge darf für einen Zeitraum von 30 Tagen verordnet werden.
- Kommt es im Einzelfall zur Überschreitung dieser Höchstmenge, muss dies auf dem Rezept deutlich mit einem A (für Ausnahme) gekennzeichnet werden.
- Innerhalb von 30 Tagen können zwei Betäubungsmittel verordnet werden; auch können zwei Präparate auf einem Rezept angegeben werden.
- Im Notdienst, z. B. bei Hausbesuchen, kann das Betäubungsmittel auch auf einem Kassenrezept verordnet werden. Dieses muss mit dem Vermerk „Notfall-Verschreibung" versehen sein. Das nachgereichte BTM-Rezept muss dann mit einem „N" versehen werden.
- Neben dem Arzneimittel muss der Betäubungsmittelgehalt nach Gewicht angegeben werden, die Menge in Gramm, Millilitern oder als Stückzahl.
- Die Gebrauchsanweisung oder der Vermerk „Gem. schriftl. Anweisung" ist einzutragen.
- Name, Anschrift und Telefonnummer des Arztes, im Vertretungsfall mit i. V. ist zu vermerken.

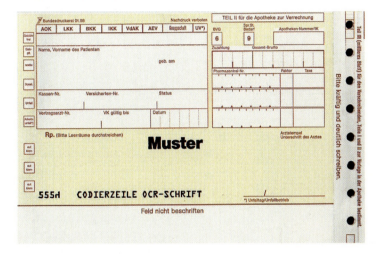

9 Die Arbeitsunfähigkeitsbescheinigung
(Muster 1)

Eine Arbeitsunfähigkeitsbescheinigung darf nur aufgrund einer ärztlichen Untersuchung ausgestellt werden.

Der Vordruck besteht aus 3 Teilen:
- Teil 1 ist für die Krankenkasse bestimmt.
- Teil 2 ist für den Arbeitgeber bestimmt. *Er enthält keine Angaben zur Diagnose oder Befundmitteilung.*
- Teil 3 verbleibt in der Arztpraxis und muss mindestens 12 Monate aufbewahrt werden.

Muster 1a und 1b, erstellt nach dem Blankoformularwesen

Ausfüllen der Arbeitsunfähigkeitsbescheinigung

Erstbescheinigung

Die Daten des Patienten werden von der Versichertenkarte auf den Formularsatz übertragen.

Bei einer Erstbescheinigung muss in der Zeile *„Arbeitsunfähig seit"* das Datum eingetragen werden, ab dem der Patient arbeitsunfähig ist, in der Zeile *„Voraussichtlich arbeitsunfähig bis"* das Ende der mutmaßlichen Dauer der Arbeitsunfähigkeit aufgrund der ärztlichen Untersuchung.

In der Zeile *„Festgestellt am"* ist das Datum einzutragen, an dem die Arbeitsunfähigkeit ärztlich festgestellt wurde. Dieses Datum darf weder vor- noch rückdatiert werden.

In Ausnahmefällen kann der Arzt aber aufgrund seiner Untersuchung den Beginn der Arbeitsunfähigkeit um maximal zwei Tage zurückdatieren (Feld „Arbeitsunfähig seit").

Folgebescheinigung

Handelt es sich um eine Folgebescheinigung, *unterbleibt* normalerweise die Eintragung des Datums in der Zeile *„Arbeitsunfähig seit"*. In mancher Arztsoftware wird der Beginn der AU automatisch mit ausgedruckt.

Alle Daten müssen, um Missbrauch vorzubeugen, sechsstellig ausgeschrieben werden, z. B. 02.09.01.

Arbeitsunfall

☐ Erstbescheinigung	☐ Folgebescheinigung
☒ Arbeitsunfall, Arbeitsunfallfolgen, Berufskrankheit	☒ Dem Durchgangsarzt zugewiesen

Arbeitsunfähig seit	05.06.01
Voraussichtlich arbeitsunfähig bis einschließlich	15.06.01
Festgestellt am	05.06.01

Wird die Arbeitsunfähigkeitsbescheinigung aufgrund eines Arbeitsunfalls erstellt, so muss in die Rubrik *"Kostenträger"* die genaue *Bezeichnung* des zuständigen *Unfallversicherungsträgers* eingetragen werden.

Außerdem muss bei Vorliegen eines *Arbeitsunfalls,* bei *Arbeitsunfallfolgen* oder bei einer *Berufskrankheit* das dementsprechende Kästchen angekreuzt und gegebenenfalls das Kästchen *"Dem Durchgangsarzt zugewiesen"* markiert werden.

Krankenhauseinweisung

☒ Erstbescheinigung	☐ Folgebescheinigung
☐ Arbeitsunfall, Arbeitsunfallfolgen, Berufskrankheit	☐ Dem Durchgangsarzt zugewiesen

Arbeitsunfähig seit	01.09.01
Voraussichtlich arbeitsunfähig bis einschließlich	Krankenhauseinweisung
Festgestellt am	01.09.01

Erfolgt eine gleichzeitige Einweisung in ein Krankenhaus, so wird in die Rubrik *"Voraussichtlich arbeitsunfähig bis einschl."* der Vermerk *"Krankenhauseinweisung"* eingetragen.

„Privatunfall"

Das Kästchen *"sonstiger Unfall, Unfallfolgen"* ist dann anzukreuzen, wenn es sich um einen *Unfall im privaten Bereich* handelt, z. B. um einen Sport- oder Verkehrsunfall.

☒ sonstiger Unfall, Unfallfolgen	
☐ Versorgungsleiden (BVG)	

Versorgungsleiden

Das Feld *"Versorgungsleiden"* ist nur anzukreuzen, wenn es sich um ein vom Versorgungsamt *anerkanntes* Leiden handelt.

Diagnose

In das Feld *"Diagnose"* darf diese nur mit ICD-Schlüssel vermerkt werden.
Hier kann der Arzt der Krankenkasse auch mitteilen, ob er weitere Maßnahmen wie Badekuren, oder die Vorstellung des Patienten beim Medizinischen Dienst der Krankenkassen (MDK) für nötig hält.

10 Verordnung von Krankenhausbehandlung (Muster 2 a bis 2 c)

Eine Verordnung von Krankenhausbehandlung ist nur bei medizinischer Notwendigkeit zu veranlassen. Die Notwen-

Der Arzt muss bei der Aushändigung des Teils 2 a an den Patienten darauf hinweisen, dass eine Krankenhauseinweisung von der Krankenkasse genehmigt werden muss (außer bei Notfällen). Diese Genehmigung erfolgt auf der Rückseite von Teil 2 a (siehe nächste Seite oben).

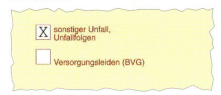

Muster 2a und 2b, erstellt nach dem Blankoformularwesen

digkeit muss aus der Diagnose ersichtlich sein (z. B. akute Appendizitis) oder genau begründet werden.

Das Formular besteht aus drei Teilen:
- Teil 2 a für die Krankenkasse
- Teil 2 b für den Krankenhausarzt
- Teil 2 c für den einweisenden Arzt

Ausfüllen der Krankenhauseinweisung

Zunächst werden die Daten des Patienten mit Hilfe der Versichertenkarte auf den Formularsatz übertragen.

Dann muss in den entsprechenden Feldern gekennzeichnet werden, ob die Einweisung aufgrund eines Unfalls *(das Formular gilt nicht für Berufsunfälle!)*, eines Notfalls, eines Versorgungsleidens (BVG) oder durch einen Belegarzt erfolgt.

Die Durchschrift 2 b dient dem einweisenden Arzt zur Weitergabe der medizinischen Informationen an den Krankenhausarzt. Dieser Teil wird dem Patienten gesondert mit anderen wichtigen Unterlagen für die stationäre Behandlung mitgegeben (s. links unten).
Die Durchschrift 2 c entspricht inhaltlich dem Teil 2 b.

11 Verordnung einer Krankenbeförderung
(Muster 4)

Die Verordnung eines Krankentransportes ist nur auszustellen, wenn der Patient aus medizinischen Gründen nicht in der Lage ist, zu Fuß zu gehen, ein öffentliches Verkehrsmittel oder den eigenen Pkw zu benutzen.

Bei ambulanten Behandlungen erstatten die Krankenkassen grundsätzlich keine Fahrtkosten; Ausnahmen:
- wenn durch die ambulante Maßnahme eine sonst voll- oder teilstationäre Krankenhausbehandlung vermieden oder verkürzt wird. Dann übernehmen die Krankenkassen die Kosten pro Fahrt, soweit sie je Fahrt 13 € überschreiten, d. h. der Patient zahlt höch-

stens 13 €. Diese Kostenerstattung wird nicht gewährt bei Behandlungen, die grundsätzlich ambulant erbracht werden (z. B. Dialysebehandlungen).
- wenn die „Härtefallregelung" angewandt werden kann. Dann entfällt für den Patienten auch der Eigenanteil.

Da die anfallenden Kosten für die Krankentransporte erheblich sind, muss auch unter dem Gesichtspunkt der *Wirtschaftlichkeit* geprüft werden, welches Transportmittel gewährt wird.
Ein Transport mit einem Rettungswagen oder Notarztwagen sollte nur in **Notfällen** erfolgen.

Ein **Notfall** liegt vor, wenn sich beim Patienten eine Störung der vitalen Funktionen (z. B. Atmung, Herz-Kreislauf) abzeichnet oder auch nur vermuten bzw. nicht sicher ausschließen lässt, also bei möglicher Lebensgefahr oder der Gefahr irreversibler Organschäden.

12 Verordnung häuslicher Krankenpflege (Muster 12 a bis d)

Häusliche Krankenpflege durch geeignete Pflegekräfte kann der Arzt neben seiner ärztlichen Behandlung verordnen.

Gründe für häusliche Krankenpflege

Häusliche Krankenpflege darf gewährt werden, wenn:
1. Krankenhausbehandlung zwar geboten, aber nicht ausführbar ist, z. B. weil kein Krankenhausbett beschafft werden kann oder die Trennung eines Kindes von seinen Eltern dessen Krankheitszustand verschlimmern würde;
2. Krankenhausbehandlung dadurch vermieden werden kann;
3. Krankenhausbehandlung dadurch abgekürzt werden kann. Dies bedarf aber einer Absprache zwischen Krankenhausarzt und weiter behandelndem Arzt;
4. das Ziel der ärztlichen Behandlung dadurch gesichert wird.

Anspruchsberechtigung

Anspruch auf häusliche Krankenpflege besteht für die Versicherten bis zu vier Wochen je Krankheitsfall. Die Krankenkassen können in Ausnahmefällen bei bestehender Notwendigkeit die häusliche Krankenpflege über einen längeren Zeitraum bewilligen.

Muster 4, erstellt nach dem Blankoformularwesen

Falls eine im Haushalt lebende Person den Kranken in vollem Umfang pflegen und versorgen kann, besteht *kein Anspruch* auf die Verordnung von häuslicher Krankenpflege.

Leistungen der häuslichen Krankenpflege

Behandlungspflege (Regelleistung) wie z. B. Verbandwechsel, Blutdruckkontrolle und Führen eines Messprotokolls, subkutane oder intramuskuläre Injektionen, Dekubitus-Versorgung

Das Formular für die Verordnung der häuslichen Krankenpflege ist vierteilig:
* *Teil 12 a ist für die Krankenkasse,*
* *Teil 12 d für den Leistungserbringer,*
* *Teil 12 b und c für den Arzt.*

Auf dem oberen Teil der Rückseite von 12 a muss der Versicherte die häusliche Krankenpflege beantragen und mit seiner Unterschrift abzeichnen. Auf dem unteren Teil muss die Pflegekraft Art, Häufigkeit und Dauer der Pflegemaßnahme sowie die Anschrift der Pflegeeinrichtung bzw. des Pflegers angeben und ebenfalls unterschreiben.

Grundpflege („Kann"-Leistung)
wie z. B. Körperpflege, Betten und Lagern, Tag- und Nachtwachen

Hauswirtschaftliche Versorgung
(„Kann"-Leistung) wie z. B. Einkaufen und Zubereiten von Mahlzeiten

Ausfüllen des Formblattes häusliche Krankenpflege

Wie bei allen vertragsärztlichen Formularen müssen die Daten des Patienten mithilfe der Versichertenkarte auf die Formulare übertragen werden. Genaue Angaben zum Grund der Verordnung und über die erforderlichen Maßnahmen sind unerlässlich.

Alle Formularteile werden im Durchschriftverfahren vom Arzt oder der Helferin ausgefüllt, vom Arzt unterschrieben und mit dem Arztstempel versehen.

Die Verordnung der häuslichen Krankenpflege bedarf der Genehmigung durch die Krankenkasse.
Die Genehmigung erfolgt auf der Rückseite der Durchschrift von 12 c, also dem Teil, den der Leistungserbringer (die Pflegekraft) erhält.

Verteilung des Formulars:
- 12 a nach der Genehmigung zum Verbleib bei der Krankenkasse
- 12 b Ausfertigung für den Pflegedienst
- 12 c Ausfertigung für den Pflegedienst, für die Abrechnung
- 12 d Ausfertigung für den Vertragsarzt

13 Vorsorge und Früherkennungsmaßnahmen

Alle präventiven Leistungen werden über einen Abrechnungsschein abgerechnet. Für das Ausfüllen des Abrechnungsscheines sollte die Versichertenkarte vorliegen.

Der Mutterpass

Jede schwangere Frau erhält zu Beginn ihrer ersten Schwangerschaft von ihrem betreuenden Arzt einen Mutterpass. Dieser muss von der Frau sorgfältig aufbewahrt werden und zu jeder Vorsorgeuntersuchung dem betreuenden Arzt vorgelegt werden.

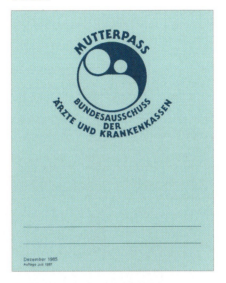

Eintragungen in den Mutterpass (durch Arzt oder Arzthelferin)
- Personalien der Schwangeren
- Ergebnisse der serologischen Untersuchungen (Blutgruppe und Rh-Faktor, Antikörper-Suchtest, Röteln-HAH-Test, LSR
- Angaben zu eventuellen früheren Schwangerschaften
- Altersangabe bei der derzeitigen Schwangerschaft
- Größe der Patientin
- Angabe, ob es sich um eine Erstschwangerschaft handelt
- Angabe, ob schon Kinder geboren wurden
- Angaben gemäß dem Anamnesekatalog
- Angaben zum Zyklus
- Datum der letzten Periode
- Angabe über die Einnahme von Ovulationshemmern
- Datum der Feststellung der Schwangerschaft mit Angabe der Schwangerschaftswoche

- Angabe über den berechneten Entbindungstermin
- Angaben über besondere Befunde während der Schwangerschaft
- Angaben laut Gravidogramm (bei jeder Untersuchung einzutragen)
- Angaben der Befunde bei den Ultraschalluntersuchungen
- Angaben über den Ablauf der Entbindung
- Angaben über die Abschlussuntersuchung

Diese Bescheinigung darf nur aufgrund einer ärztlichen Untersuchung ausgestellt werden. Es ist unbedingt darauf zu achten, dass diese Bescheinigung nicht früher als sieben Wochen vor dem mutmaßlichen Tag der Entbindung ausgestellt wird, da sonst keine Zahlung des Mutterschaftsgeldes vor der Entbindung geleistet wird.
Untersuchungs- und Ausstellungsdatum müssen deshalb korrekt eingetragen werden!
Außerdem sollte die Arzthelferin die Patientin darauf aufmerksam machen, dass die Rückseite des Formulars von der Patientin ordnungsgemäß ausgefüllt und unterschrieben werden muss, bevor es von ihr an die Krankenkasse geschickt wird.

Untersuchungsheft für Kinder

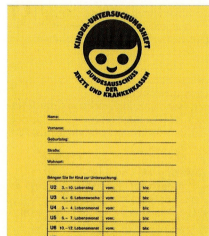

Früherkennungsuntersuchung von Krankheiten bei Kindern bis zur Vollendung des 6. Lebensjahres (U1–U9)

Jede schwangere Frau erhält bei der Entbindung ihres Kindes ein Kinder-Untersuchungsheft. Bei der ersten Eintragung der U 1 werden der Schwangerschaftsverlauf und die Geburt sowie der Gesundheitszustand des Kindes dokumentiert.

Bei jeder weiteren Früherkennungsuntersuchung werden vom Arzt gemäß dem Leistungskatalog die Untersuchungsergebnisse eingetragen.

Bescheinigung über den mutmaßlichen Tag der Entbindung (Muster 3)

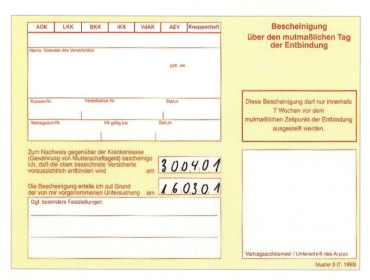

Das Kinder-Untersuchungsheft wird von den Eltern aufbewahrt und dem Arzt zu jeder Früherkennungsuntersuchung vorgelegt.

Dokumentationsbogen der Jugendgesundheitsuntersuchung

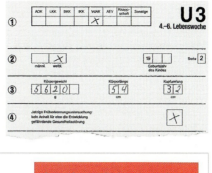

Auszug aus dem Kinder-Untersuchungsheft

Teil a geht mit zur Quartalsabrechnung, Teil b verbleibt in der Praxis.

Dokumentationsvordruck zur Krebsfrüherkennung bei Männern (Muster 40 a und b)

Die Untersuchung und deren Ergebnisse werden auf dem zweiteiligem Vordruck (s. Abb. S. 60 unten) aufgezeichnet.
Teil b des Vordrucks wird der zuständigen KV bei der Quartalsabrechnung zugeführt.
Teil a verbleibt in der Praxis und muss 5 Jahre aufbewahrt werden.
Die Abrechnung der Leistungen erfolgt auf dem Abrechnungsschein (Muster 6) bzw. auf einem Überweisungsschein.

Krebsfrüherkennung, Frauen (Vordruck 39, 39 a bis c)

Abbildung s. Seite 59 und Seite 60 oben.

Die Untersuchung und deren Ergebnisse werden auf dem dreiteiligen Vordruck (39 a bis c) dokumentiert. Bei einer Überweisung zum Zytologen muss auch Teil 39 ausgefüllt werden. Der komplette Vordruck wird dann zusammen mit dem entnommenen Untersuchungsmaterial dem *Zytologen* übersandt. Der Zytologe trägt sein Untersuchungsergebnis auf dem Vordruck ein und sendet die Teile a und b an den überweisenden Arzt zurück. Teil c verbleibt bei dem Zytologen, ebenso der Anhang des Vordrucks für seine Honorarabrechnung.
Der *überweisende Arzt* reicht Teil a zusammen mit seiner Quartalsabrechnung bei der zuständigen KV ein. Teil b verbleibt bei dem untersuchenden Arzt und muss fünf Jahre aufbewahrt werden. Führt er selbst die zytologische Untersuchung durch, verbleiben die Teile b und c in seiner Praxis.

Berichtsvordruck Gesundheitsuntersuchung (Muster 30 a)

Abbildung s. Seite 61.

Die Untersuchung und deren Ergebnisse werden auf dem zweiteiligen Vordruck dokumentiert. Teil a des Vordrucks wird mit der Quartalsabrechnung der zuständigen KV zugeführt. Teil b verbleibt in der Praxis und muss 5 Jahre aufbewahrt werden.

14 Notfall-/Vertretungsschein (Muster 19 a bis c)

Dieser Schein (Abb. S. 62 oben) wird in folgenden Fällen benutzt:

- bei ärztlichen Behandlungen im Rahmen des Notfalldienstes an Wochenenden und Feiertagen (Feld „Ärztlicher Notfalldienst" ist anzukreuzen)
- bei Notfällen an Wochentagen, wenn der Hausarzt nicht erreichbar ist (Feld „Notfall")
- bei Urlaubs- und Krankheitsvertretungen, wenn die Praxis des Hausarztes geschlossen ist (Feld „Urlaubs- bzw. Krankheitsvertretung")

Der Schein findet keine Anwendung, wenn die Ärzte nach Absprache untereinander eine Vertretung übernehmen und die angefallenen Leistungen von den vertretenden Ärzten nicht abgerechnet werden.

Ausfüllen des „Notfallscheines"

Der Notfall-/Vertretungsschein dient im Wesentlichen der Befundmitteilung an den Hausarzt. In EDV-gestützten Praxen muss nach Einlesen der Versichertenkarte bei fremden Patienten deutlich der Notdienst bzw. Notfall gekennzeichnet werden, denn diese Leistungen belasten nicht das Praxisbudget. Ob der Notfallschein bei einer Diskettenabrechnung mit eingereicht werden muss, oder ob der KV ein Nachweis über den organisierten Notdienst genügt unterliegt regionalen Schwankungen der KVen. Werden eigene Patienten im organisierten Notdienst behandelt gibt es wiederum auch regionale Unterschiede bei der Kennzeichnung der Notfallbehandlung (z. B. wird in Hessen als erste Eintragung der Leistungsziffern die Pseudoziffer 99 vorangesetzt). Nur in manuell abrechnenden Praxen muss der Notfallschein zur Quartalsabrechnung mit eingereicht werden.

Krebsfrüherkennung — Frauen

Zytologischer Befund

(MUSTER-Formular, Muster 39a (1. 1993))

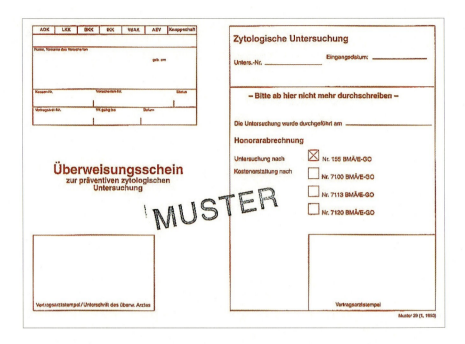

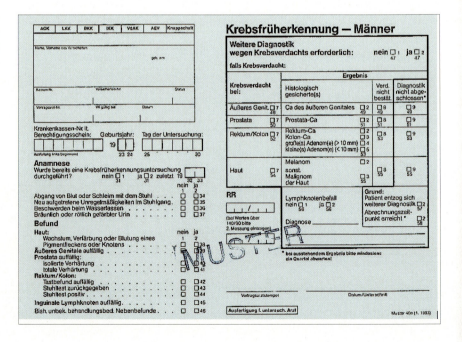

Dokumentationsvordruck zur Krebsfrüherkennung bei Männern

Berichtsvordruck Gesundheitsuntersuchung

Teil a (mit der Abrechnung der KV zuleiten)

Beleg nicht knicken!
Beleg-Nr. 79752508

Krankenkasse

- AOK [X]
- BKK [X]
- IKK [X]
- Landwirtsch. Krankenkasse [X]
- Bundesknappschaft [X]
- VdAK [X]
- AEV [X]

Alter

- unter 35 [X]
- 50–54 [X]
- 70–74 [X]
- 35–39 [X]
- 55–59 [X]
- 75–79 [X]
- 40–44 [X]
- 60–64 [X]
- 80 u. älter [X]
- 45–49 [X]
- 65–69 [X]

Geschlecht

- weiblich [X]
- männlich [X]

Es wird gleichzeitig eine Krebsfrüherkennungsuntersuchung durchgeführt? ja [X]

Anamnese

Es wurde bereits eine Gesundheitsuntersuchung nach den Richtlinien durchgeführt? ja [X]

Vorbestehende Krankheiten

	in der Eigenanamnese	in der Familienanamnese
Hypertonie	[X]	[X]
koronare Herzkrankheit	[X]	[X]
sonst. arter. Verschlußkrankheit	[X]	[X]
Diabetes mellitus	[X]	[X]
Hyperlipidämie	[X]	[X]
Nierenkrankheiten	[X]	[X]
Lungenerkrankung	[X]	[X]

Persönliche Risikofaktoren

- Nikotinabusus [X]
- Adipositas [X]
- dauerhafte emotionale Belastungsfaktoren [X]
- Alkoholabusus [X]
- Bewegungsmangel [X]

Befunde

krankhafte Veränderungen (ohne interkurrente Befunde)

- Brustkorb (Inspektion) [X]
- Bewegungsapparat [X]
- Herzauskultation [X]
- Haut [X]
- Lungenauskultation [X]
- Sinnesorgane [X]
- Abdomenpalpation (einschl. Nierenlager) [X]
- Nervensystem [X]
- Fußpulse [X]
- Psyche [X]
- Karotisauskultation [X]

Blutdruck

- bis 140/90 mmHg [X]
- bis 160/105 mmHg [X]
- bis 160/95 mmHg [X]
- über 180/105 mmHg [X]

Der relativ höhere Wert (systolisch oder diastolisch) bestimmt die Klassenzugehörigkeit (z.B.: 150/100 mmHg = bis 180/105 mmHg). Bei Werten über 140/95 mmHg ist eine zweite Messung durchzuführen und der Mittelwert aus beiden Messungen für die Klassenzuordnung zugrunde zu legen.

Labor

Blut

Gesamtcholesterin:
- bis 200 mg/dl [X]
- 201 bis 220 mg/dl [X]
- 221 bis 250 mg/dl [X]
- 251 bis 300 mg/dl [X]
- über 300 mg/dl [X]

Bestimmung des HDL/LDL-Cholesterins veranlaßt? ja [X]

Glukosewert auffällig? ja [X]

Harn

- Eiweiß positiv [X]
- Ery/Hb positiv [X]
- Leukozyten positiv [X]
- Glukose positiv [X]
- Nitrit positiv [X]

Neue Diagnose / Verdachtsdiagnose

(ohne interkurrente Erkrankungen)

	neu gestellte Diagnose	davon behandlungsbedürftig	Abklärungsdiagnostik bei Verdacht auf bisher unbekannte Erkrankung eingeleitet
Hypertonie	[X]	[X]	[X]
koronare Herzkrankheit	[X]	[X]	[X]
arterielle Verschlußkrankheit	[X]	[X]	[X]
Diabetes mellitus	[X]	[X]	[X]
Hyperlipidämie	[X]	[X]	[X]
Nierenerkrankung	[X]	[X]	[X]
Lungenerkrankung	[X]	[X]	[X]
orthopädische Erkrankung	[X]	[X]	[X]
Hauterkrankung	[X]	[X]	[X]
Erkrankung des Nervensystems	[X]	[X]	[X]
Erkrankung der Psyche	[X]	[X]	[X]
andere Krankheiten	[X]	[X]	[X]

Folgende Maßnahmen wurden veranlaßt

- Ernährungsumstellg./Diät [X]
- neu verordnete medikamentöse Therapie [X]
- Nikotinentwöhnung [X]
- sonstiges [X]
- Bewegungstraining [X]
- keine speziellen Maßnahmen [X]
- Entspannungstechniken [X]

Arztstempel

Dieser Beleg kann manuell oder maschinell ausgefüllt werden.
Den Beleg nur mit schwarzem oder blauem Kugelschreiber ausfüllen.

[X] Bitte so ausfüllen

Name

Geburtsdatum

Der Notfall-/Vertretungsschein besteht aus drei Teilen:
- *Teil 19a ist für die Krankenkasse,*
- *Teil 19b für den weiterbehandelnden Arzt,*
- *Teil 19c bleibt bei dem vertretenden Arzt.*

Die Eintragung der Diagnose erfolgt nach der ICD 10-Verschlüsselung.

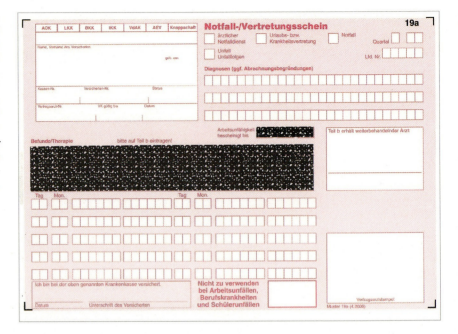

Aufgaben

1. Über welche Bezugsquellen erhalten Sie das Arzneiverordnungsblatt und das Betäubungsmittelrezept?
2. Welche Angaben des BTM-Rezeptes darf die Arzthelferin ausfüllen?
3. Auf welchen Formularen dürfen Vertragsarztstempel und Unterschrift des Arztes nicht fehlen?
4. Die mitversicherte Ehefrau eines Rentners wird in Ihrer Ausbildungspraxis behandelt. Welche Kennzeichen markieren den Mitgliedsstatus auf dem Abrechnungsschein?
5. In welchen Fällen kann die Gültigkeitsdauer eines Behandlungsausweises eingeschränkt werden? Auf welchen Formularen muss die Einschränkung vermerkt werden und welche Konsequenzen folgen ihr?
6. Nennen Sie je drei Beispiele für eine Überweisung zur kurativen Versorgung, zur Prävention und zur Durchführung von Maßnahmen der „Sonstigen Hilfen".
7. In welchen Fällen muss auf einer Überweisung der Name und die Anschrift des zu Ermächtigenden angegeben werden?
8. Worauf muss bei der Verordnung von Krankentransporten geachtet werden?
9. Erklären Sie den Unterschied zwischen Behandlungs- und Grundpflege. Auf welchem Vordruck können sie verordnet werden?

IV Der Sprechstundenbedarf

1 Die Verordnung von Sprechstundenbedarf

Die Verordnung von Sprechstundenbedarf der gesetzlichen Krankenkassen erfolgt in der Regel mittels des Arzneimittelverordnungsblattes (Muster 16). In einigen KV-Bereichen gibt es für die Verordnung von Sprechstundenbedarf Sonderformulare (s. Beispiel S. 65). Da die Verordnung von Sprechstundenbedarf den Landes-KVen unterliegt, gibt es keinen bundeseinheitlichen Kostenträger.

Die „Sonstigen Kostenträger" Bundeswehr, Bundesgrenzschutz und Bundesamt für Zivildienst sind mit in die Sprechstundenbedarfsregelung der Ersatzkassen einbezogen.

Die Ersatzkassen erhalten von den zuständigen Stellen eine entsprechende Vergütung. Für alle anderen „Sonstigen Kostenträger" und für Privatpatienten gilt die Sprechstundenbedarfsregelung grundsätzlich nicht. Aber auch hier sind wieder unterschiedliche regionale Vereinbarungen möglich, die bei der zuständigen KV erfragt werden müssen.

Der Sprechstundenbedarf sollte nur einmal pro Quartal verordnet werden, und zwar am Quartalsende. Er muss den Bedürfnissen der Praxis entsprechen und in angemessenem Verhältnis zu den Behandlungsfällen stehen.

Die Verordnung von Sprechstundenbedarf auf mehreren Rezepten ist möglich. Da grundsätzlich nur Ersatzbeschaffungen unter die Sprechstundenbedarfsregelung fallen, ist es nicht möglich, eine Erstanschaffung bei Praxiseröffnung zu verordnen. Diese Erstausstattung geht zu Lasten des Arztes.

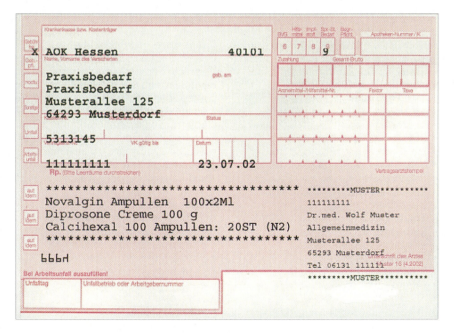

Beispiel für die Verordnung von Sprechstundenbedarf mittels Arzneimittelverordnungsblatt (Muster 16) – zu benennen ist in diesem Fall nur Feld 9 „Spr.-St. Bedarf".

2 Definition des Sprechstundenbedarfs

Unter *Sprechstundenbedarf* versteht man Arzneimittel, Verbandmittel, Impfstoffe, Materialien und Stoffe, die für mehr als einen Patienten Verwendung finden oder die für die Notfallmedizin benötigt werden. Auch solche Mittel gehören zum Sprechstundenbedarf, die bei einem ärztlichen Eingriff bei mehr als einem Patienten Anwendung finden.

Alle Mittel, die nur für einen Patienten benötigt werden, müssen zu Lasten der jeweiligen Krankenkasse auf den Namen des Patienten verordnet werden. Verbleiben nach Beendigung der Behandlung diese Mittel in der Praxis und benötigt der Patient sie nicht mehr, dann werden sie dem Sprechstundenbedarf zugeführt.
Gefäße für den Sprechstundenbedarf, z.B. Behälter für Zellstofftupfer, können *nicht* verordnet werden.

Als Sprechstundenbedarf zulässige Mittel

Verband und Nahtmaterial
(einige Beispiele)
- Verbandmull
- Mulltupfer
- Zellstoff
- Mullbinden
- Verbandwatte
- Polsterwatte
- Leukoplast
- Hansaplast
- Traumaplast
- Verbandspray
- elastische Pflasterbinden
- Zinkleimbinden
- Augen- und Ohrenklappen
- Nahtmaterial
- Klammern
- Trikotschlauchbinden als Meterware

Mittel zur Narkose und örtlichen Betäubung
- Inhalationsnarkotika
- Mittel zur Lokal- und Leitungsanästhesie
- Mittel zur i.v. und rektalen Narkose

Desinfektionsmittel, ausschließlich zur Anwendung am Patienten
- Jodtinktur, jodhaltige und ähnliche Desinfektionsmittel
- Isopropylalkohol 70%
- Wundbenzin
- Sagrotan oder andere Mittel auf Kresolgrundlage (gilt bei den Ersatzkassen nur für die Gynäkologie und Urologie; bei den Primärkassen existieren regionale Unterschiede, die bei der zuständigen KV zu erfragen sind)
- Zephirol oder andere Ammoniumbasen (nur in der Gynäkologie und Urologie, gleiche Regelung wie bei Sagrotan)
- Wasserstoffsuperoxid 3%
- Borwasser (nur in der Augenheilkunde)

Desinfektionsmittel für den Eigenbedarf der Praxismitarbeiter, zur Flächendesinfektion der Praxisräume oder zur Reinigung und Pflege der Instrumente können *nicht* zu Lasten des Sprechstundenbedarfs verordnet werden. Sie müssen zu Lasten der Praxis bezogen werden.

Reagenzien und Schnelltests
Reagenzien und Schnelltests können nur dann über Sprechstundenbedarf bezogen werden, wenn sie nicht mit einer Gebührenziffer honorarfähig sind (vgl. Themenbereich IX: „Beschreibung einzelner Gebührenpositionen", Nummer 3500). Teststreifen für den Nachweis von Eiweiß/Zucker oder für die Bestimmung des pH-Wertes im Urin können über Sprechstundenbedarf bezogen werden.

Diagnostische und therapeutische Hilfsmittel
(einige Beispiele)
- Einmalinfusionsbestecke
- Einmalinfusionskatheter
- Einmalinfusionsnadeln
- Einmalbiopsienadeln
- Holzspatel
- Holzstäbchen
- Gummifingerlinge
- Aqua destillata zum Bedarf nur für die Augen-, HNO-, Lungen- und urologische Praxis
- Spiritus dilitius in kleinen Mengen für Augen- und HNO-Ärzte

- Harnröhrengleitmittel
- Mittel für Inhalationen, Spülungen, Ätzungen und Instillationen

Puder, Pulver, Salben
Sie dürfen nur dann als Sprechstundenbedarf verordnet werden, wenn sie bei mehreren Patienten Anwendung finden. Die Verordnung sollte möglichst in großen Handelspackungen erfolgen.

Arzneimittel für Notfälle und zur Sofortanwendung
- Schmerzstillende, krampflösende und beruhigende Mittel (Betäubungsmittel im Rahmen der Betäubungsmittelverordnung können nur auf dem Betäubungsmittelrezept verordnet werden)
- Mittel zur Überwindung eines lebensbedrohlichen Zustandes wie z. B. Analeptica, Antiasthmatica, Insulin
- Mittel zur Blutstillung
- Mittel zur Geburtshilfe wie z. B. wehenerregende Hormonpräparate
- Tetanus-Impfstoff (zur Erstinjektion)
- Tetanus-Immunglobulin (zur Erstinjektion)
- Diphtherie-Serum (zur Erstinjektion)
- Anti-D-Immunglobulin zur Rhesusprophylaxe (gilt nur für Ersatzkassen, regionale Unterschiede bei Primärkassen möglich)

Kontrastmittel
Sie fallen nur dann unter den Sprechstundenbedarf, wenn sie nicht mit einer Gebühr für die Untersuchung abgegolten werden und wenn sie nach einmaliger Anwendung verbraucht sind (z. B. Mittel auf Bariumbasis für die Doppelkontrastuntersuchung bei Magen-Darm-Untersuchungen).

Impfstoffe
Für Impfstoffe gegen übertragbare Krankheiten im Inland gelten für Ersatzkassen folgende Regelungen:
Die Impfstoffe werden zu Lasten des Sprechstundenbedarfs verordnet. Sie müssen auf einem gesonderten Arzneimittelverordnungsblatt rezeptiert werden. *Das Feld 8 „Impfstoff" muss gekennzeichnet werden.*
Die Verordnung von Einzeldosen im laufenden Quartal ist möglich.

Für die Verordnung von Impfstoffen der Primärkassen können wieder unterschiedliche regionale Vorschriften gelten, die bei der zuständigen KV erfragt werden müssen.

Beispiele für die Verordnung von Sprechstundenbedarf		
zulässig:	ja	nein
Combur-Test (für Glucose, Eiweiß, pH)	x	
Combur-9-Test (für Leuco, Gluc.-Eiweiß, pH, Nitrit, Ubg.-Bili., Keton, Blut)		x
Natrium citricum (für BKS)		x
Zephirol (für Gynäkologie oder Urologie)	x	
Holzmundspatel	x	
Isopropylalkohol (für Patienten)	x	
Sterilium (zur Händedesinfektion)		x
Einmalhandschuhe		x
Einmalkanülen		x
Einmalspritzen		x
Mullbinden	x	
Hansaplast	x	
Leukoplast	x	
Sterile Wundkompressen	x	
Augenklappen	x	
Blutlanzetten		x
Nahtmaterial/Verbandspray	x	
Salben, Puder, Cremes	x	
Mittel zur Blutstillung, Krampflösung, Schmerzstillung	x	
Hämocult-Testbriefchen		x

Aufgaben

1. Sind Einmalkanülen als Sprechstundenbedarf zulässig?

2. Unter welcher Voraussetzung dürfen Puder, Pulver und Salben als Sprechstundenbedarf verordnet werden?

3. Nennen Sie Beispiele für Teststreifen, die über Sprechstundenbedarf bezogen werden können, und für solche, die mit einer Gebührenziffer honorarfähig sind.

4. Erkundigen Sie sich bei der für Ihren Bezirk zuständigen KV, ob neben dem Arzneimittelverordnungsblatt weitere Formulare für die Verordnung von Sprechstundenbedarf existieren.

V Unfallversicherungsträger

1 Abrechnung mit den Unfallversicherungsträgern

Unfallversicherungsträger für alle Arbeitsunfälle (darunter fallen auch Berufskrankheiten, Schüler-, Studenten- und Kindergartenunfälle) sind ausschließlich die *gewerblichen und landwirtschaftlichen Berufsgenossenschaften* und die *Eigenunfallversicherungsträger* (Unfallversicherungsträger der öffentlichen Hand).

Was ist ein Arbeitsunfall?

Ein Arbeitsunfall liegt vor, wenn:
1. die von einem Unfall betroffene Person versichert ist (generell alle Arbeitnehmer, Schüler, Studenten),
2. der Unfall sich bei einer versicherten Tätigkeit ereignet hat (wie z. B. berufliche Tätigkeit, Kindergarten-, Schul- und Hochschulbesuch),
3. der Unfall sich in einem körperlichen Schaden äußert (z. B. Prellung, Schürfwunde, Verbrennungen).

Als Arbeitsunfall gilt auch ein Unfall, der sich auf dem Weg von oder zu der Arbeitsstätte, dem Kindergarten, der Schule oder der Hochschule ereignet. Im Regelfall ist nur der *direkte und unmittelbare Weg* versichert. *Ausnahme:* Zwingend nötige Umwege zum oder vom Arbeitsplatz fallen ebenfalls unter den Versicherungsschutz (z. B. wenn eine Mutter ihr Kind vor Arbeitsbeginn zum Kindergarten bringen muss).
Ebenso gilt als Arbeitsunfall ein Unfall, der aus *„Gefahren des täglichen Lebens"* entsteht, denen der Versicherte im Betrieb, in der Schule, Hochschule oder im Kindergarten ausgesetzt ist, z. B. Hitzschlag, Insektenstiche.
Kein Arbeitsunfall liegt vor, wenn ein Körperschaden *ohne erkennbare äußere Einwirkungen* auftritt, z. B. ein Bandscheibenschaden.

Auch Berufskrankheiten werden über die Unfallversicherungsträger abgerechnet. Eine *Berufskrankheit* liegt vor, wenn eine Krankheit in unmittelbarem Zusammenhang mit der ausgeübten Tätigkeit auftritt, z. B. Hauterkrankungen durch Chemikalien.

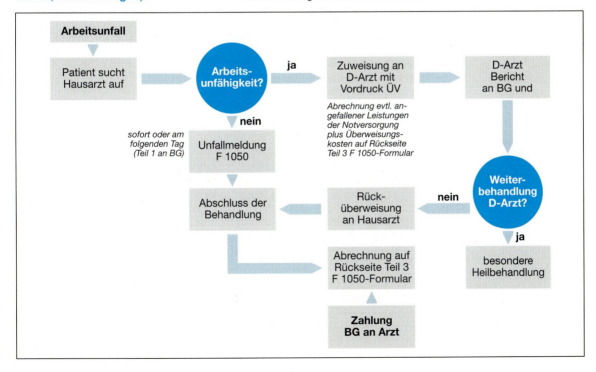

2 Verfahrensarten bei Arbeitsunfällen

Die Versorgung von Unfallverletzten ist im Wesentlichen auf D- und H-Ärzte zu beschränken. Fachärzte für Chirurgie oder Orthopäde, die keine Zusatzbezeichnung D- oder H-Arzt besitzen, müssen Unfallverletzte dem D-Arzt überweisen. Bei Verdacht einer berufsbedingten Hauterkrankung müssen Hautärzte aufgesucht werden.

Bei isolierten Verletzungen im Augen bzw. HNO-Bereich muss der Unfallverletzte immer einem entsprechenden Facharzt überwiesen werden (s. Überweisungsformular S. 73).

Durchgangsarztverfahren

Durchgangsärzte sind Ärzte, die von den Landesverbänden der gewerblichen Berufsgenossenschaften zugelassen sind. Diese Ärzte müssen die Voraussetzungen über fachliche Fähigkeiten sowie sachliche und personelle Ausstattung der Praxis erfüllen. Sie sind zur persönlichen Ausführung ihrer Tätigkeit verpflichtet.
Dies gilt auch im Besonderen bei der Auswertung von Befunden und beim Einsatz der Röntgendiagnostik.
Es liegt im Ermessen von D-Ärzten, ob zur Klärung der Diagnosen oder zur Mitbehandlung Ärzte anderer Fachrichtungen hinzugezogen werden.

Aufgaben des D-Arztes
– Der D-Arzt beurteilt und entscheidet aufgrund von Art und Schwere der Verletzung, ob allgemeine Heilbehandlung oder besondere Heilbehandlung eingeleitet wird. Bei besonderer Heilbehandlung wird der D-Arzt die Behandlung selbst durchführen, bei allgemeiner Heilbehandlung wird er den Unfallverletzten in der Regel an dessen Hausarzt verweisen.
– Der D-Arzt muss unverzüglich den Durchgangsarztbericht (Vordruck F 1000) für den entsprechenden Unfallversicherungsträger erstellen. Durchschläge erhalten der Hausarzt und die gesetzliche Krankenkasse.
– Bei den nachfolgend aufgeführten Verletzungen muss der D-Arzt zusätzlich zum Durchgangsarztbericht folgende Ergänzungsberichte erstellen:
  • bei Unfällen mit Kopfverletzungen mit Gehirnbeteiligung oder Verdacht auf Gehirnbeteiligung Vordruck F 1002
  • bei Unfällen mit Knieverletzungen oder Verdacht auf Kniebinnenschaden Vordruck F 1004
  • bei Unfällen durch elektrischen Strom Vordruck F 1006
  • bei Unfällen mit Handverletzungen Vordruck F 1010
  • bei schweren Verbrennungen 2. und 3. Grades Vordruck F 1008

Nach Abschluss einer besonderen Heilbehandlung erteilt der D-Arzt auf Vordruck F 2222 dem Unfallversicherungsträger Nachricht.

Vorstellungspflicht bei einem D-Arzt
– Wenn die Verletzung zur Arbeitsunfähigkeit führt.
– Wenn die Behandlungsdauer voraussichtlich länger als eine Woche beträgt.
– Wenn nach Auffassung des behandelnden Arztes eine Heilmittelverordnung erforderlich ist.
– Bei allen Wiedererkrankungen nach einem Arbeitsunfall.

Die Überweisung erfolgt mit dem Vordruck F 2900 UV (s. S. 73).

H-Arzt-Verfahren

H-Ärzte sind Ärzte, die von den Landesverbänden der gewerblichen Berufsgenossenschaften zugelassen sind, bei nachstehenden Verletzungen besondere Heilbehandlung durchzuführen:
1. Offene, scharfrandige bis in die Muskulatur hineinreichende Weichteilverletzungen ohne Sehnen- oder Nervenbeteiligung
2. Lokalisierte, oberflächennahe, einschmelzende Entzündungen nach Unfallverletzungen ohne Gelenkbeteiligung
3. Ausgedehnte Verbrennungen 2. Grades oder kleinflächige Verbrennungen 3. Grades
4. Muskelrisse, die keine operative Behandlung erfordern

5. Schwere Prellungen, Quetschungen, Stauchungen und Zerrungen von Gelenken mit intraartikulärer oder stark periartikulärer Blutung mit Ausnahme von Schulter und Armgelenk
6. Knochenbrüchen mit Ausnahme von Gelenkfrakturen und Gelenk nahen Frakturen bei Kindern
7. Verrenkungen mit Ausnahme von Verrenkungen des Schulter- und Kniegelenks

Die H-Ärzte müssen die Voraussetzungen über fachliche Fähigkeiten, sowie sachliche und personelle Ausstattung der Praxis erfüllen.

H-Ärzte sind von der Vorstellung der Unfallverletzten bei einem D-Arzt befreit. Sie können nur solche Unfallverletzte behandeln, die sie primär aufsuchen.
Der H-Arzt muss unverzüglich den H-Arzt-Bericht mittels Vordruck F 1020 für den entsprechenden Unfallversicherungsträger erstellen. Einen Durchschlag erhält die gesetzliche Krankenkasse des Unfallverletzten.

Für das Erstellen von Ergänzungsberichte gelten die gleichen Bedingungen wie bei den D-Ärzten.

Verletzungsartenverfahren

Bei bestimmten Verletzungen, wie z. B. ausgedehnten oder tief gehenden Weichteilverletzungen, offenen Brüchen des Hirnschädels, stumpfen oder durchbohrenden Bauchverletzungen, muss der Unfallverletzte unverzüglich in eine von den Unfallversicherungsträgern zugelassenen Klinik überwiesen werden. (Dazu sind auch die D-Ärzte verpflichtet.)
Hält der behandelnde Arzt den Patienten für transportunfähig, so muss er dies auf Verlangen des Unfallversicherungsträgers in einem Bericht begründen.

Verfahren zur Früherfassung berufsbedingter Hauterkrankungen (Hautarztverfahren)

Jeder Arzt muss einen Patienten mit krankhaften Hautveränderungen, bei dem die Möglichkeit eines Zusammenhanges mit der beruflichen Tätigkeit besteht, zu einem Hautarzt überweisen. Dies geschieht mit Vordruck F 2900-ÜV

Der Hautarzt erstattet unverzüglich nach der Untersuchung mit Vordruck F 6050 seinen Hautarztbericht an den zuständigen Unfallversicherungsträger. Durchschriften erhält der überweisende Arzt sowie die gesetzliche Krankenkasse des Patienten.

Der Hautarzt ist berechtigt Hauttests zur Klärung der Diagnose durchzuführen. Diese sind auf das erforderliche Maß zu beschränken. Zusätzliche Testungen bedürfen der Zustimmung durch den Unfallversicherungsträger.

3 Verordnungen im Rahmen eines Arbeitsunfalls

Arznei- und Verbandmittel werden auf dem Arzneimittelverordnungsblatt (Muster 16) verordnet. Als Kostenträger wird der Unfallversicherungsträger eingetragen, das Feld „Arbeitsunfall" angekreuzt, der Freivermerk wird gekennzeichnet und der Unfalltag und der Unfallbetrieb muss auf dem Rezept eingetragen werden.

Heilmittel können nur von einem D- oder H-Arzt verordnet werden. Andere behandelnde Ärzte dürfen dies nach einer Genehmigung durch den Unfallversicherungsträger. Bei Verordnungen von Krankengymnastik/physikalischer Therapie oder bei Verordnungen von Erweiterter Ambulanter Physiotherapie (EAP) sind die von den Unfallversicherungsträgern vorgesehenen Formulare F 2400 bzw. F 2410 zu verwenden.

Hilfsmittel, außer Seh- und Hörhilfen, können nur von D- und H-Ärzten verordnet werden. Die Verordnung erfolgt auf dem Arzneimittelverordnungsblatt (Muster 16) nach den gleichen Bestimmungen wie bei Arzneimittelverordnungen. Für die Verordnung von Seh- oder Hörhilfen verwenden die Augen- bzw. HNO-Ärzte die vertragsärztlichen Vordrucke. Neben dem Unfallversicherungsträger muss hier auch der Unfalltag und Unfallbetrieb eingetragen werden.

Häusliche Krankenpflege kann vom behandelnden Arzt verordnet werden. Die Verordnung erfolgt auf dem vertragsärztlichen Formular unter Berücksichtigung der Richtlinien der Unfallversicherung über häusliche Krankenpflege.

4 Berichte, Aufzeichnungen, Gutachten, Auskünfte

Bei Vorliegen von Arbeitsunfähigkeit erfolgt die Ausstellung mit dem Formular der vertragsärztlichen Versorgung. Die Vergütung erfolgt nach Ziffer 143 UV-GOÄ mit 2,74 €
Teil 1 erhält die gesetzliche Krankenkasse des Unfallverletzten, mit Angabe des UV-Trägers.(Bei längerer Arbeitsunfähigkeit übernimmt die gesetzliche Krankenkasse die Auszahlung des Verletztengeldes.)
Teil 2 ist für den Arbeitgeber bestimmt.
Teil 3 zum Verbleib beim Arzt.

Jeder Arzt, der die Erstversorgung geleistet hat, bzw. der behandelnde Arzt erstattet unverzüglich die Unfallmeldung mit den jeweils gültigen Vordrucken:

Ärztliche Unfallmeldung
F 1050   Ziffer 125 UV-GOÄ   6,19 €

D-Arzt – Bericht
F 1000   Ziffer 132 UV-GOÄ   15,09 €

H- Arzt – Bericht
F 1020   Ziffer 135 UV-GOÄ   11,35 €

Ärztliche Anzeige über
eine Berufskrankheit
F 6000   Ziffer 141 UV-GOÄ   15,22 €

Für die Übermittlung von Ergänzungsberichten, Zwischenberichten, Auskünften, Gutachten und Ähnlichem stehen eine Reihe von Vordrucken mit entsprechenden Ziffern und entsprechender Vergütung zur Verfügung. Freie Gutachten werden nach den Ziffern 160 bis 165 UV-GOÄ vergütet. Portoauslagen werden – sofern kein Freiumschlag beigefügt ist – dem Arzt vergütet. Für die Übersendung von Krankheitsgeschichten oder Auszügen wird ein Pauschsatz von 12,37 € vergütet.

5 Verhalten der hausärztlichen Praxis bei Vorliegen eines Arbeitsunfalls

Der Patient ist nicht arbeitsunfähig

Beispiel: Ein Patient sucht seinen Hausarzt wegen einer oberflächlichen Schürfwunde am linken Unterarm auf, die ihn in

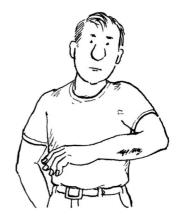

seiner Arbeitsfähigkeit nicht behindert.

Folgende Schritte sind notwendig:

- Erstatten der Unfallmeldung: Teil 1 des Vordrucks F 1050 (s. Seite 72) muss sofort, spätestens jedoch am nächsten Tag, an den Unfallversicherungsträger geschickt werden.
- Nach Beendigung der Behandlung erfolgt auf Teil 3 des Formulars F 1050 die Abrechnung der angefallenen ärztlichen Leistungen; Teil 3 des Vor-

drucks wird ebenfalls an den Versicherungsträger geschickt.
- Teil 2 verbleibt beim behandelnden Arzt.
- In EDV gestützten Praxen erfolgt die Rechnungsstellung nach den Kriterien der Software unter Beachtung der Vorschriften.

Der Patient ist arbeitsunfähig

Beispiel: Ein Patient sucht seinen Hausarzt wegen einer stark blutenden, tiefen Schnittwunde am rechten Handteller auf, mit der er seine Arbeit in den nächsten

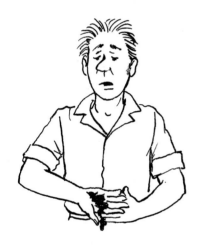

Tagen nicht verrichten kann.
Die Unfallmeldung durch den Hausarzt an den Unfallversicherungsträger entfällt, stattdessen erfolgt die Überweisung an den D-Arzt mit dem Vordruck F 2900 ÜV.

Zusätzlich rechnet der Arzt mit dem Vordruck F 1050 angefallene Kosten für die Erstversorgung und für die Überweisung ab. Auf Teil 1 des Formulars müssen die Personalien des Patienten, Name und Anschrift des Arbeitgebers und der Unfalltag eingetragen werden, auf Teil 3 die Gebühr für die Erstellung des Überweisungsvordrucks, und gegebenenfalls die Behandlungskosten.

6 Die Abrechnung

Die Abrechnung für ärztliche Leistungen bei Vorliegen von Arbeitsunfällen oder Berufskrankheiten erfolgt nach der UV-GOÄ (Stand Mai 2001) mit festgelegten Euro-Beträgen für „Besondere Heilbehandlung" für D- und H-Ärzte und für „Allgemeine Heilbehandlung" anderer behandelnden Ärzte, z. B. Haus/Kinderärzte.

Die Vergütung von ärztlichen Leistungen in den neuen Bundesländern beträgt z. Z. 86 % der UV-GOÄ. Die Einschränkung gilt nicht bei Auslagen, Vergütung für das Ausstellen der Vordrucke (z. B. Unfallmeldung, Arbeitsunfähigkeitsbescheinigung), Reiseentschädigung, Wegegeld und für solche Ziffern, die in der Gebührenordnung mit dem einfachen Satz vergütet werden. Mit den Gebühren sind die Praxiskosten, Kosten für den Sprechstundenbedarf und die Kosten für Apparate und Instrumente abgegolten.

Neben den Gebühren können als Auslage berechnet werden: Kosten für Arzneimittel, Verbandmittel und sonstige Materialien, die der Patient behält oder zur einmaligen Anwendung bestimmt sind, mit Ausnahme für:
- Kleinmaterialien wie Zellstoff, Mulltupfer, Mullkompressen, Holzspatel u.a.
- Desinfektions- und Reinigungsmittel
- Puder, Salben, Tropfen
- Einmalspritzen, Einmalkanülen, Einmalhandschuhe u.a.

Rechnungsstellung

Die Rechnung an den Unfallversicherungsträger muss folgende Angaben enthalten:
- Personalien des Unfallverletzten
- Unfalltag
- Unfallbetrieb
- das Datum der Leistungserbringung
- die Gebührenziffern mit den geltenden Euro-Beträgen
- Auslagen für Unfallmeldung, Überweisung zum D-Arzt u. Ä.
- Abrechnungsfähige Auslagen, z. B. Tetanus-Impfstoff

Die Rechnungsstellung erfolgt unmittelbar nach Abschluss der Behandlung mit dem zuständigen Unfallversicherungsträger.

7 Formulare

Die Unfallmeldung erfolgt – für die hausärztlichen Ärzte – auf Formular 1050.

Die Abrechnung der ärztlichen Leistungen erfolgt auf der Rückseite des Formulars. In EDV-gesteuerten Praxen wird die Rechnung mittels der jeweiligen Software erstellt.

Ärztliche Unfallmeldung - UV-Träger -

Unfallversicherungsträger	BG Gartenbau
Krankenkasse	AOK Hessen
Name, Vorname des Versicherten	Meier, Rike
Geburtsdatum	26.07.81
Wohnung des Versicherten	Musterallee 234, 67890 Musterhausen
Unfallbetrieb	Gärtnerei Rose
Beschäftigt als	Gärtnerin
Staatsangehörigkeit	deutsch
Geschlecht	W
1 Unfalltag	23.07.9.15
Uhrzeit	23.07
Eingetroffen am	10.00
Beginn der Arbeitszeit	07.00
Unfallort	Gewächshaus

2 Unfallhergang und Beschäftigung, bei der der Unfall eingetreten ist

Beim Umtopfen von Kakteen fasste die Patientin in eine stachelige Pflanze. Einige Stacheln konnte sie selbst entfernen.

3 Kurze Angabe des Befundes

blutende Stichwunden li. Handinnenfläche, noch einige Stacheln in der Haut. Stacheln wurden entfernt

4 Röntgenergebnis, falls Röntgenaufnahme gefertigt

entfällt

5 Diagnose

Kleine Stichwunden li. Handinnenfläche

6 Falls allgemeine Heilbehandlung weiter erforderlich
☐ durch mich ☐ durch anderen Arzt (Name, Anschrift, falls bekannt)

64293 Musterstadt, 23.07.2001

BG Gartenbau
Bezirksverwaltung Kassel
Goethestr. 27

34119 Kassel

Hinweis: Die Meldung entfällt in Fällen der Vorstellungspflicht des Versicherten beim Durchgangsarzt. Bitte beachten Sie die Voraussetzungen für die Vorstellung beim Durchgangsarzt nach § 26 des Vertrages Ärzte/UV-Träger.

Datenschutz:
Ich habe die Hinweise nach § 201 SGB VII gegeben.

F 1050 0501 Ärztliche Unfallmeldung

Datum	Gebührennummer UV-GOÄ	Gebühr Euro	Besondere Kosten Euro	Bemerkungen
23.07.01	Berichtsgebühr Nr. 125 UV-GOÄ Zuzüglich Porto	6,19	0,56	Entfällt bei Vorstellungspflicht beim D-Arzt
	Gebühr Nr. 145 UV-GOÄ Überweisungsvordruck ÜV			
	1	6,21		
	2009	6,90		
	375	3,45		
24.07.01	11	2,48		
			←	
		25,23 €	0,56 €	
		0,56 €		
		25,79 €		

Aktenzeichen:
Rechnungsnummer:

Bankverbindung: Sparkasse Musterstadt
Kto.Nr. 111 222
BLZ 550 501 20

| AOK X | LKK | BKK | IKK | VdAK | AEV | Knappschaft |

Hessen

Meier, Rike   26.07.81
(Name d. Verletzten) (Vorname) (geb. am)

Überweisungs-Vordruck zur
Vorstellung beim
☒ D-Arzt   ☐ Augenarzt
                  ☐ HNO-Arzt
                  ☐ Hautarzt

Gärtnerei Rose/Gewächshaus
(Arbeitgeber/Unfallbetrieb)

nach einem Arbeitsunfall/Schulunfall

Musterallee 234, 67890 Musterhausen
(Wohnung des Versicherten)

BG - Gartenbau
(UV-Träger)

Unf.-Tag: 23.07.2001

☐ Der/Die Verletzte ist wegen der Unfallfolgen nicht in der Lage, Sie aufzusuchen
Gegen Tetanus wurde von mir verabreicht:

_____ Einheiten menschl. Tet.-Serum, _____ ccm Tetanus-Toxoidimpfstoff, am _____
Datum: 23.07.2001

(Anw. Stempel d. UV-Trägers) (Stempel d. D-Arztes) (Kassenarztstempel) (Unterschrift)
des zuweisenden Arztes

F 2900 0501 ÜV (Überweisung D-Arzt/HNO-, Augen-, Hautarzt)

Die Überweisung zum D-Arzt, Augen-, HNO- und Hautarzt erfolgt mit Vordruck F 2900

Die Bescheinigung über eine Arbeitsunfähigkeit erfolgt auf dem Vordruck der vertragsärztlichen Versorgung unter Angabe des Unfallversicherungsträgers.

Arbeitsunfähigkeitsbescheinigung zur Vorlage bei der Krankenkasse

| AOK | LKK | BKK | IKK | VdAK | AEV | Knappschaft |

BG GOÄ

Schmitt, Wibke 05.12.81
Allee 25
56789 Musterdorf

Datum: 25.07.01

[X] Erstbescheinigung
[ ] Folgebescheinigung
[X] Arbeitsunfall, Arbeitsunfallfolgen, Berufskrankheit
[X] Dem Durchgangsarzt zugewiesen

Arbeitsunfähig seit: 25 07 01
Voraussichtlich arbeitsunfähig bis einschließlich: 30 07 01
Festgestellt am: 25 07 01

Diagnose / Befund: T14.1

[ ] sonstiger Unfall, Unfallfolgen
[ ] Versorgungsleiden (BVG)

Muster 1a (7. 1993)

Aufgaben

1. Wer sind die Träger der gesetzlichen Unfallversicherung?
2. Mit welchem Formular muss ein Patient zu einem D-Arzt überwiesen werden?
3. Wie erhält der überweisende Arzt sein Honorar?
4. Wie erfolgt die Abrechnung bei Arbeitsunfällen, bzw. bei Schulunfällen?
5. Wann muss ein Augen- bzw. Hals-Nasen-Ohren-Verfahren oder Hautarzt-Verfahren eingeleitet werden?
6. Wie sieht der Ablauf bei der Überweisung an einen HNO-Arzt aus?
7. Ist es möglich, einen Unfallverletzten an einen H-Arzt zu überweisen?
8. Wann muss ein Patient mit Verdacht auf eine berufsbedingte Hautkrankheit dem Hautarzt überwiesen werden?
9. Welche Kosten kann der behandelnde Arzt, außer für seine ärztlichen Leistungen, dem Unfallversicherungsträger in Rechnung stellen?
10. Auf welchem Formular werden die ärztlichen Leistungen für die Behandlung eines Unfallverletzten abgerechnet?

VI Bundesversorgungs- und Bundesentschädigungsgesetz

1 Bestimmungen des Bundesversorgungsgesetzes (BVG)

Mit der „1. Ergänzung der Vereinbarung zur Gestaltung und bundesweiten Einführung der Krankenversichertenkarte" zwischen den Spitzenverbänden der Krankenkassen und der Kassenärztlichen Bundesvereinigung (am 01. Januar 2000 in Kraft getreten) wurde zum 01. April 2000 von den Krankenkassen damit begonnen, auch an die so genannten „Besonderen Personengruppen" Krankenversichertenkarten auszugeben.

Zu diesen „Besonderen Personengruppen" gehören alle Personen, die, ohne selbst Versicherte der deutschen gesetzlichen Krankenversicherung zu sein, einen Rechtsanspruch auf Gleichbehandlung mit gesetzlich Krankenversicherten haben. Dazu zählen insbesondere Versorgungsberechtigte nach dem Bundesversorgungsgesetz (BVG) oder Gesetzen, die das BVG für anwendbar erklären (Bundesseuchen-, Opferentschädigungs-, Soldatenversorgungs-, Zivildienst-, Häftlingshilfe-, SED-Unrechtsbereinigungsgesetz, Gesetz über die Anerkennung und Versorgung der politisch, rassisch und religiös Verfolgten des Nationalsozialismus). Sie erhalten Krankenversichertenkarten als Berechtigungsnachweis ihres Leistungsanspruches.

Versorgungsberechtigte nach § 1 des BVG

(1) Wer durch eine militärische oder militärähnliche Dienstverrichtung oder durch einen Unfall während der Ausübung des militärischen oder militärähnlichen Dienstes oder durch die diesem Dienst eigentümlichen Verhältnisse eine gesundheitliche Schädigung erlitten hat, erhält wegen der gesundheitlichen und wirtschaftlichen Folgen der Schädigung auf Antrag Versorgung.

(2) Einer Schädigung im Sinne des Absatzes 1 stehen Schädigungen gleich, die herbeigeführt worden sind durch

a) eine unmittelbare Kriegseinwirkung,
b) eine Kriegsgefangenschaft,
c) eine Internierung im Ausland oder in den nicht unter deutscher Verwaltung stehenden deutschen Gebieten wegen deutscher Staatsangehörigkeit oder deutscher Volkszugehörigkeit,
d) eine mit militärischem oder militärähnlichem Dienst oder mit den allgemeinen Auflösungserscheinungen zusammenhängende Straf- oder Zwangsmaßnahme, wenn sie den Umständen nach als offensichtliches Unrecht anzusehen ist,
e) einen Unfall, den der Beschädigte auf einem Hin- oder Rückweg erleidet, der notwendig ist, um eine Maßnahme der Heilbehandlung, eine Badekur, Versehrtenleibesübungen als Gruppenbehandlung oder berufsfördernde Maßnahmen zur Rehabilitation nach § 26 durchzuführen oder um auf Verlangen eines zuständigen Leistungsträgers oder eines Gerichts wegen der Schädigung persönlich zu erscheinen,
f) einen Unfall, den der Beschädigte bei der Durchführung einer der unter Buchstabe e aufgeführten Maßnahmen erleidet.

Grundsätzlich besteht nur dann ein Anspruch auf Ausstellung einer Krankenversichertenkarte bzw. eines Bundesbehandlungsscheines, wenn der „Versorgungsberechtigte" *nicht* Pflichtmitglied einer gesetzlichen Krankenkasse ist, da sonst die gesetzlichen Krankenkassen auch für Kriegsleiden aufkommen müssen. Die Ausstellung der Krankenversichertenkarte/Bundesbehandlungsschein erfolgt durch die gesetzliche Krankenkasse, bei der der „Versorgungsberechtigte" evtl. einmal versichert war, bzw. durch die zuständige Pflichtkrankenkasse (in der Regel die AOK).
Daher ergibt sich für die Abrechnung der Leistungen mit der zuständigen Kassenärztlichen Vereinigung die Maßgabe, dass vierteljährlich nach den Sätzen der Gebührenordnung abzurechnen ist, die für die ausstellende Krankenkasse ansonsten Anwendung findet (Primärkassen nach BMÄ, Ersatzkassen nach E-GO).

Der **Leistungsumfang** ist in § 9 „Umfang der Versorgung" des BVG festgeschrieben und umfasst:
1. Heilbehandlung, Versehrtenleibesübungen und Krankenbehandlung (§§ 1 c bis 24 a),
2. Leistungen der Kriegsopferfürsorge (§§ 25 bis 27 i),
3. Beschädigtenrente (§§ 29 bis 34) und Pflegezulage (§ 35),
4. Bestattungsgeld (§ 36) und Sterbegeld (§ 37),
5. Hinterbliebenenrente (§§ 38 bis 52),
6. Bestattungsgeld beim Tod von Hinterbliebenen (§ 53).

Der Umfang der einzelnen Leistungsarten entspricht dabei im Wesentlichen dem der gesetzlichen Krankenkassen.

Bei der Ausstellung von *Verordnungen* für Arznei-, Verband- und Hilfsmittel ist darauf zu achten, dass das Markierungsfeld 6 (BVG) anzukreuzen ist, da die „Versorgungsberechtigten" alle diese Leistungen ohne Bezahlung einer Eigenbeteiligung erhalten und die Krankenkassen ihrerseits die vollen Kosten vom Versorgungsamt zurückfordern können.

Neben dem in § 10 des BVG genannten Personenkreis von Kriegsbeschädigten, deren Angehörigen, Pflegepersonen und Hinterbliebenen finden die Inhalte (Leistungen) der Bundesversorgung aber auch für Beschädigte nach anderen Bundesgesetzen Anwendung, so z. B. im
- Gesetz über die Versorgung für die ehemaligen Soldaten der Bundeswehr und ihre Hinterbliebenen (Soldatenversorgungsgesetz – SVG),
- Gesetz über den Zivildienst der Kriegsdienstverweigerer (Zivildienstgesetz – ZDG),
- Gesetz über Hilfsmaßnahmen für Personen, die aus politischen Gründen außerhalb der Bundesrepublik Deutschland in Gewahrsam genommen wurden (Häftlingshilfegesetz – HHG),
- Gesetz über die Entschädigung für Opfer von Gewalttaten (Opferentschädigungsgesetz – OEG),
- Gesetz zur Verhütung und Bekämpfung übertragbarer Krankheiten beim Menschen (Bundes-Seuchengesetz – BSeuchG).

Die Behandlungsscheine/ Versichertenkarten

Bundesbehandlungsschein (rot)

Dieser zweiseitige Schein (s. rechte Seite) gilt nur für die Heilbehandlung von Gesundheitsstörungen, die als Folge einer Schädigung anerkannt oder durch eine anerkannte Schädigungsfolge verursacht wurden und die auf dem Schein eingetragen sind.

Der Arzt füllt den Behandlungsschein im Durchschreibeverfahren aus. Er behält Teil I als Unterlage zur Abrechnung der erbrachten Leistungen mit der zuständigen KV.

	Teil I Gutschein für den ☐ Arzt ☐ Zahnarzt	Teil I und II für den behandelnden Arzt
KOV **Bundesbehandlungsschein für Beschädigte** (Heilbehandlung nach § 10 Abs. 1 BVG)		Nr.

_____   _____
Name der Krankenkasse

A   für das _____ Vierteljahr 19___   gültig bis längstens _____   ggf. ab 15. _____

zu _____ hervorgerufen, zu _____ verschlimmert durch schädigende Einwirkungen im Sinne des § 1 BVG

Pflegezulage   ja – nein

Ausstellungstag: _____

Stempel der Krankenkasse und Unterschrift

MUSTER

> Anspruch auf Heilbehandlung besteht nur für Gesundheitsstörungen, die als Folge einer Schädigung anerkannt oder durch eine anerkannte Schädigungsfolge verursacht worden sind. Andere Gesundheitsstörungen dürfen auf diesen Schein nicht behandelt werden.

B **Eintragungen des behandelnden Arztes:** (Bitte deutliche Schrift und genaue Angaben sowie Zutreffendes ggf. ankreuzen.)

1. Jetzige Beschwerden des Patienten:

2. Jetzige Diagnosen:

☐ Es liegt ein Unfall oder ein sonstiges Ereignis vor, wodurch Schadenersatzansprüche gegen Dritte begründet werden.
  ☐ Arbeitsunfall   ☐ Sonstiger Unfall (z.B. häuslicher Unfall)   ▸ Unfalltag, -ort bzw. -betrieb
  ☐ Verkehrsunfall   ☐ Schlägerei
  ▸ kurze Schilderung, soweit möglich

☐ Es handelt sich um Gesundheitsstörungen, die durch die anerkannten Schädigungsfolgen verursacht worden sind und auch als selbständiges Leiden auftreten könnten. *)

MUSTER

_____   _____
Ort und Datum   Stempel und Unterschrift des Arztes

*) In diesem Fall ist zur Gewährung der Heilbehandlung die Einwilligung des Versorgungsamtes erforderlich. Wird die Zustimmung erteilt, so hat das Versorgungsamt zu prüfen, ob die Gesundheitsstörung als Folge einer Schädigung anzuerkennen ist und – falls erforderlich – den Beschädigten zur entsprechenden Antragstellung aufzufordern (VV Nr. 1 zu § 10 BVG).

Anmerkung: Der Arzt / Zahnarzt füllt diesen Schein (Teil I und II) im Durchschreibeverfahren aus. Teil I behält der Arzt als Unterlage für die Gebührenforderung zurück (s. Rückseite). Es wird dringend gebeten, innerhalb einer Woche nach Ablauf des Kalendervierteljahres diesen Teil I der Abrechnungsstelle der KV / KZV zu übersenden. Teil II ist vom Arzt / Zahnarzt sofort an die Krankenkasse zurückzusenden. Nachteile aus einer unbegründeten Verzögerung der Rücksendung fallen dem Arzt zur Last. Nach Rücksendung des Teiles II dürfen die vom Arzt / Zahnarzt gemachten Angaben (s. oben) nicht mehr geändert werden, die Änderungen sind in diesem Falle auf der Rückseite der Kostenrechnung zu vermerken. **Bei Überweisung an einen Facharzt oder Arzt für Allgemeinmedizin zur Mitbehandlung, Weiterbehandlung oder Konsiliaruntersuchung ist zur Ausstellung eines weiteren Bundesbehandlungsscheines der Krankenkasse der Überweisungsschein einzureichen.**

Teil II ist als „vorläufige Anmeldung des Ersatzanspruchs" sofort an die Krankenkasse zurückzusenden. Bei der Überweisung an einen Gebietsarzt oder Arzt für Allgemeinmedizin zur Mitbehandlung, Weiterbehandlung oder Konsiliaruntersuchung muss von der Krankenkasse ein weiterer Behandlungsschein ausgestellt werden. Der Arzt, der die Überweisung veranlasst, fordert formlos einen weiteren Behandlungsschein an. In einigen Arztpraxen ist es üblich, dass diese „formlose" Anforderung auf einem Überweisungsschein erfolgt, da hier alle erforderlichen Angaben (wie Name des Patienten, Mitgliedsstatus, Grund der Überweisung u. Ä.) vorgegeben sind. Wenn die Krankenkassen dieses Verfahren der Anforderung akzeptieren, ist dagegen nichts einzuwenden – es darf aber *in keinem Fall* der Überweisungsschein der gesetzlichen Krankenkasse für die Überweisung an einen anderen Arzt benutzt werden!

Krankenversichertenkarte (ersetzt Bundesbehandlungsschein – orangefarben)

Mit Einführung der Krankenversichertenkarte für „Besondere Personengruppen" *(siehe unten)* erhalten alle Versorgungsberechtigten nach dem Bundesversorgungsgesetz eine Versichertenkarte die sie berechtigt, Vertragsärzte zur Behandlung aller Gesundheitsstörungen, mit Ausnahme der Behandlung von Geschlechtskrankheiten und der Folgen von Arbeitsunfällen, in Anspruch zu nehmen.

Im Einzelnen sind dies folgende Personen:
S Schwerbeschädigte, mit einer Minderung der Erwerbsfähigkeit (MdE) ab 50 %, die nicht Mitglied der gesetzlichen Krankenversicherung sind und bei denen auch sonstige Ausschließungsgründe i. S. des § 10 Abs. 7 BVG nicht vorliegen (d. h. Anspruch für anerkannte Schädigungsfolgen und Nicht-Schädigungsfolgen);

A berechtigte Angehörige, wie z. B. Ehegatten und Kinder oder sonstige Angehörige, die mit dem Schwerbeschädigten in häuslicher Gemeinschaft leben;

P Pflegepersonen, d. h. Personen, die die unentgeltliche Pflege des Schwerbeschädigten nicht nur vorübergehend übernommen haben;

H Hinterbliebene, wie z. B. Witwen, Waisen und Eltern des Versorgungsberechtigten.

Bei einer *Überweisung* an einen Gebietsarzt oder Arzt für Allgemeinmedizin ist weiterhin der für Versorgungsberechtigte und Leistungsempfänger der KOV vorgesehene spezielle Überweisungsschein (orangefarben) zu verwenden *(siehe rechte Seite oben)*.

Werden mittels EDV abrechnende Ärzte auf Überweisung in Anspruch genommen, sind, analog zu den bundesmantelvertraglichen Regelungen, die Überweisungsscheine in der Arztpraxis über einen Zeitraum von vier Quartalen aufzubewahren.

Bundesbehandlungsschein (KOV mit BVFG-Aufdruck)

Dieser Schein gilt für Aus- oder Umsiedler, die nach dem Bundesvertriebenenflüchtlingsgesetz (BVFG) einen vorübergehenden Anspruch auf Krankenbehandlung haben, bis die Pflichtmitgliedschaft in einer gesetzlichen Krankenkasse realisiert ist. Diese Bundesbehandlungsscheine (BBS) sind mit dem Aufdruck BVFG gekennzeichnet und haben eine begrenzte Gültigkeitsdauer, die unbedingt zu beachten ist. Bei erforderlichen Überweisungen ist ebenfalls der spezielle orangefarbene KOV-Überweisungsschein zu benutzen. *(siehe rechts oben)*

Für den BVG-Berechtigten Personenkreis ist im Chip und auf der Krankenversichertenkarte die Statusangabe „6" im Feld „Ost-West-Status" zu vergeben. Weiterhin ist im Chip dem Kassennamen der Zusatz „/BVG" anzufügen (z. B. „AOK Hessen / BVG").

*Arztbesuch wegen einer Gesundheitsstörung, die **nicht** als Folge einer Schädigung auftrat: Krankenversichertenkarte ersetzt orangefarbenen Bundesbehandlungsschein!*

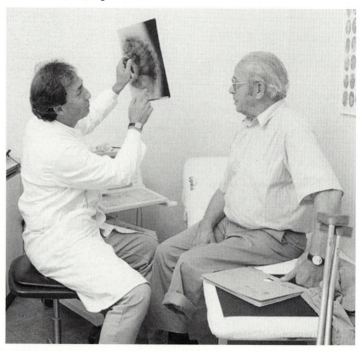

2 Bestimmungen des Bundesentschädigungsgesetzes (BEG)

Politisch und rassisch Verfolgte aus der nationalsozialistischen Zeit sowie deren Angehörige haben Anspruch auf Krankenversorgung nach dem Bundesentschädigungsgesetz, wenn sie nicht Mitglied einer gesetzlichen Krankenkasse sind.

Verfahren bei nicht verfolgungsbedingten Leiden

Für alle nicht verfolgungsbedingten Leiden erhält der Anspruchsberechtigte – also der Verfolgte oder dessen Angehöriger – eine Krankenversichertenkarte, die von einer für die Betreuung dieses Personenkreises zuständigen gesetzlichen Krankenkasse ausgestellt wird. Bei einer Überweisung zum Gebietsarzt ist das Formular „Überweisungsschein" (Muster 6 der Vordruckvereinbarungen) auszustellen. Alle Leistungen werden nach den Gebührensätzen des EBM über die zuständige KV abgerechnet.

Verfahren bei verfolgungsbedingten Leiden

Für die Heilbehandlung aller anerkannten verfolgungsbedingten Leiden wird vom Bundesentschädigungsamt Berlin, jetzt zuständig das Landesverwaltungsamt Berlin, Abt. III (Entschädigungsbehörde), ein roter Behandlungsausweis ausgestellt.

Landesverwaltungsamt Berlin Abt. III – Entschädigungsbehörde –	**Nicht gültig für Heilkuren**	**Hinweis für den Arzt:** In die **Rezepte nach Muster 16** sind unbedingt folgende Angaben einzudrucken:	
Behandlungsausweis für Heilverfahren nach § 30 BEG **EB Berlin** Landesverwaltungsamt Berlin, Abt. III, Fehrbelliner Platz 1, 10702 Berlin		– als Kasse	**Entsch. Beh. Berlin**
		– als Kassennummer	**72855**
		– im Feld „Gebühr frei"	**X**
		– als Versichertennummer	

Auf der Rückseite dieses roten Formulars erfolgt die Abrechnung über die KV, die für den behandelnden Arzt zuständig ist.

Verfolgungsbedingt anerkannte Gesundheitsschäden:

Für Verordnungen zu den oben genannten Leiden sind die **Rezeptvordrucke nach Muster 16** zu verwenden (siehe hierzu den Hinweis oben rechts).

Ausstellungsdatum   Im Auftrag

Anspruch auf Heilbehandlung besteht nur für die oben genannten Leiden. Nicht anerkannte Leiden dürfen auf diesen Schein **nicht** behandelt werden. Die nachträgliche Prüfung des ursächlichen Zusammenhangs der jetzt behandelten Beschwerden (Krankheitserscheinungen) mit den anerkannten Leiden sowie der Angemessenheit und Notwendigkeit der ärztlichen Behandlungen und Verordnungen bleibt der Entschädigungsbehörde vorbehalten.
Bei Überweisungen zu einem Facharzt ist durch einen formlosen Antrag ein weiterer Behandlungsausweis bei der Entschädigungsbehörde anzufordern.

Eintragungen des behandelnden Arztes:

1. Jetzige Beschwerden des Patienten/der Patientin:

2. Jetzige Diagnose:

3. Liegt ein Unfall oder ein sonstiges Ereignis vor, wodurch Schadensersatzansprüche gegen Dritte begründet werden?
   ☐ Nein
   ☐ Ja, in diesem Falle bitte umgehend die Entschädigungsbehörde unterrichten und folgende Angaben machen:

   Unfalltag: Unfallort/-betrieb:

   Angaben zur Unfallursache: ☐ Arbeitsunfall   ☐ Verkehrsunfall   ☐ sonstiger Unfall
                                 ☐ Erläuterungen (Hierzu bitte die Rückseite oder ein gesondertes Blatt verwenden.)

   Datum: Kassenarztstempel: Unterschrift des Kassenarztes:

Für *Verordnungen* sind die vom Entschädigungsamt ausgestellten Verordnungsblätter oder das Rezept nach Muster 16 der Vordruckvereinbarung zu benutzen. Bei der Überweisung zu einem Gebietsarzt ist unter Vorlage eines formlosen Antrages des Arztes ein weiterer Behandlungsausweis beim Entschädigungsamt Berlin zu beantragen. Alle erbrachten Leistungen werden nach dem EBM (mit festem Punktwert von 5,68 Cent) über die zuständige KV abgerechnet.

Für alle Anspruchsberechtigten des BEG gelten ansonsten die gleichen Grundsätze wie für die BVG-Anspruchsberechtigten.

Aufgaben

1. Welche Personen haben Anspruch auf Versorgung nach den Bestimmungen des BVG?
2. Welche Voraussetzung muss vorliegen, damit ein Anspruch auf Ausstellung eines Bundesbehandlungsscheines (BBS) bzw. einer Krankenversichertenkarte besteht?
3. Für welche „Versorgungsfälle" werden
   – ein roter BBS
   – eine Krankenversichertenkarte
   ausgestellt?
4. Erläutern Sie, welche Gebührenordnungen bei Abrechnungen von Leistungen für die verschiedenartigen BVG-Anspruchsberechtigten Anwendung finden?
5. Welcher Personenkreis hat Anspruch auf Versorgung nach dem Bundesentschädigungsgesetz (BEG)?
6. Über welchen BEG-Schein sind alle verfolgungsbedingten Leiden abzurechnen und wie erfolgt die Honorierung der erbrachten Leistungen?
7. Wodurch können sich Anspruchsberechtigte nach dem BVG bzw. BEG für eine Heilbehandlung ausweisen?

VII Sonstige Kostenträger

Für die „Sonstigen Kostenträger" gelten weder der Bundesmantelvertrag noch der Arzt-/Ersatzkassenvertrag. Stattdessen werden je nach Träger auf Bundes- oder Regionalebene spezielle Verträge mit den jeweiligen Kassenärztlichen Vereinigungen ausgehandelt.

Für alle Versicherten der „Sonstigen Kostenträger" gilt, dass sie von der Rezeptgebühr befreit sind. (Auf dem Arzneimittelverordnungsblatt muss also immer das Feld „Sonstige" angekreuzt werden.)

1 Bundesbahnbeamte

Krankenversorgung der Bundesbahnbeamten (KVB)

Der Vertrag ist abgeschlossen zwischen dem Vorstand der Krankenversorgung der Bundesbahnbeamten (KVB) und der Kassenärztlichen Bundesvereinigung (KBV). Alle Beamten der Besoldungsgruppen A 1 bis A 10 sind Mitglieder der Beitragsklassen I, II oder III.
Auch können Angehörige oder Hinterbliebene mitversichert sein.
Der Arzt rechnet seine Leistungen nach der derzeit gültigen GOÄ ab.
Zu den Leistungen des Vertrages zählen auch die Maßnahmen zur Früherkennung von Krankheiten bei Kindern gemäß der Kinder-Richtlinien. Die für den Bereich der gesetzlichen Krankenversicherung geltenden Untersuchungshefte für Kinder werden auch von den KVB-Patienten benutzt.

Heilbehandlung der durch Dienstunfall verletzten Bundesbahnbeamten

Der Vertrag wurde abgeschlossen zwischen der Kassenärztlichen Bundesvereinigung (KBV) und dem Präsidenten des Bundesbahnvermögens.
Das Abkommen „Ärzte und Unfallversicherungsträger" (Gesetzliche Unfallversicherung) findet bei der Versorgung der Dienstunfall verletzten Bundesbahnbeamten keine Anwendung. Vielmehr ist jeder niedergelassene Vertragsarzt berechtigt, Unfall verletzte Beamte zu behandeln.
Die Vergütung erfolgt nach der derzeit gültigen GOÄ mit dem 1,57fachen Satz mit Ausnahme des Abschnittes M (Laboratoriumsuntersuchungen) und der Geb.Nr.437. Bei Leistungen, für die nur der Einfachsatz laut den Bestimmungen der GOÄ (z. B. Zuschläge) berechnet werden kann, findet der Steigerungssatz keine Anwendung.
Nach Abschluss der Behandlung erfolgt die Rechnungsstellung direkt an die Dienststelle Bundesbahnvermögen, Hallesches Ufer 74/76 in 10963 Berlin.

Für die Beitragsklassen I – III gelten folgende Sätze der GOÄ:	
Kapitel A: Gebühren in besonderen Fällen	der 1,8fache Satz
Kapitel E: Physikalisch-medizinische Leistungen	
Kapitel O: Strahlendiagnostik, Nuklearmedizin, Magnetresonanz-tomographie und Strahlentherapie	
Kapitel M: Laboratoriumsuntersuchungen	der 1,15fache Satz
alle übrigen Kapitel der GOÄ	der 2,2fache Satz
Ab der Beitragsklasse IV gelten folgende Sätze:	
Kapitel A: Gebühren in besonderen Fällen	der 1,8fache Satz
Kapitel E: Physikalisch-medizinische Leistungen	
Kapitel O: Strahlendiagnostik, Nuklearmedizin, Magnetresonanz-tomographie und Strahlentherapie	
Kapitel M: Laboratoriumsuntersuchungen	der 1,15fache Satz
alle übrigen Kapitel der GOÄ	der 2,3fache Satz

2 Postbeamte

Krankenversorgung der Postbeamten der Mitgliedsgruppe A

Der Vertrag wird abgeschlossen zwischen der *Postbeamtenkrankenkasse (PBeaKK)* und der *Kassenärztlichen Bundesvereinigung (KBV)*.

In der Postbeamten-A-Krankenkasse sind Beamte der Besoldungsgruppen A 2 bis A 5, ihre mitversicherten Familienangehörigen und Hinterbliebenen versichert.

Behandlungsberechtigt sind alle Ärzte, die in das Arztregister eingetragen und in einer eigenen Praxis niedergelassen sind, sofern sie gegenüber der KV eine schriftliche Erklärung abgegeben haben, die Patienten zu den Bedingungen des Vertrages zu versorgen.
Die Versicherten weisen sich durch die Krankenversichertenkarte aus.

Leistungen des Vertrages:
- ambulante Behandlungen
- stationäre Behandlungen
- Maßnahmen zur Früherkennung von Krankheiten (Anlage B des Vertrages)
- Maßnahmen zur Früherkennung von Krankheiten bei Kindern bis zur Vollendung des 6. Lebensjahre, und jetzt Jugendgesundheitsuntersuchung zwischen dem 13. und 14. Lebensjahres (Anlage C des Vertrages)
- Psychotherapie (Anlage D des Vertrages)
- Mutterschaftsvorsorge gemäß den Mutterschafts-Richtlinien
- sonstige Hilfen gemäß den Sonstige-Hilfe-Richtlinien
- ambulante Operationen (Anlage E des Vertrages)
- Schutzimpfungen gegen im Inland übertragbare Krankheiten

Für die Patienten der Postbeamten-A-Krankenversorgung finden alle vertragsärztlichen Formulare Anwendung.
Die Vergütung erfolgt nach der E-GO.

Krankenversorgung der Postbeamten der Mitgliedsgruppe B

Die Mitglieder der Gruppe B sind Selbstzahler. Sie haben einen entsprechenden Ausweis ihrer Dienststelle.
Die Postbeamtenkrankenkasse vergütet folgende Sätze der gültigen GOÄ:

- für Leistungen aus Kapitel A, E, O
    den 1,5fachen Satz

- für Leistungen aus Kapitel M und Geb.Nr. 437
    den 1,15fachen Satz

- für Leistungen aller übrigen Kapitel
    den 1,9fachen Satz

Bei Leistungen, für die nur der Einfachsatz laut den Bestimmungen der GOÄ (z. B. Zuschläge) berechnet werden kann, findet der Steigerungssatz keine Anwendung.
Die Rechnungsstellung erfolgt an den Patienten.

Heilbehandlung der durch Dienstunfall verletzten Postbeamten

Der Vertrag wurde abgeschlossen zwischen der *Kassenärztlichen Bundesvereinigung (KBV)* und der *Unfallkasse Post und Telekom*.
Das Abkommen „Ärzte und Unfallversicherungsträger" (Gesetzliche Unfallversicherung) findet bei der Versorgung der Dienstunfall verletzten Postbeamten keine Anwendung. Vielmehr ist jeder niedergelassene Vertragsarzt berechtigt, Unfall verletzte Beamte zu behandeln.
Die Vergütung erfolgt nach der derzeit gültigen GOÄ mit dem 1,57fachen Satz mit Ausnahme des Abschnittes M (Laboratoriumsuntersuchungen) und der Geb. Nr. 437.
Bei Leistungen für die nur der Einfachsatz laut den Bestimmungen der GOÄ (z. B. Zuschläge) berechnet werden kann, findet der Steigerungssatz keine Anwendung.
Nach Abschluss der Behandlung erfolgt die Rechnungsstellung direkt an die Unfallkasse Post und Telekom, Postfach 3050 in 72017 Tübingen.

3 Krankenversorgung von Angehörigen des Bundesgrenzschutzes (BGS)

Der Vertrag wird abgeschlossen zwischen der *Bundesrepublik Deutschland*, vertreten durch das Bundesministerium des Innern, und der *Kassenärztlichen Bundesvereinigung*.

Er regelt die ärztliche Versorgung der Polizeivollzugsbeamten im Bundesgrenzschutz, sofern sie von einem Arzt des Bundesgrenzschutzes an einen niedergelassenen Arzt oder an einen Belegarzt zum Zwecke der stationären Behandlung überwiesen werden. Der Vertrag gilt *nicht* für die ärztliche Behandlung, Begutachtung und Untersuchung, wenn sie von Ärzten des Bundesgrenzschutzes durchgeführt werden können.

Der *Arzt, der die Überweisung erhält*, ist grundsätzlich an den Überweisungsauftrag des Arztes im BGS gebunden. Hält er weitere diagnostische Maßnahmen für erforderlich, kann der Arzt im BGS auf Anforderung einen weiteren Überweisungsschein ausstellen. Wird eine Überweisung zu einem weiteren Arzt notwendig, bedarf es der vorherigen Genehmigung durch den Arzt im BGS. Dieser stellt dann gegebenenfalls erneut einen Überweisungsschein aus.

Bei *Notfallbehandlungen* muss der Arzt seine Tätigkeit auf die notwendigen Maßnahmen der Akutversorgung beschränken.

Arznei-, Verband- und Heilmittel dürfen grundsätzlich nur von einem Arzt im BGS verordnet werden. Der in Anspruch genommene Arzt gibt dem Arzt im BGS formlos seine Verordnungsempfehlung.

Die *Abrechnung* erfolgt vierteljährlich über die zuständige KV unter Anwendung der Gebührenordnung E-GO.

Die Inanspruchnahme eines berechtigten Arztes erfolgt aufgrund einer Überweisung durch einen Arzt im BGS. Dieser Überweisungsschein gilt nur für den Arzt, für den er ausgestellt ist. Wird ein Vertreter tätig, muss ein entsprechender Vermerk auf dem Überweisungsschein angebracht werden. In Notfallsituationen oder bei plötzlichen schweren Erkrankungen ist der Überweisungsschein innerhalb von 4 Wochen nachzureichen (DIN A5, grün).

4 Krankenversorgung von Soldaten der Bundeswehr

Der Vertrag wird abgeschlossen zwischen der *Bundesrepublik Deutschland,* vertreten durch das Bundesministerium der Verteidigung, und der *Kassenärztlichen Bundesvereinigung.*

Er regelt die ärztliche Versorgung der Bundeswehrsoldaten, soweit die Versorgung über die unentgeltliche Versorgung durch Sanitätsoffiziere oder die truppenärztliche Versorgung hinausgeht und eine Behandlung in einer zivilen ärztlichen Praxis oder durch einen Belegarzt notwendig wird. Der Vertrag umfasst außerdem die ärztliche Versorgung bei Überweisungen durch Ärzte der Bundeswehr an zivile niedergelassene Ärzte für gezielte Auftragsleistungen oder Konsiliaruntersuchungen. Die *Inanspruchnahme eines berechtigten Arztes* erfolgt aufgrund eines Überweisungsscheines durch einen Arzt der Bundeswehr. Dieser Überweisungsschein gilt nur für den Arzt, für den er ausgestellt ist. Wird ein Vertreter tätig, muss dieser einen entsprechenden Vermerk auf der Rückseite des Überweisungsscheines anbringen. Kann ein Soldat bei plötzlicher schwerer Erkrankung oder bei einem Unfall keinen Überweisungsschein vorlegen, muss er innerhalb von vier Wochen nachgereicht werden. *Der Arzt, der die Überweisung erhält, ist* grundsätzlich an den Überweisungsauftrag gebunden. Bedarf es einer Weiterüberweisung an einen anderen Arzt, muss der zuständige Arzt der Bundeswehr vorher zustimmen und einen weiteren Überweisungsschein ausstellen.

Bei *Notfallbehandlungen* muss der Arzt seine Tätigkeit auf die notwendigen Maßnahmen der Akutbehandlung beschränken.

Arznei- und Verbandmittel sowie Heilmittel dürfen grundsätzlich nur von einem Arzt der Bundeswehr verordnet werden. Der in Anspruch genommene Arzt gibt dem Arzt der Bundeswehr formlos seine Verordnungsempfehlung. Braucht der Soldat z. B. in Notfällen dringend ein Medikament, so kann der behandelnde Arzt dieses Arzneimittel auf dem üblichen Rezept- vordruck verordnen. In diesem Fall sind auf dem Rezept Dienstgrad, Name, Vorname, Personenkennziffer, Truppenteil und Standort des Soldaten sowie der Vermerk „Notfall" einzutragen.

5 Ärztliche Versorgung von Zivildienstleistenden

Nach Beendigung der Behandlung teilt der behandelnde Arzt seine erhobenen Befunde auf Teil 2 der Überweisung dem Bundeswehrarzt mit. Die Abrechnung seiner erbrachten Leistungen erfolgt vierteljährlich auf der Rückseite des ersten Teils des Überweisungsvordrucks nach der Gebührenordnung E-GO mit der zuständigen KV.

Alle medizinischen Leistungen, die nicht über die Kassenärztlichen Vereinigungen abgerechnet werden können (z. B. stationäre Behandlungen), erfordern eine *Kostenübernahmeerklärung*. Die Leistungen werden mit Blatt 1 der Kostenübernahmeerklärung bei der zuständigen Wehrbereichsverwaltung abgerechnet.

Die Abrechnung erfolgt auf einem dreiteiligen Überweisungsschein: Teil 1 dient dem behandelnden Arzt für die Abrechnung mit der KV, Teil 2 der Rückantwort (Befund, Bericht) an den überweisenden Bundeswehrarzt, Teil 3 verbleibt beim überweisenden Bundeswehrarzt (DIN A5, weißblau, Durchschriften weißschwarz).

Der Vertrag wird abgeschlossen zwischen der *Bundesrepublik Deutschland*, vertreten durch das Bundesministerium für Gesundheit, und der *Kassenärztlichen Bundesvereinigung*.
Er regelt die ambulante ärztliche Versorgung der Zivildienstleistenden sowie die stationäre ärztliche Versorgung im Fall der belegärztlichen Behandlung. Alle Ärzte, die an der vertragsärztlichen Behandlung teilnehmen, sind berechtigt und verpflichtet die ärztliche Versorgung der Zivildienstleistenden zu übernehmen.

Die Verordnung von Arznei-, Verband-, oder Hilfsmitteln erfolgt auf dem Arzneimittelverordnungsblatt. In der Kopfleiste ist in der zweiten Zeile „Zivildienst" einzutragen. Angekreuzt wird in diesem Fall das Feld „Sonstige". Die Zivildienstleistenden sind wie alle anderen „Sonstigen Kostenträger" von der Zahlung einer Rezeptgebühr befreit.

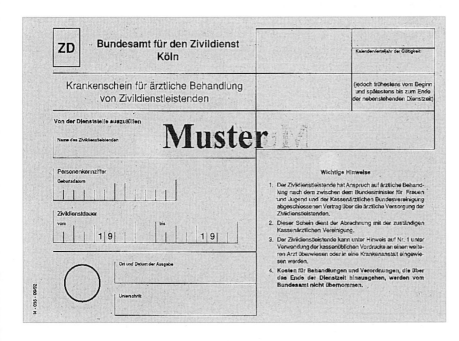

Der Zivildienstleistende muss sich vor Inanspruchnahme der ärztlichen Behandlung durch den Behandlungsausweis (Kranken- bzw. Überweisungsschein) in Verbindung mit seinem Dienstausweis ausweisen (DIN A5, blau).

Sonstige Kostenträger

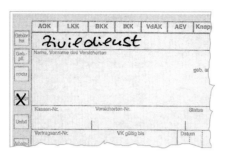

Bei Unfällen während der Dienstzeit besteht kein Anspruch gegenüber den gesetzlichen Krankenkassen oder den Berufsgenossenschaften. Das Bundesamt für Zivildienst in Köln hat die Unfallkosten zu tragen.
Die Abrechnung der ärztlichen Leistungen erfolgt zum Quartalsende mit der zuständigen KV unter Anwendung der Gebührenordnung E-GO.

Wird eine *Überweisung* zu einem anderen Arzt notwendig, so erfolgt die Überweisung auf dem üblichen Überweisungsschein der vertragsärztlichen Versorgung.

Bei Dienstunfähigkeit müssen die vom Bundesamt ausgegebenen Dienstunfähigkeitsbescheinigungen verwendet werden. Der behandelnde Arzt muss darauf bescheinigen, ob eine allgemeine Dienstunfähigkeit vorliegt oder der Zivildienstleistende für eine leichtere Tätigkeit als die derzeit ausgeübte eingesetzt werden kann. Das Bundesamt für Zivildienst ist berechtigt die Dienstunfähigkeit durch einen von ihm bestellten Vertrauensarzt überprüfen zu lassen. Kommt dieser zu einem anderen Ergebnis, so ist der behandelnde Arzt darüber zu informieren.

6 Ärztliche Versorgung der Sozialhilfeempfänger

Aufgrund des *Bundessozialhilfegesetzes* (BSHG) sind *die Städte und Gemeinden mit ihren Sozialämtern die Träger der Sozialhilfe*. Zum Teil existieren auf kommunaler Ebene geringfügig voneinander abweichende Abrechnungsverfahren, z. B. übernimmt in manchen Fällen die AOK die Abwicklung der Abrechnung.
Anspruchsberechtigt nach diesem Gesetz sind alle Personen, die Hilfeempfänger nach dem BSHG sind.

Krankenbehandlungsschein für Leistungen nach dem Bundessozialhilfegesetz (in Berlin DIN A5, grau, Vorderseite)

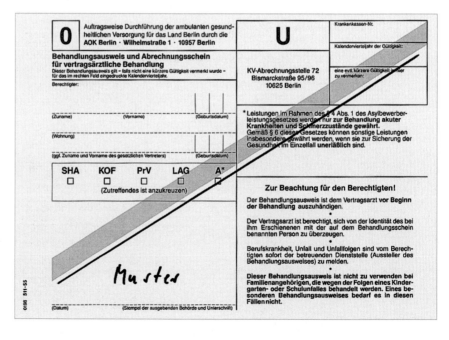

Ärztliche Versorgung der Sozialhilfeempfänger

Alle niedergelassenen Ärzte, die die Voraussetzungen für die Zulassung zu den Primärkassen erfüllen, sind berechtigt Sozialhilfeempfänger zu behandeln. Alle Leistungen, die zum Katalog der gesetzlichen Krankenkassen gehören, finden auch bei den Sozialhilfeempfängern Anwendung.

Krankenbehandlungsschein nach Bundessozialhilfegesetz (Rückseite)

Berechtigungsschein zur Früherkennungsuntersuchung nach Bundessozialhilfegesetz (in Berlin)

Zuständig für die Ausstellung von Krankenscheinen und damit für die Gewährung von Leistungen ist immer das Sozialamt des tatsächlichen Aufenthaltsortes. Überweisungsscheine dürfen nur innerhalb des Zuständigkeitsbereiches des jeweiligen Sozialamtes benutzt werden. In einigen KV-Bezirken muss im Falle einer Überweisung zu einem anderen Arzt eine Kopie des Originalscheines beigelegt werden. Dieser Arzt muss bei seiner Quartalsabrechnung beide Scheine der KV einreichen. Einige Sozialämter geben eigene Rezeptformulare aus, ansonsten erfolgt die Rezeptur über das Arzneimittelverordnungsblatt.

Die Abrechnung der ärztlichen Leistungen erfolgt vierteljährlich mit der KV, getrennt für jedes Sozialamt, nach der Gebührenordnung BMÄ.

7 Krankenversorgung der Polizei/Bereitschaftspolizei

Der Vertrag wird abgeschlossen mit den jeweiligen *Bundesländern*, vertreten durch die Innenministerien, und der zuständigen *KV-Landesstelle*.
Da die Verträge *nicht* bundeseinheitlich geregelt sind, können bei der Abrechnung in den einzelnen Ländern geringe Unterschiede auftreten. Nähere Informationen erteilt die zuständige KV.
Der *Leistungskatalog* der Verträge entspricht im Wesentlichen dem Leistungskatalog der gesetzlichen Krankenkassen. Jeder niedergelassene Arzt nimmt an der Versorgung des in den Verträgen genannten Personenkreises teil. Die Versicherten sollten ihren Kranken- bzw. Überweisungsschein dem behandelnden Arzt vor Beginn der ärztlichen Behandlung aushändigen.
Die *Abrechnung* der ärztlichen Leistungen erfolgt vierteljährlich über die KV nach der Gebührenordnung E-GO.

8 Das Sozialversicherungsabkommen

(Zwischenstaatliches Krankenversicherungsrecht)

Um auch bei Auslandsreisen vor den finanziellen Folgen einer plötzlich auftretenden Erkrankung oder eines Unfalls geschützt zu sein, hat die Regierung der Bundesrepublik Deutschland mit den Regierungen einiger Staaten durch gegenseitige Verträge die ärztliche Versorgung ihrer Staatsangehörigen geregelt.

„Sozialversicherungsabkommen" zwischen der Bundesrepublik und anderen Staaten

- Belgien
- Bosnien-Herzegowina
- Dänemark
- Finnland
- Frankreich
- Griechenland
- Großbritannien
- Irland
- Island
- Italien
- Kroatien
- Jugoslawien (Serbien, Montenegro)
- Liechtenstein
- Luxemburg
- Mazedonien
- Niederlande
- Norwegen
- Österreich
- Polen (in Polen gilt die kostenfreie Behandlung nicht für Urlauber sondern nur für entsandte Arbeitnehmer, Grenzgänger in Polen wohnende Familienangehörige)
- Portugal
- Schweden
- Schweiz
- Slowenien
- Spanien
- Türkei
- Tunesien
- Ungarn

Berechtigungsausweise

Patienten, die nach dem Sozialversicherungsabkommen versichert sind, können mit einer Krankenversichertenkarte oder einem Krankenschein einer gesetzlichen Krankenkasse in die Arztpraxis kommen. (Siehe hierzu die Tabelle „Kostenträger in der ärztlichen Praxis auf der Seite 102.)

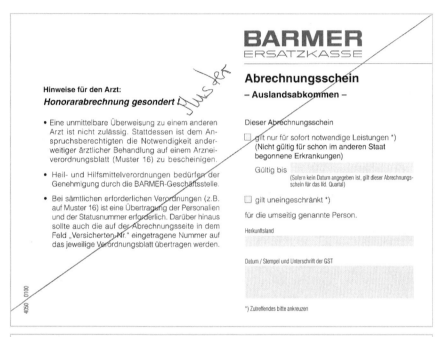

Hält sich ein Bürger einer dieser Staaten in der Bundesrepublik auf, so muss er im akuten Krankheitsfall den Anspruchsberechtigungsschein seiner Krankenversicherung bei einer gesetzlichen Krankenversicherung des Aufenthaltsortes vorlegen. Die gesetzliche Krankenkasse stellt in diesem Fall einen Krankenschein mit dem Aufdruck „Ersatz nach dem Sozialversicherungsabkommen – Einzelabrechnung über KV erbeten" aus.

Sonstige Kostenträger

EUROPÄISCHE GEMEINSCHAFTEN
Verordnungen über soziale Sicherheit
EWR *

Muster

Bitte „Hinweise" auf der Rückseite beachten!

E 111   **D**   (¹)

BESCHEINIGUNG ÜBER DEN SACHLEISTUNGSANSPRUCH WÄHREND EINES AUFENTHALTES IN EINEM MITGLIEDSTAAT
VO 1408/71: Art. 22.1.a.i; Art. 22.3; Art. 31.a
VO 574/72: Art. 20.4; Art. 21.1; Art. 23; Art. 31.1 und 3

1 ☐ Arbeitnehmer ☐ Rentner (Arbeitnehmersystem) ☒ Sonstiger
   ☐ Selbständiger ☐ Rentner (Selbständigensystem)
   (Name (^{1a}), frühere Namen (^{1a}), Vornamen D.N.I. (^{2a}), Anschrift (^{2}))

1.1 Kenn-Nr. (^{2b}): .... Geburtsdatum: ....
1.2 ☐ Diese Person gehört einem in Anhang 11 VO 574/72 erfaßten Selbständigensystem an:

2 Familienangehörige (^{3})
2.1 Name (^{1a})   Vornamen   Frühere Namen   Geburtsdatum   Kenn-Nr. (^{2b})

2.2 Ständige Anschrift (^{2}) (^{4}):

3 Die genannten Personen haben Anspruch auf Sachleistungen der Kranken-/Mutterschaftsversicherung.
   Diese können gewährt werden:

3.1 (^{5}) ☒ vom .... bis .... einschließlich.
3.2 (^{5}) ☐ ab dem ....

4 Zuständiger Träger
4.1 Bezeichnung: ....   Kenn-Nr. (^{6}): IK 104 940 005
4.2 Anschrift (^{2}): ....
4.3 Stempel
     BARMER
     ERSATZKASSE
4.4 Datum:
4.5 Unterschrift

4.6 Gültig vom .... bis ....   4.10 Gültig vom .... bis ....
4.7 Stempel   4.8 Datum: ....   4.11 Stempel   4.12 Datum: ....
          4.9 Unterschrift   4.13 Unterschrift

E 111 d

Inanspruchnahme von Leistungen

Der in Anspruch genommene Arzt rechnet seine angefallenen Leistungen entweder mittels der Krankenversichertenkarte oder dem SV-Krankenschein mit der jeweiligen KV ab. Bei einer Diskettenabrechnung muss der Originalschein beigelegt werden. Bei Vorlage eines Krankenscheines muss der Arzt seine ärztlichen Maßnahmen auf das Notwendige der Sofortmaßnahme beschränken. Er darf keine ärztliche Leistungen verordnen, die bis zur Rückkehr des Patienten in sein Heimatland zurückgestellt werden können.

Besteht die ärztliche Notwendigkeit für eine *Überweisung* an einen Arzt einer anderen Gebietsbezeichnung, so muss der behandelnde Arzt diese Maßnahme formlos der zuständigen Krankenkasse mitteilen. Diese stellt dann einen neuen Krankenschein für die weitere ärztliche Behandlung aus. Eine Direktüberweisung mittels eines vertragsärztlichen Überweisungsscheines ist nicht zulässig.

Verordnet der Arzt ein Arznei- oder Heilmittel, muss dies unter dem Gebot der Wirtschaftlichkeit geschehen. Es können nur Verordnungen rezeptiert werden, die bis zur vorgesehenen Dauer des Aufenthaltes in der Bundesrepublik Deutschland benötigt werden. Eine Verordnung von Medikamenten speziell für die Zeit nach der Rückkehr des Patienten in sein Heimatland ist nicht zulässig.

Für Staatsbürger der Bundesrepublik Deutschland besteht die Möglichkeit, sich vor Antritt einer Reise in eines der aufgeführten Länder bei ihrer zuständigen gesetzlichen Krankenversicherung eine Bescheinigung ausstellen zu lassen, die zur ärztlichen Inanspruchnahme bei Akuterkrankungen berechtigt.

In den den Bescheinigungen beigefügten Formularen können die jeweiligen Bedingungen der Krankenversorgung der anderen Staaten entnommen werden.

Aufgaben

1. Welche Leistungen umfasst der Vertrag zwischen KVB und KBV und für wen gilt er?
2. Nach welcher Gebührenordnung werden erbrachte ärztliche Leistungen für Bundesbahnbeamte abgerechnet?
3. Wer entscheidet über die Anerkennung eines Dienstunfalls bei Postbeamten, wer bei Zivildienstleistenden?
4. Welcher Personenkreis hat Anspruch auf medizinische Behandlung nach dem BSHG?
5. Worauf muss ein ziviler niedergelassener Arzt bei der Behandlung eines Bundeswehrsoldaten achten?
6. Mit welchen Staaten hat die Bundesrepublik Deutschland ein Sozialversicherungsabkommen abgeschlossen?
7. Welche Krankenkassen übernehmen aushilfsweise die Kosten für die Behandlung nach dem Sozialversicherungsabkommen?

VIII Quartalsabrechnung mit gesetzlichen Krankenkassen

1 Karteiführung

```
A B C D E F G H I J K L M N O P Q R Sch St T U V W X Y Z | M F R  I-Zahl
                                                          I II III IV V VI VII VIII IX X XI XII
AOK  LKK  BKK  IKK  VdAK  AEV  Knappschaft  UV*)

Techniker Krankenkasse    48605

Name, Vorname des Versicherten
Muster
Manfred              25.10.45
Rheinstraße 25
23456 Musterstadt

Kassen-Nr.   Versicherten-Nr.      Status
6277508     12345678             1000 1

Vertragsarzt-Nr.   VK gültig bis   Datum
111111111          08/06           09.04.01
                                                                   CEDIP
```

LDATUM	EINTRAEGE
02.11.2000	Krebsvorsorge, RR 130/80, letzte Vorsorge vor 3 Jahren bei
02.11.2000	Urologen in Frankfurt ohne Befund. Patient hat seit einigen
02.11.2000	Tagen starke Beschwerden beim Wasserlassen, eventuell
02.11.2000	Abklärung durch Urologen
02.11.2000	1, 158, 159, 3500, 3501,
02.11.2000	Hämokkult-Test negativ, Urin; Streifentest:Lukozyten ca75,
02.11.2000	Nitrit pos., pH 7, Eiweiß ca 30mg/dl, Keton neg., Urobilinogen
02.11.2000	neg., Bilirubin neg., Erythrozyten ca 50/µl, Sediment; Ery.
02.11.2000	über 50, Leuko. 50-70, Bakt.+++,
02.11.2000	Nitrofurantoin Retard Rat Retard-Kapseln: 50 als Muster
02.11.2000	mitgegeben
02.11.2000	Harnwegsinfektion (N39.0), Z00, .
02.11.2000	AU 02.11.2000 07.11.2000 Harnwegsinfektion (N39.0)

Jeder Arzt ist verpflichtet, für jeden Patienten den Behandlungsverlauf zu dokumentieren. Dies kann durch das Führen einer Karteikarte geschehen.

Folgende Angaben sollte die Patientendokumentation enthalten:
- Name des Patienten
- Geburtsdatum des Patienten
- Name und Geburtsdatum des Versicherten (bei mitversicherten Patienten)
- vollständige Anschrift
- Kostenträger
- Versichertenstatus (1, 3, 5)
- Mitgliedsnummer der Krankenkasse
- Geschäftsstelle der Krankenkasse

Besondere Merkmale, wie z. B. Allergien oder „Bluter", sollten gut sichtbar auf der Karteikarte vermerkt werden. Der Arzt ist verpflichtet, die Anamnese, alle Untersuchungsbefunde, die Behandlungsmaßnahmen und Verordnungen festzuhalten. Die Helferin muss dafür sorgen, dass alle Befunde, wie z. B. Laborergebnisse, Röntgenbefunde oder Überweisungen an andere Ärzte, in die Karteikarte eingetragen bzw. einsortiert werden.

Für alle diese Aufzeichnungen besteht Aufbewahrungspflicht von zehn Jahren und sowohl für den Arzt als auch für seine Mitarbeiterinnen absolute Schweigepflicht!

2 Abrechnungs- oder Überweisungsschein

Mit der Einführung der Versichertenkarte gelten für die Quartalsabrechnung für den Abrechnungs- oder Überweisungsschein folgende Bestimmungen:

Praxen mit EDV-Anlage und Diskettenabrechnung
- Bei Primärinanspruchnahme und Einlesen der Chipkarte erfolgt die Abrechnung ausschließlich auf der Diskette.
- Bei einer Überweisung ebenfalls nach Einlesen der Chipkarte Abrechnung nur auf Diskette; die Überweisungsscheine müssen 4 Quartale in der Praxis aufbewahrt werden.
- Abzugebende Scheine
  • alle Scheine der sonstigen Kostenträger, z. B. Sozialamt,
  • alle Scheine, die im Ersatzverfahren ausgestellt wurden (z. B. weil das Lesegerät defekt war),
  • alle Notfall- und Vertretungsscheine sowie Belegarztscheine, die ohne Einlesen der Chipkarte erstellt worden sind.
  Die Scheine müssen sortiert und banderoliert eingereicht werden.

3 Ablauf der Quartalsabrechnung (manuell)

- Alle Abrechnungs- und Überweisungsscheine müssen nochmals auf die Vollständigkeit und Richtigkeit der eingetragenen Daten überprüft werden. Die Abrechnungsnummern müssen in jedem Fall den aufgestellten Diagnosen entsprechen.
- Jeder Schein muss mit dem Vertragsarztstempel versehen werden.
- Alle Abrechnungs- und Überweisungsscheine (auch Notfall- oder Vertretungsscheine) werden nach den einzelnen Kostenträgern sortiert, z. B. AOK, BEK, und dabei der jeweiligen Geschäftsstelle zugeordnet. *(Die Dokumentationsbögen aller Früherkennungsmaßnahmen müssen der Abrechnung beigefügt werden.)*
- Die so vorsortierten Behandlungsscheine werden dann nach dem Versichertenstatus (1, 3, 5), getrennt pro Kostenträger und alphabetisch aufsteigend nach den Patientennamen geordnet.
- Die auf die beschriebene Art zugeordneten Abrechnungs- und Überweisungsscheine werden jeweils mit dem zugehörigen „Kassenleitblatt" banderoliert und mit den geforderten Angaben wie dem Arztstempel, dem Quartal, der Abrechnungskasse und dem Versichertenstatus versehen.
- Die Scheine werden gezählt und in das „Arztleitblatt" eingetragen. Das Arztleitblatt (auch Fallzahlaufstellung oder Fallzahlmeldung genannt) muss vom Arzt unterschrieben werden.
- Der Arzt muss zu jeder Quartalsabrechnung eine Erklärung abgeben, mit der er bescheinigt, dass er zu bestimmten Leistungen berechtigt war. Dazu gehört zum Beispiel die Erklärung, dass für alle von ihm durchgeführten Laborleistungen ein gültiges Zertifikat (Ringversuch) vorlag.
- Die Scheine werden nun nach den Kriterien: „Ersatzkassen", „Primärkassen" und „Sonstige Kostenträger" verpackt und *termingerecht* bei der KV

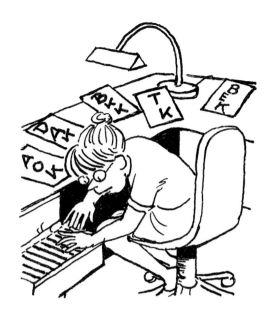

abgegeben (andere Verfahren sind, abhängig von den jeweiligen Kassenärztlichen Vereinigungen, möglich). Die Abgabetermine teilt die KV dem Arzt vor jeder Quartalsabrechnung mit. Die Termine sind unbedingt einzuhalten. Verspätete Ablieferung aus wichtigen Gründen, z. B. Krankheit, muss auf jeden Fall mit der KV abgesprochen werden, um Honorareinbußen zu vermeiden.

Abrechnung mit Praxiscomputer

In EDV-gesteuerten Arztpraxen erfolgt die Quartalsabrechnung mittels einer oder auch mehrerer CDs. Alle Arbeitsgänge, die unter manueller Abrechnung genannt wurden, werden innerhalb kurzer Zeit auf die CD gespielt.
Folgende Formulare müssen bei der Disketten- Abrechnung der KV mit eingereicht werden:

- alle Original- und/oder Überweisungsscheine der „Sonstigen Kostenträger"
- alle Notfall- oder Vertretungsscheine, sowie alle Belegarztscheine, die ohne Einlesen der Chipkarte erstellt wurden

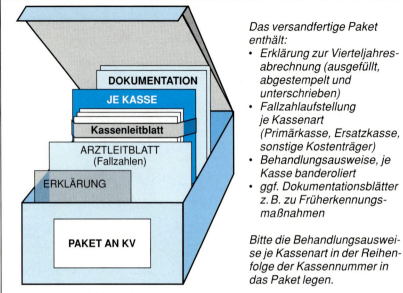

Das versandfertige Paket enthält:
- Erklärung zur Vierteljahresabrechnung (ausgefüllt, abgestempelt und unterschrieben)
- Fallzahlaufstellung je Kassenart (Primärkasse, Ersatzkasse, sonstige Kostenträger)
- Behandlungsausweise, je Kasse banderoliert
- ggf. Dokumentationsblätter z. B. zu Früherkennungsmaßnahmen

Bitte die Behandlungsausweise je Kassenart in der Reihenfolge der Kassennummer in das Paket legen.

- alle Abrechnungsscheine die im Ersatzverfahren ausgestellt wurden
- in einigen KV-Bezirken alle Überweisungsscheine (Wo dies nicht der Fall ist, müssen die Überweisungsscheine 4 Quartale – außer dem aktuellen – aufbewahrt werden.)
- alle Vorquartalsscheine
- in einigen KV-Bereichen die Dienstpläne der von Ärzten selbst organisierten Notdienste

Kassenleitblätter (Banderolen) Ersatzkassen mit Abrechnungsscheinen

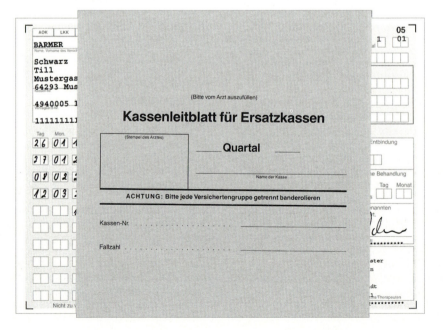

Die Abrechnungsformulare

Die Formulare für die vertragsärztliche Quartals-Abrechnung werden von der jeweiligen KV-Bezirksstelle ausgegeben und weisen leichte Unterschiede in Aufbau und Gestaltung auf. Im Folgenden finden Sie Beispiele für die Abrechnungsformulare aus dem KV-Bezirk Darmstadt in Hessen.

Diese Seite:
Arztleitblatt Ersatzkassen mit Anzahl der Behandlungsfälle nach Kassen, DIN A4 grün

Nächste Seite:
Arztleitblätter für Primärkassen und Sozialhilfe, DIN A4, weiß und blau

Kassenärztliche Vereinigung Hessen
Körperschaft des öffentlichen Rechts

Bezirksstelle: **Darmstadt**

Vertragsarztstempel

Fallzahlmeldung 1 für ERSATZKASSEN
Abgabetermin: 15. des 1. Quartalsmonats

Quartal: _____ Anzahl der Kassen (gesamt): _____ Anzahl der Fälle (gesamt): _____

Bereichs<u>eigene</u> Ersatzkassen (Hessen)					Bereichs<u>fremde</u> Ersatzkassen (außerhalb Hessen)				
VKNR	KIK-Nr. auf KVK	Fallzahlen			VKNR	KIK-Nr. auf KVK	Fallzahlen		
Name der Kasse		Mitglied	Fam.-Ang.	Rentner	Name der Kasse		Mitglied	Fam.-Ang.	Rentner
40601 Barmer EK	5180009	22	42	61	Übertrag:				
40602 DAK	5167990	19	32	8	93601 Barmer	5080008 Thüringen	4		
40603 Kaufm. Krankenkasse	5175503	5		4	93602 DAK	5067999 Thüringen			
40604 Hamburg-Münchener	5169992		42	4	93603 KKH	5075502 Thüringen			
40605 Techniker	5177505	68	13		93604 Ham.-Münchener	5069991 Thüringen			1
40606 Hanseatische EK	5171008		19		93605 Techniker	5077504 Thüringen			
40607 Handelskrk. Bremen	5186802		3		93611 Schw.-Gmünd	5089688 Thüringen			
40611 Schw. Gmünd EK	5189689	4							
40612 Gärtner EK	5189406		11	3					
40613 Braunschweiger	5189291				71601 Barmer	8380007 Bayern			
40614 Hamburgische Zimmerer	5189451				71602 DAK	8367998 Bayern	4		
40615 Neptun Berufskrk.	5189484	12			71603 KKH	8375501 Bayern			
40616 Buchdrucker	5189304		4		71604 Ham.-Münchener	8369990 Bayern			
40617 Krankenkasse Eintracht	5189462	9			71605 Techniker	8377503 Bayern			
					71611 Schw.-Gmünd	8389687 Bayern			
BVG/BEG-Fälle der Ersatzkassen		2							
					55601 Barmer	6780007 Nordbaden			1
					55602 DAK	6767998 Nordbaden			
					55603 KKH	6775501 Nordbaden			
					55604 Ham.-Münchener	6769990 Nordbaden			
Übertrag:		141	166	83	Übertrag:		4	4	2

Kassenabrechnung

KVH Bezirksstelle Darmstadt

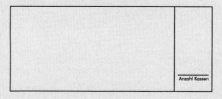

Anzahl Kassen

**Arztleitblatt
Sozialhilfe**

Abrechnung wie Primärkassen

VKNR	KASSENNAME	FALLZAHLEN
\multicolumn{3}{l}{**Bergstraße, Landkreis und Städte**}		
39950	SA Kreis Bergstraße	12
39951	SA Bensheim	
39952	SA Biblis	
39953	SA Birkenau	
39954	SA Bürstadt	
39955	SA Fürth	
39956	SA Heppenheim Stadt	
39957	SA Lampertheim	
39958	SA Lorsch	4
39959	SA Mörlenbach	
39960	SA Rimbach	
39961	SA Viernheim	
39962	SA Wald-Michelbach	
39963	KJA Bergstraße	
39964	FA Bergstraße	
\multicolumn{3}{l}{**Darmstadt, Landkreis u. Städte**}		
39970	SA Darmstadt Stadt	24
39971	SA Darmstadt-Dieburg	
39975	SA Darmstadt-Dieburg	
\multicolumn{3}{l}{**Außenstelle Dieburg**}		
39976	JA Darmstadt	
\multicolumn{3}{l}{**Odenwaldkreis**}		
39980	SA Odenwaldkreis	12
\multicolumn{3}{l}{**Groß-Gerau, Landkreis u. Städte**}		
39985	SA Groß-Gerau Stadt	
39986	KSA Groß-Gerau Land	
39987	SA Bischofsheim	
39988	SA Ginsh.-Gustavsburg	
39989	SA Raunheim	
39990	SA Rüsselsheim	
39991	KJA Groß-Gerau	

Die Richtigkeit Ihrer Abrechnung bestätigen Sie b
Abkürzungsverzeichnis siehe Rückseite.

KVH Bezirksstelle Darmstadt

Anzahl Kassen

**Arztleitblatt
Primärkassen**

und

AA/SVA -Sozialversicherungsabkommen
BEG -Bundesentschädigungsgesetz
KOV/BVG -Bundesversorgungsbehandlung
(bitte auf Seite 3 gesondert eintragen)

VKNR	KASSENNAME	FALLZAHLEN			INSGESAMT
		Mitglied (1)	Fam. (3)	Rentner (5)	
02439	BKK Axel Springer Verlag	12		4	16
03403	BKK Mercedes Benz				
07417	BKK Preussag				
09105	AOK Hannover				
18111	AOK Westfalen-Lippe	23	2	3	28
24413	BKK Deutsche Bank				
27405	BKK Kaufhof				
31411	BKK Karstadt				
39101	AOK Bergstraße				
39102	AOK Darmstadt-Dieburg	116	92	43	251
39104	AOK Odenwaldkreis (Erbach)				
39105	AOK Groß-Gerau	18	20	9	47
39251	LKK Darmstadt				
39301	IKK Südhessen				
39401	BKK Deutsche Steinindustrie				
39402	BKK Röhm				
39404	BKK Hessische Elektrizitäts AG				
39407	BKK MAN Gustavsburg				
39408	BKK Carl Schenck	12	13		25
39409	BKK E. Merck				
39410	BKK Opel				
39414	BKK Staatliche BKK für Hessen				
39416	BKK Akzo Faser AG Kelsterbach				
40101	AOK Frankfurt und Wetteraukreis	52		18	70
40103	AOK Main-Kinzig				
40104	AOK Hochtaunuskreis				
40105	AOK Offenbach				
40301	IKK Frankfurt am Main				
40304	IKK Hofheim-Offenbach-Main-Kinzig				
40401	BKK Deutsche Bahn	24			24
40408	BKK Hoechst AG, Frankfurt				
	Übertrag:	221	163	77	461

Aufgaben

1. Welche Angaben muss ein Abrechnungsschein bei der Vorlage zur Abrechnung enthalten?
2. Wann wird in die Karteikarte zusätzlich der Name des Versicherten eingetragen?
3. Fordern Sie die Quartals-Abrechnungsformulare Ihrer KV an und füllen Sie sie entsprechend der Angaben auf den Beispielformularen aus.
4. Welche Unterlagen müssen bei einer Diskettenabrechnung am Quartalsende beigelegt werden?
5. Wie lange müssen ärztliche Aufzeichnungen bzw. Karteikarten aufbewahrt werden?
6. Wie lange müssen Überweisungsscheine in Praxen, die eine Diskettenabrechnung durchführen, aufbewahrt werden?
7. Wie erfolgt die Sortierung der Abrechnungsscheine innerhalb der Kassenzugehörigkeit?
8. Wozu dient das Kassenleitblatt?
9. Erklären Sie den jeweiligen Versicherungsstatus „1", „2", „5".
10. Welche Erklärung muss ein Arzt bei der Quartalsabrechnung abgeben?

IX Gebührenordnungen in der Praxis

1 Die Gebührenordnungen

Es gibt vier Gebührenordnungen in der ärztlichen Praxis, nach denen alle anfallenden ärztlichen Leistungen abgerechnet werden müssen. Alle zur Verfügung stehenden Kostenträger sind an eine bestimmte Gebührenordnung gebunden.
Es ist von großer Bedeutung, diese Gebührenordnungen zu kennen und die entsprechenden Kostenträger richtig zuzuordnen.
Eine genaue Übersicht der Kostenträger und Anwendung in der ärztlichen Praxis können Sie der Tabelle auf den nachfolgenden Seiten entnehmen.

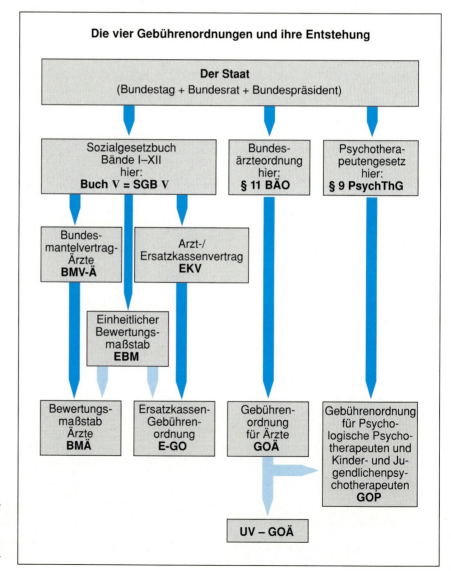

nach Wetzel/Liebold, Handkommentar BMÄ, E-GO und GOÄ, 51 Lfg., Stand 1. Januar 2001, S. 4–7

2 Zuordnung der Kostenträger zu den Gebührenordnungen

Kostenträger:	Behandlungsausweis:	Gebührenordnung:	Abrechnung an:	Bemerkungen:
Primärkassen:				
Allgemeine Ortskrankenkassen (AOK)	KVK	BMÄ	KV	
Landwirtschaftliche Krankenkasse (LKK)	KVK	BMÄ	KV	
Innungskrankenkasse (IKK)	KVK	BMÄ	KV	
Betriebskrankenkasse	KVK	BMÄ	KV	
Bundesknappschaft (Knappschaft)	KVK	BMÄ	KV	
See-Krankenkasse (See-KK)	KVK	BMÄ	KV	
Ersatzkassen VdAK:				
Barmer Ersatzkasse (BEK)	KVK	E-GO	KV	
Deutsche Angestellten-Krankenkasse (DAK)	KVK	E-GO	KV	
Kaufmännische Krankenkasse (KKH)	KVK	E-GO	KV	
Hamburg-Münchner-Krankenkasse (HaMü)	KVK	E-GO	KV	
Techniker Krankenkasse (TK)	KVK	E-GO	KV	
Hanseatische Krankenkasse (HEK)	KVK	E-GO	KV	
Handelskrankenkasse (HKK)	KVK	E-GO	KV	
Ersatzkassen AEV:				
Gmünder Ersatzkasse (GEK)	KVK	E-GO	KV	
Gärtner-Krankenkasse (GKK)	KVK	E-GO	KV	
Krankenkasse für Bau- und Holzberufe (HZK)	KVK	E-GO	KV	
Buchdrucker Krankenkasse (BK)	KVK	E-GO	KV	
Krankenkasse „Eintracht" Heusenstamm (KEH)	KVK	E-GO	KV	
Brühler-Krankenkasse	KVK	E-GO	KV	

Sonstige Kostenträger:				
BEG Bundesentschädigungsgesetz (Verfolgte sowie deren Angehörige)	KVK ab 01.4.2000 Statusangabe im Feld „Ost-West" 6	BMÄ	KV	bisher gelbe Behandlungsscheine Keine Budgetierung
BVG Bundesversorgungsgesetz nur für anerkannte Schädigungsfolgen	roter Bundesbehandlungsschein	nach der Geb. Ordnung der ausstellenden Kasse	KV	Keine Budgetierung
BVG für Beschädigte, Angehörige, Hinterbliebene Pflegepersonen	KVK Statusangabe im Feld „Ost-West" 6	nach der Geb. Ordnung der ausstellenden Kasse	KV	bisher orangefarbige KOV-Scheine, keine Budgetierung
Bundesgrenzschutz nur für einen Teil der Beamten, die wie bisher nach § 2 der Vereinbarung über die ärztliche Versorgung der Beamten im BGS die Möglichkeiten zur unmittelbaren Inanspruchnahme der Vertragsärzte berechtigt waren	KVK ab 01.04.2000	E-GO	KV	Für nicht unter §2 der Vereinbarung fallende Beamten bleibt die bisherige Regelung bestehen
SVA Zeitweise im Inland, z. B. Touristen	Krankenschein	Geb. Ordnung entsprechend der ausstellenden Krankenkasse	KV	gültig nur für Notfallbehandung, keine Direktüberweisung zu anderen Ärzten möglich
SVA Wohnsitz im Inland Pauschalabrechnung der Krankenkasse mit dem ausländischen Kostenträger	KVK Statusangabe im Feld Ost-West „8"	Geb. Ordnung entsprechend der ausstellenden Krankenkasse	KV	
SVA Wohnsitz im Inland Abrechnung der Kranken kasse mit dem aus ländischen Kostenträger nach tatsächlichem Aufwand	KVK Statusangabe im Feld Ost-West „7"	Geb. Ordnung entsprechend der ausstellenden Krankenkasse	KV	
SVA deutsch-niederländische Grenzgänger Wohnsitz in den Niederlanden	KVK Statusangabe im Feld Ost-West „7" Krankenkasse	Geb. Ordnung entsprechend der ausstellenden	KV	
Sozialhilfeträger	Krankenschein des zuständigen Sozialamtes	BMÄ	KV	keine Budgetierung

Zivildienst	Krankenschein	E-GO	KV	keine Budgetierung eigene Dienst- und fähigkeitsbescheinigung
Jugendschutz-untersuchung	Berechtigungsschein von der Gemeinde- bzw. Stadtverwaltung (Amt für Arbeitsschutz und Sicherheitstechnik)	GOÄ Nr.32 einfacher Geb. Satz	KV oder Direkt- abrechnung regionale Unterschiede	keine Budgetierung
Bundeswehr (1)	Berechtigungsschein	E-GO	KV	für Leistungen im Rahmen der allgemeinen Heilfürsorge keine Budgetierung
Bundeswehr (2)	Ausweis als Bundeswehr-angehöriger	GOÄ Sätze: 2,2 für ärztliche Leistungen, 1,4 für technische Leistungen nach den Abschnitten A, E, M und O	zuständige Dienststelle der Bundeswehr	Bei Untersuchungen und Behandlungen von Soldaten ab der Besoldungsgruppe A 8 und höher bei Inanspruchnahme der Wahlleistung „wahlärztliche Leistungen" im Rahmen der stationären Behandlung in zivilen Krankenhäuser
Bundeswehr (3)	Ausweis als Bundeswehr-angehöriger	GOÄ Sätze: 1,7 für ärztliche Leistungen, 1,1fach für technische Leistungen nach den Abschnitten A, E und O, 1,0 fach für Leistungen nach dem Abschnitt M für stationäre Behandlung bei Inanspruchnahme der Wahlleistung „wahlärztliche Leistungen" gleiche Sätze wie unter Bundeswehr (2)	an Patient oder zuständige Dienststelle in der Bundeswehr	Für konsiliarische und auswärtige Untersuchungen und Behandlungen von Zivilpersonen die in Bundeswehrkliniken stationär behandelt werden, für Untersuchungen und Behandlungen im Rahmen der Heilbehandlung für Soldaten fremder Staaten, ggf. deren Familienangehörige, für Leistungen der Vertragsärzte der Bundeswehr soweit sie nach Einzelleistungen abgefunden werden, für ärztliche Leistungen die nicht Gegenstand der kassenärztlichen Versorgung sind und von den KVen nicht sichergestellt werden

Polizeibeamte Leistungen im Rahmen der Heilfürsorge	Berechtigungsschein	E-GO	KV	keine Budgetierung
Polizei, Blutentnahme in deren Auftrag	Auftrag durch Polizei	GOÄ (einfacher Satz)	Polizeidienststelle	
Postbeamten-Krankenkasse A	KVK	E-GO	KV	keine Budgetierung
Unfallversicherungsträger	keinen zuständig ist die jeweilige Berufsgenossenschaft oder UV-Träger der öffentlichen Hand	UV-GOÄ unterschiedliche Sätze bei allgemeiner oder besonderer Heilbehandlung	an den entsprechenden UV-Träger	keine Budgetierung
Postbeamte/ Dienstunfall	keinen	GOÄ 1,57 facher Satz, Abschnitt M und Nr. 437 1,15facher Satz	Unfallkasse Post und Telekom, Postfach 30 50, 72017 Tübingen	keine Budgetierung
Bundesbahnbeamte/ Dienstunfall	keinen	GOÄ 1,57 facher Satz, Abschnitt M und Nr. 437 1,15facher Satz	Dienststelle Bundesbahnvermögen Hallesches Ufer 74/76, 10963 Berlin	keine Budgetierung
Postbeamten-Krankenkasse B	Ausweis der Krankenkasse	GOÄ Erstattungssätze der Kasse 1,9 fach für ärztliche Leistungen, 1,5 fach für die Abschnitte A,E und O, 1,15 fach für Abschnitt M und Nr. 437	Patient	Der Arzt ist nicht zwangsläufig an die Sätze gebunden. Andere Sätze vor der Behandlung mit dem Patienten besprechen.
Bundesbahnbeamte (KVB I,II und III)	Ausweis der Krankenkasse	GOÄ 2,2fach für ärztliche Leistungen, 1,8fach für die Abschnitte A,E und O, 1,15fach für Abschnitt M und Nr. 437	Patient	Bei stationärer Leistung Abzug von 15%, Sonderregelung für Psychotherapie
Bundesbahnbeamte (KVB ab IV)	Ausweis der Krankenkasse	GOÄ Sätze siehe Privatpatienten	Patient	siehe Privatpatienten

Privatpatienten	Ausweis der Krankenkasse, teilweise auch Chipkarten	GOÄ Sätze: für ärztliche Leistungen zwischen 1,0 und 3,5 fach (Schwellenwert 2,3). Für die Abschnitte A,E und O zwischen 1,0 und 2,5fach (Schwellenwert 1,8), für Leistungen des Abschnittes M zwischen 1,0 und 1,3fach (Schwellenwert 1,15)	Patient	Forderungen zwischen Schwellenwert und Höchstsatz bedürfen der Begründung. Forderungen jenseits des Höchstsatzes bedürfen der schriftlichen Vereinbarung zwischen Arzt und Patient. (Abdingung)
Privatpatienten (Standardtarif) Personenkreis: z.B. Privatversicherte oder Beamte mit ungünstigem Risiko (Behinderung) ohne Altersgrenze, ohne Vorversicherungszeit und ohne Berücksichtigung des Gesamteinkommens, Rentner und Ruhestandsempfänger mit Vorversicherungszeit von 10 Jahren und einem jährlichen Gesamteinkommen bis zur Beitragsbemessungsgrenze	Ausweis der Privatversicherung	GOÄ Sätze: für ärztliche Leistungen 1,7 fach, für die Abschnitte A,E und O 1,3fach, für Abschnitt M 1,1fach	Patient	
Private Studenten-Krankenversicherung (PSKV)	Ausweis der Privatversicherung	GOÄ Sätze: 1,7fach für ärztliche Leistungen, für die Abschnitte A,E M und O 1,3fach	Patient	werden die Sätze nicht überschritten, kann der Arzt mit der PSKV direkt abrechnen

3 Der Einheitliche Bewertungsmaßstab (EBM)

Der Einheitliche Bewertungsmaßstab (EBM) beinhaltet die beiden amtlichen Gebührenordnungen BMÄ (Bewertungsmaßstab Ärzte) und E-GO (Ersatzkassen-Gebührenordnung). Das Gesundheitsstrukturgesetz von 1993 bestimmte den Beschluss einer gemeinsamen Gebührenordnung für die gesetzlichen Krankenkassen. Im Wesentlichen stimmen die beiden Gebührenordnungen überein. Eventuelle Unterschiede, z. B. beim Wegegeld, sind im EBM deutlich gekennzeichnet.

Die Gliederung des EBM (Stand 1. Juli 1999 mit Änderungen bis zum 2. Quartal 2001 und unter Berücksichtigung der Euro-Umstellung) können Sie der folgenden Tabelle entnehmen. Die Einteilung nach Fachgebieten ermöglicht ein schnelles Auffinden einer GO-Nummer.

Kap.	Inhalt	GO-Nr.
A	Allgemeine Bestimmungen	
B	Grundleistungen, Ambulante Operationen und Anästhesien, Prävention, Sonstige Hilfen, Substitutionsbehandlung	1 – 202
B I	1. Hausärztliche Grundvergütung	keine, automatische Vergütung durch die KV
	2. Ordinationsgebühr, Konsultationsgebühr, Verwaltungsgebühr, Konsiliarpauschale	1 – 4
	3. Nacht-Wochenend und Feiertagsgebühr	5 und 6
B II	Beratungs- und Betreuungsleistungen	10 – 21
B III	1. Besuche, Visiten	25 – 32
		33
	2. Verweilen, Konsilium, Assistenz,	40 – 51
	3. Ganzkörperstatus	60
B IV	Ambulante postoperative und tagesklinische Betreuung	63 – 69
B V	Schriftliche Mitteilungen, Gutachten	71 – 79 + Nr. 27 die noch nicht Bestandteil des EBM vom 1.7.99 ist!
B VI	Ambulante Operationen	80 – 87
B VII	Ambulante Anästhesien/ Narkosen	90
B VIII	Operationen ohne Leistungsdefinition	95 – 98
B IX	Prävention 1. Mutterschaftsvorsorge	100 – 139
	2. Früherkennung von Krankheiten bei Kindern	140 – 152
	3. Früherkennung von Krankheiten bei Erwachsenen	155 – 162
B X	Sonstige Hilfen 1. Empfängnisregelung	165 – 179
	2. Sterilisation	180 – 189
	3. Schwangerschaftsabbruch	190 – 200
B XI	Substitutionsbehandlung	202 – 204
C	Sonderleistungen Verbände, Blutentnahmen, Injektionen, Infusionen, Transfusionen, Infiltrationen, Implantation	205 – 398
D	Anästhesieleistungen	418 – 496
E	Physikalisch-medizinische Leistungen	501 – 566
F	Innere Medizin	601 – 793
G	Neurologie, Psychiatrie, Kinder- und Jugendpsychiatrie, Psychosomatik und Psychotherapie	800 – 897
H	Dermatologie	900 – 941

Kap.	Inhalt	GO-Nr.
I	Kinderheilkunde	953 – 990
J	Gynäkologie und Geburtshilfe	1018 – 1192
K	Augenheilkunde	1210 – 1375
L	Hals-, Nasen-, Ohren-Heilkunde Phoniatrie und Pädaudiologie	1403 – 1653
M	Urologie	1702 – 1860
N	Chirurgie/Orthopädie	2002 – 3245
O	Laboratoriumsuntersuchungen	3500 – 3890 3900 – 4826

Kap.	Inhalt	GO-Nr.
P	Histologie, Zytologie, Zytogenetik und Molekulargenetik	4900 – 4986
Q	Strahlendiagnositk	5000 – 5497
R	Magnetfeld- Resonanz-Tomographie (MRT)	5520 und 5521
S	Kontrastmitteleinbringungen	6000 – 6090
T	Strahlentherapie	6999 – 7071
U	Pauschalerstattungen	7103 – 7252

Beschreibung der einzelnen Gebührenpositionen

In der Folge werden Gebührenpositionen beschrieben, die in fast jeder allgemeinmedizinischen/internistischen Praxis vorkommen und jeder Arzthelferin geläufig sein sollten. Es erfolgt *keine vollständige Erläuterung aller Gebührennummern.* Vielmehr sollte das Buch im Zusammenhang mit dem EBM benutzt werden. Die Erklärungen im Buch sollen die genauen Anwendungsregeln der GO-Nummern erleichtern. Die blau gedruckten Texte sind Originaltexte aus dem „Einheitlichen Bewertungsmaßstab (EBM)", Stand 1. Juli 1999, hrsg. vom Deutschen Ärzte Verlag. Jede Praxis hat aufgrund ihrer Fachbezogenheit spezielle Abrechnungsnummern, die jeder dort arbeitenden Arzthelferin zusätzlich vertraut sein müssen. Um die täglichen Abrechnungsarbeiten zu erleichtern, ist es hilfreich, sich für die Praxis eine Liste mit den wichtigsten Gebührennummern zu erstellen und immer griffbereit auf dem Schreibtisch liegen zu haben. Benötigt man eine Nummer, die nicht oft vorkommt, kann man sie anhand der Gliederung in der Gebührenordnung leicht finden.

Das Praxisbudget bzw. die Zusatzbudgets werden individuell pro Quartal von der zuständigen KV für die Arztpraxen berechnet. Die Praxisbudgets/Zusatzbudget errechnen sich aus der Fallpunktzahl der jeweiligen Arztgruppe (getrennt nach Rentner und Mitglieder/Familienangehörige) multipliziert mit den Budget relevanten kurativen-ambulanten Behandlungsfällen des Arztes. Eine Anforderung über dem Praxisbudget/Zusatzbudget wird nicht vergütet. Das Praxisbudget/Zusatzbudget ändert sich von Quartal zu Quartal durch die veränderten Patientenzahlen. Die Fallpunktzahlen bleiben unverändert.

Die Fallpunktzahlen werden von den jeweiligen KVen berechnet. Die Berechnung richtet sich nach dem jeweiligen Honorarverteilungsmaßstab und der Anzahl der in dem Gebiet liegenden Praxen.

Es erfolgt keine Vermischung der Berechnung von Praxisbudget und Zusatzbudgets!

Nicht in das Praxisbudget einbezogene Leistungen:

– Hausärztliche Grundvergütung
– Schutzimpfungen
– Kostenerstattung Kapitel U
– Ärztliche Leistungen die im organisierten Notdienst, Urlaub und Krankheitsvertretungen erbracht wurden.
– alle Leistungen die im EBM mit einem * gekennzeichnet sind, z. B. Ziffer 5
– Kapitel O (Labordiagnostik) Hier kommt das Laborbudget zur Anwendung.
– Präventionsmaßnahmen
– Zusatzvereinbarungen auf Bundes- und Landesebene

Einzelne Gebührennummern sind mit (*) gekennzeichnet. Für diese Leistungen gilt, dass sie nicht in das Praxisbudget bzw. Zusatzbudget fallen.

4 Auszüge aus dem Einheitlichen Bewertungsmaßstab (EBM)

B I. Hausärztliche Grundvergütung, Ordinationsgebühren, Konsultationsgebühr, Verwaltungsgebühr, Konsiliarpauschale, Nacht-, Wochenend-, Feiertagsgebühr

1. Hausärztliche Grundvergütung

Hausärztliche Vergütung gemäß § 87 Abs. 2 a SGB V, je Behandlungsfall (kurativ-ambulant)   90 Punkte

Als Hausärzte gelten:
- Ärzte ohne Gebietsbezeichnung/praktische Ärzte
- Allgemeinärzte
- Internisten ohne Schwerpunktbezeichnung
- Kinderärzte ohne Schwerpunktbezeichnung

Folgende Kostenträger haben sich der Vergütung der hausärztlichen Grundgebühr angeschlossen:
- Primärkassen
- Ersatzkassen
- Zivildienst
- BSHG (Sozialhilfe)
- Polizei
- Feuerwehr
- BVG (Bundesversorgungsgesetz)
- BEG (Bundesentschädigungsgesetz)

Die hausärztliche Grundvergütung wird von den einzelnen KVen an die betroffenen Ärzte abgeführt. Eine Gebührennummer oder eine Kennzeichnung auf dem Abrechnungsschein oder der Diskette entfällt. Der Arzt bekommt seine relevanten Fälle unter der Code-Nr. 8066 seiner Quartalsabrechnung gutgeschrieben.

Folgende Fälle sind von der Vergütung der hausärztlichen Grundvergütung ausgeschlossen:
- Notfallscheine
- Urlaubs- und Krankheitsvertretungsscheine
- Abrechnungsscheine, auf denen ausschließlich die Nummern 3 oder 170 als alleinige Leistung stehen
- Überweisungsscheine, die nur Auftragsleistungen enthalten
- Abrechnungsscheine, welche Leistungen enthalten, die zur fachärztlichen Versorgung gehören. Diese Leistungen sind in einer Liste der KBV aufgeführt, z. B. Nr. 614 Stress-Echokardiographie, Nrn. 725, 726 Bronchoskopie.

2. Ordinationsgebühren, Konsultationsgebühr, Verwaltungsgebühr, Konsiliarpauschale

Gebührennummer 1
Ordinationsgebühr, je Behandlungsfall

	Punkte M/F	Rentner
Allgemeinärzte, praktische Ärzte, hausärztliche Internisten	265	475
Anästhesisten	340	555
Augenärzte	340	390
Chirurgen	285	285
Frauenärzte	190	230
HNO-Ärzte, Ärzte f. Phoniatrie und Pädaudiologie	420	420
Dermatologen	195	265
Fachärztliche Internisten mit Schwerpunkt Rheumatologie und/oder Endokrinologie, Orthopäden mit Schwerpunkt Rheumatologie	585	740
Fachärztliche Internisten mit Schwerpunkt Hämatologie und internistische Onkologie	495	700
Fachärztliche Internisten ohne oder mit nicht vorgenanntem Schwerpunkt	235	300
Kinderärzte	285	285
Ärzte für Kinder- und Jugendpsychiatrie und -psychotherapie	60	110
Mund-Kiefer-Gesichtschirurgen	325	265
Nervenärzte	130	130
Neurochirurgen	135	195
Neurologen	135	135
Orthopäden ohne oder mit nicht vorgenanntem Schwerpunkt, Ärzte für physikalische und rehabilitative Medizin	315	510
Ärzte für Psychiatrie und Psychotherapie, psychotherapeutische Medizin und ärztliche Psychotherapeuten	105	150
Urologen	280	340
Ermächtige Krankenhausärzte, Institutionen mit Einzelleistungsabrechnung	180	180
Ärzte für Psychiatrie und Psychotherapie, psychotherapeutische Medizin, ärztliche Psychotherapeuten, psychologische Psychotherapeuten, Kinder- und Jugendlichenpsychotherapeuten	40	40
Notfallärzte, Ärzte im Notfalldienst, Notfallbehandlung	220	220

- einmal im Behandlungsfall abrechnungsfähig
- nur bei unmittelbarer Inanspruchnahme des Arztes durch den Patienten
- nie bei telefonischer Inanspruchnahme
- am selben Tag nicht zusammen mit Nr. 2 (außer Begründung)
- im selben Behandlungsfall nicht mit Nr. 3
- bei eigenen Patienten nicht zusammen mit der Notfallordinationsgebühr im selben Behandlungsfall
- keine Abrechnung bei Leistungsaufträgen ohne Patientenkontakt
- nicht neben Nrn. der Prävention, wenn keine kurativen Maßnahmen anfallen
- nicht bei Gruppenbehandlungen
- Bei ambulanter und belegärztlicher Behandlung durch einen Arzt kann Nr. 1 zweimal (in einem Quartal) abgerechnet werden.

Gebührennummer 2
Konsultationsgebühr   50 Punkte

- Allgemeinärzte, praktische Ärzte, hausärztliche Internisten
- Anästhesisten

– Augenärzte
– Chirurgen
– Frauenärzte
– HNO-Ärzte, Ärzte für Phoniatrie und Pädaudiologie
– Dermatologen
– Fachärztliche Internisten
– Hausärztliche Kinderärzte
– Fachärztliche Kinderärzte
– Mund-Kiefer-Gesichtschirurgen
– Neurochirurgen
– Orthopäden, Ärzte für physikalische und rehabilitative Medizin
– Urologen
– Notfallärzte, Ärzte im Notfalldienst
– Notfallbehandlungen

– für alle mittelbaren Arzt-Patienten-Kontakte
– für telefonische Inanspruchnahme des Arztes (nicht für die alleinige Befundmitteilung)
– für alle unmittelbaren Arzt-Patienten-Kontakte, nach der Abrechnung nach Nr. 1
– nicht bei Gruppenbehandlungen
– keine Quartalseinschränkung
– Mehrfachabrechnung oder in Kombination mit Nr. 1 am selben Tage bedürfen der Begründung (Uhrzeitangabe).
– Erfolgt in einem Quartal ausschließlich eine telefonische Inanspruchnahme eines Arztes, der in der Legende der Nr. 2 nicht genannt ist, so kann als alleinige Leistung die Nr. 2 abgerechnet werden.
– nicht bei belegärztlicher Behandlung

Gebührennummer 3
Verwaltungsgebühr   30 Punkte

für
– die alleinige Ausstellung eines Wiederholungsrezeptes
– die alleinige Ausstellung einer Überweisung
– die Übermittlung von Befunden, ärztlichen Anordnungen durch die Mitarbeiterin des Arztes an den Patienten

– als alleinige Leistung am Tage (ohne Begründung)
– nie im Quartal zusammen mit Nr. 1
– nicht für Leistungen der „sonstigen Hilfen" (Pillenrezept), hier Nr. 170
– nicht für die alleinige Übermittlung von Laborergebnissen

Gebührennummer 4
Konsiliarpauschale, je Behandlungsfall   180 Punkte

ausschließlich für
– Ärzte für Laboratoriumsmedizin, Transfusionsmedizin, Mikrobiologie und Infektionsepidemiologie
– Ärzte für Nuklearmedizin
– Ärzte für Pathologie
– Ärzte für radiologische Diagnostik bzw. Radiologie
– Ärzte für Strahlentherapie
– Fachambulanzen mit Dispensaireauftrag (nach § 311 Abs. 2 S. 1 SGB V)

– mindestens ein unmittelbarer Arzt-Patienten-Kontakt
– Dokumentation, Befundmitteilung/Arztbrief, Untersuchung, Besprechung des Untersuchungsergebnisses auch mit dem überweisenden Arzt sind Bestandteil der Nr. 4 (eine vollständige Leistungserbringung ist aber nicht erforderlich).

- Bei zwei getrennten Aufträgen in einem Quartal kann Nr. 4 nur einmal abgerechnet werden; im zweiten Fall dann Nr. 2.
- nicht neben Nr. 42 oder 44 in einem Quartal

3. Nacht-, Wochenend-, Feiertagsgebühren

Gebührennummer 5*
Gebühr für eine Inanspruchnahme des Arztes durch einen Patienten   300 Punkte

- zwischen 20:00 und 8:00 Uhr
- zwischen 8:00 und 20:00 Uhr für Besuche, Visiten und Notfallbehandlungen an Samstagen, Sonntagen, gesetzlichen Feiertagen sowie am 24. und 31. Dezember
- für einen Besuch oder Visite mit Sprechstundenunterbrechung

* Die Nr. 5 fällt nicht in das Praxisbudget.
- In einigen KV-Bereichen muss Nr. 5 immer mit einer Uhrzeit abgerechnet werden.
- Werden aus organisatorischen Gründen Sprechstunde oder Hausbesuche in die genannten Zeiten gelegt, kann Nr. 5 nicht abgerechnet werden.
- nie neben der Nr. 32 („Mitbesuch")
- nicht zusammen mit Nr. 6
- nicht, wenn nach offizieller Beendigung der Sprechstunde Patienten nach 20:00 Uhr noch auf die Behandlung warten
- nicht, wenn die Sprechstunde offiziell schon um 7:30 Uhr beginnt

---

Möglichkeiten der Abrechnung:

1. **bei Besuchen** (Nrn. 25 und 26) oder Visiten (Nrn. 28 und 29) aus Gründen der Dringlichkeit oder aus medizinischer Notwendigkeit zwischen 20 und 8 Uhr
   - zwischen 8:00 und 20:00 Uhr nur bei Unterbrechung der Sprechstundentätigkeit (Montag bis Freitag)
   - bei Besuchen an Samstagen, Sonntagen, gesetzl. Feiertagen sowie am 24. und 31. Dezember auch am Tage (8:00–20:00 Uhr)
   - neben der Nr. 150, wenn die U1 oder U2 in o. g. Zeiten stattfinden muss, um die Frist der Untersuchungszeit zu wahren

2. bei **Behandlungen in der Praxis**
   - nachts (20:00 bis 8:00 Uhr), wenn keine Sprechstunde ist oder die Patienten nicht extra zu diesem Termin einbestellt wurden
   - bei Notfallbehandlungen, auch bei telefonischen Notfallberatungen von 8:00 bis 20:00 Uhr auch an Samstagen, Sonntagen, Feiertagen, 24. und 31. Dezember

3. bei **telefonischer Beratung** zwischen 20:00 und 8:00 Uhr

---

Gebührennummer 6
Gebühr für andere als in der Leistung nach Nr. 5 aufgeführte Formen der Inanspruchnahme des Arztes (z. B. Sprechstunde) an Samstagen, Sonntagen, Feiertagen und am 24. und 31. Dezember   200 Punkte

- Die Nr. 6 kann grundsätzlich nur an den genannten Tagen abgerechnet werden.
- bei Sprechstunden an diesen Tagen, bei Einbestellung einzelner Patienten an diesen Tagen
- bei „Mitbesuchen" (Nr. 32) an diesen Tagen
- für telefonische Beratungen samstags zwischen 12:00 und 20:00 Uhr sonntags von 8:00 bis 20:00 Uhr

B II. Beratungs- und Betreuungsgrundleistungen

Allgemeines

Die Gebührennummern des Kapitels B II. fallen mit Ausnahme der Nummer 16 ins Praxisbudget.

Hausärzte können alle Nummern des Abschnitts B II. abrechnen
- mit Ausnahme der Nummer 16
- Die Nummern 10, 11, 12 und 13 können nur durch Hausärzte erbracht werden.
- Nummer 16 steht ausschließlich Nephrologen, Onkologen, Hämatologen und Rheumatologen, Pneumologen und Kinderärzten zur Verfügung!
- Die Nummern 14 und 15 stehen neben den Hausärzten den Nervenärzten, Neurologen, Psychiatern, Kinder- und Jugendpsychiatern zur Verfügung.
- Die Nummern 14, 15 oder 20 können erst abgerechnet werden, wenn im Behandlungsfall mindestens 5 Arzt-Patienten-Kontakte (davon mindestens ein Besuch, mit Ausnahme bei Kindern bis zur Vollendung des 12. Lebensjahres) stattfanden.
- Die Nummern 17, 19, 20 und 21 können von allen Ärzten abgerechnet werden!
- Die Nummern 12, 14, 15, 16, 19 und 20 können nur einmal im Behandlungsfall (Quartal) abgerechnet werden!
- Die Nummern 10, 11, 17 und 21 können nur einmal am Tage abgerechnet werden!
- Die Nummern 10, 11 und 17 können erst nach einer Gesprächsdauer von 10 Minuten abgerechnet werden.
- Während dieser Zeit können keine anderen medizinischen Leistungen erbracht werden!
- Dauert ein therapeutisches Gespräch länger als 30 Minuten, so kommt Nummer 18 als „Zuschlagsnummer" hinzu.

Die einzelnen Leistungen des Kapitels B II.

Gebührennummer 10

Therapeutisches hausärztliches Gespräch, Dauer mindestens 10 Min.   300 Punkte

- nur von Hausärzten abrechnungsfähig
- am Behandlungstag nicht mit den Nummern 11, 17 und 21
- im Quartal nicht neben den Nummern 12, 14, 15 und 20
- nicht im Notdienst abrechnungsfähig
- Das Gespräch muss vom Arzt persönlich von Angesicht zu Angesicht geführt werden.
- Ein Gespräch mit einer Bezugsperson kann nicht nach Nr. 10 abgerechnet werden.
  Ausnahme: Gespräch mit Eltern von Kindern oder Jugendlichen bei Vorliegen von
  • Verhaltensstörungen,
  • Suchtproblemen.

Gebührennummer 11

Diagnostik und/oder Behandlung einer psychischen Destabilisierung oder psychischen Krankheit durch hausärztliches Gespräch, Dauer 10 Minuten   300 Punkte

- nur von Hausärzten abrechnungsfähig
- am Tage nicht neben den Nummern 10, 17 und 21
- im Quartal nicht neben den Nrn. 12, 14, 15 und 20
- Die Leistung nach der Nummer 11 bezieht sich nur auf den Kranken!
  Ist es erforderlich, auch die Bezugsperson eingehend zu beraten, so kann hierfür die Nummer 19 einmal im Quartal auf den Behandlungsausweis des Kranken abgerechnet werden. Es ist nicht gestattet, hierfür einen Behandlungsausweis (Chipkarte) der Bezugsperson anzufordern.

> In Gemeinschaftspraxen muss mindestens ein Arzt an der hausärztlichen Versorgung teilnehmen um die Nummern 10 und 11 abrechnen zu können.

Gebührennummer 12
Ärztliche Organisation aller entsprechenden Maßnahmen und kontinuierliche Betreuung eines gemäß § 3 SGB XI in der familiären bzw. häuslichen Umgebung versorgten Pflegebedürftigen der Pflegestufe III, einschl. Überwachung aller pflegerischen und weiteren nichtärztlichen Maßnahmen, einmal im Behandlungsfall   600 Punkte

– nur von Hausärzten abrechnungsfähig
– im Quartal nicht neben den Nrn. 10, 11, 14, 15, 16, 17 und 20
– nicht im ärztlichen Notfalldienst, bei Notfallbehandlungen, Urlaubs- und Krankheitsvertretungen abrechnungsfähig
– nur abrechnungsfähig, wenn der Patient bereits in Pflegestufe III durch den medizinischen Dienst der Pflegekassen eingestuft ist
– Das Ansetzen der Nr. 12 sollte am Quartalsende und nicht zu Beginn erfolgen, da die Kontinuität der Behandlung honoriert werden soll.

> Pflegebedürftige der Pflegestufe III sind Personen, die bei der Körperpflege, der Ernährung und der Mobilität täglich rund um die Uhr, auch nachts, der Hilfe bedürfen und zusätzlich mehrfach in der Woche Hilfe bei der hauswirtschaftlichen Versorgung benötigen.

Gebührennummer 13
Präoperativer hausärztlicher Untersuchungskomplex vor ambulant oder belegärztlich durchzuführenden Eingriffen in Narkose oder rückenmarksnahen Regionalanästhesien (spinal, peridural) einschl.
– Beratung und Erörterung
– Erhebung des Ganzkörperstatus (nach Nr. 60)
– Ruhe-EKG nach Nr. 603
– Laboruntersuchung nach Nr. 3848 (mindestens 6 Bestimmungen folgender Untersuchungen: Erythrozyten, Leukozyten, Thrombozyten, Hämoglobin, Hämatokrit, Kalium, Blutzucker, Kreatinin, Gamma-GT)
– Dokumentation und/oder ausführlicher Befundbericht für Anästhesisten und/oder Operateur   1000 Punkte

– am selben Tage nicht neben den Nummern 10, 17, 165, 166, 180, 181 und 192 berechnungsfähig
– Die Untersuchung muss durch den Operateur oder Anästhesisten veranlasst werden.
– Sind neben der Nr. 13 weitere Untersuchungen nötig (z. B. Quick-Test), können diese neben der Nr. 13 abgerechnet werden.
– Die Nr. 13 kann nur abgerechnet werden, wenn alle genannten Leistungen erbracht wurden.

Gebührennummer 14
Kontinuierliche haus- oder nervenärztliche, psychiatrische oder neurologische Betreuung eines in der häuslichen Umgebung versorgten
– Demenzkranken (z. B. Morbus Alzheimer),
– mehrfach behinderten Kindes oder Jugendlichen (z. B. Tetraplegie),
– andauernd betreuungsbedürftigen, geistig Behinderten,
einschl. Anleitung und Führung der Bezugspersonen, einschl. aller Koordinierungsmaßnahmen mit ggf. einbezogenen sozialen Diensten, einmal im Behandlungsfall
         1800 Punkte
– Es ist eine genaue Angabe der Diagnose notwendig, da nur Demenzkranke im fortgeschrittenen Stadium, mehrfach Behinderte und geistig Behinderte mit dauernder Pflegebedürftigkeit die Abrechnung der Nummer 14 erlauben.
– nicht neben den Nummern 10, 11, 12, 15, 16, 17 und 20 im Behandlungsfall
– nicht im Notfalldienst, bei Urlaubs- und Krankheitsvertretung und Notfallbehandlungen

– Nummer 14 kann erst nach 5 Arzt-Patienten-Kontakten (davon mindestens ein Besuch) abgerechnet werden (gilt nicht für Kinder bis zur Vollendung des 12. Lebensjahres).
– Das Ansetzen der Nr. 14 sollte am Quartalsende und nicht zu Beginn erfolgen, da die Kontinuität der Behandlung honoriert werden soll.

> Die Nummern 14 und 15 sind nur von Hausärzten, Nervenärzten, Psychiatern, Kinder- und Jugendpsychiatern und Neurologen abrechnungsfähig.

Gebührennummer 15
Inhalt der Leistung wie Nr. 14, aber Versorgung des Patienten erfolgt in Einrichtungen, wie Alten- oder Pflegeheimen bzw. beschützenden Wohnheimen   800 Punkte

– gleiche Bedingungen wie unter Nr. 14
– Der geringere Punktwert (800 Punkte zu 1800 Punkten der Nr. 14) kommt dadurch zustande, dass der Arzt durch das Pflegepersonal entlastet wird.

> Nummer 15 kann erst nach 5 Arzt-Patienten-Kontakten (davon mindestens ein Besuch) abgerechnet werden (gilt nicht für Kinder bis Vollendung des 12. Lebensjahres).

Gebührennummer 16*
Kontinuierliche Betreuung eines Patienten mit Mukoviszidose-Erkrankung durch einen Internisten mit der Schwerpunktbezeichnung „Pneumologie" oder durch einen Kinderarzt, einmal im Behandlungsfall   900 Punkte

* Die Nr. 16 ist nicht in das Praxisbudget einbezogen.

– Die Nr. 16 kann bei kontinuierlicher Betreuung eines Mukoviszidose-Patienten nur dann abgerechnet werden, wenn der Internist mit Schwerpunkt „Pneumologie" oder der Kinderarzt im Durchschnitt der letzten vier Quartale die Betreuung von mindestens 20 Patienten mit dieser Erkrankung je Quartal nachweisen kann.
– Das Abrechnen der Nr. 16 setzt mindestens drei Arzt-Patienten-Kontakte (nicht telefonisch) im Behandlungsfall voraus.
– nicht neben den Nummern 12, 14, 15 und 20 im Behandlungsfall abrechnungsfähig
– Die Nr. 16 ist im ärztlichen Notfalldienst, bei Notfallbehandlungen oder bei Urlaubs- bzw. Krankheitsvertretung nicht berechnungsfähig.

Gebührennummer 17
Intensive ärztliche Beratung und Erörterung zu den therapeutischen, familiären, sozialen oder beruflichen Auswirkungen und deren Bewältigung bei nachhaltig lebensverändernder oder lebensbedrohender Erkrankung, ggf. unter Einbeziehung von Bezugspersonen und fremdanamnestischen Angaben, Dauer mindestens 10 Minuten   300 Punkte

– von allen Ärzten aller Fachgebiete abrechnungsfähig
– nicht neben den Nummern 12, 14, 15 und 20 im selben Behandlungsfall
– nicht neben den Nummern der Kapitel G II., G III. und G IV. abrechnungsfähig
– Das Gespräch muss vom Arzt persönlich von Angesicht zu Angesicht geführt werden.
– Ist ein Gespräch mit einem Kranken nicht möglich, z. B. einem Kind, kann die Nr. 17 für ein Gespräch mit einer Bezugsperson abgerechnet werden, sofern der Kranke bei dem Gespräch anwesend ist.
– Für die Fremdanamnese durch Bezugspersonen kann einmal eventuell die Nr. 19 im Quartal abgerechnet werden (siehe auch Anmerkung nach Nr. 11).

Gebührennummer 18
Zuschlag zu den Nrn. 10, 11 und 17 bei einer Gesprächsdauer ab der 30. Minute
300 Punkte

– Die Nr. 18 kann nur einmal abgerechnet werden, auch wenn das Gespräch deutlich länger als 30 Minuten dauert.

Gebührennummer 19
Erhebung der Fremdanamnese, ggf. bei mehreren Personen, über einen psychisch, hirnorganisch oder krankheitsbedingt erheblich kommunikationsgestörten Kranken (z. B. Taubheit, Sprachverlust) und/oder Unterweisung und Führung der entsprechenden Bezugspersonen, einmal im Behandlungsfall
500 Punkte

– nicht neben der Nr. 846 am selben Tage
– nicht neben Nr. 840 und 847 im Quartal
– nicht bei telefonischer Inanspruchnahme
– Fremdanamnese: Angehörige, Arbeitgeber oder Kollegen bei psychisch, hirnorganisch oder krankheitsbedingt erheblich kommunikationsgestörten Kranken; der Kranke kann, muss aber nicht anwesend sein.
– Die Befragung der Eltern über Säuglinge und Kleinkinder reicht nicht zur Abrechnung aus.

Gebührennummer 20
Betreuung eines moribunden Kranken unter Einbeziehung der Gespräche mit den betroffenen Personen ..., einmal im Behandlungsfall   1800 Punkte

– nicht mit den Nummern 10, 11, 12, 14, 15, 16 und 17 im Behandlungsfall
– nicht im Notfalldienst, bei Notfallbehandlungen, bei Urlaubs- oder Krankheitsvertretung
– Nr. 20 kann nur nach 5 Arzt-Patienten-Kontakten im Behandlungsfall abgerechnet werden. Bei Patienten über 12 Jahren muss davon mindestens ein Besuch nach den Nrn. 25, 26 oder 32 gemacht worden sein.
– Neben der Nr. 20 kann die Nr. 202 dann berechnet werden, wenn der Patient aufgrund seines Krankheitsbildes die Praxis nicht aufsuchen kann.
– Unter einem Moribunden (Sterbenden) ist ein Kranker zu verstehen, dessen Lebensfunktionen zu erlöschen beginnen, dies kann sich natürlich auch über mehrere Quartale erstrecken.
– Die alleinige Diagnosestellung einer lebensbedrohenden Erkankung rechtfertigt das Ansetzen dieser Gebührennummer nicht.

Gebührennummer 21
Sofortige ärztliche Intervention bei akuter psychischer Dekompensation (z. B. Suizidversuch), ggf. einschl. der ärztlichen Einflussnahme auf die unmittelbar betroffenen Personen des familiären und sozialen Umfeldes des Kranken
800 Punkte

– von allen Ärzten abrechnungsfähig
– am selben Tage nicht mit Nrn. 10, 11, 17
– nicht für telefonische Inanspruchnahme und nicht mehrfach am Tage abrechnungsfähig

B III. Besuche, Visiten, Verweilen, Konsilium, Assistenz, Ganzkörperstatus

1. Besuche, Visiten

Gebührennummer 25
Besuch 400 Punkte

– für alle Hausbesuche (nicht dringend)
– auch für Besuche an ungewöhnlichen Örtlichkeiten (z. B. auf der Straße nach einem Verkehrsunfall, auf Campingplätzen, an Bord von Schiffen)
– Bei Besuchen, die aus medizinischer Notwendigkeit – nicht aus organisatorischen Gründen – in der Zeit zwischen 20 und 8 Uhr oder an Samstagen, Sonntagen und gesetzlichen Feiertagen stattfinden müssen, kann Nr. 5 mit abgerechnet werden.
– immer mit Wegegeld
– Ordinations- bzw. Konsultationsgebühr plus andere abrechnungsfähigen Nummern sind zu kombinieren.
– nicht im Zusammenhang mit einer Kinderfrüherkennungsuntersuchung der Nrn. 141 bis 149
– nicht für Besuche durch die Arzthelferin
– Werden mehrere Kranke innerhalb einer sozialen Gemeinschaft besucht, kann nur bei einem Patienten Nr. 25 abgerechnet werden; bei allen weiteren Kranken nach Nr. 32.
– Hält ein Arzt in einem Altenwohnheim regelmäßig eine Sprechstunde ab, so kann hierfür keine Nr. 25 abgerechnet werden.

Gebührennummer 26
Besuch, wegen der Erkrankung unverzüglich nach Bestellung ausgeführt
600 Punkte

– Erfolgt der dringende Hausbesuch aus der Sprechstunde heraus, kann zusätzlich Nr. 5 abgerechnet werden.
– immer mit Wegegeld
– ansonsten gleiche Bedingungen wie bei Nr. 25

Gebührennummer 27
Überprüfung der Notwendigkeit und Koordination der verordneten häuslichen Krankenpflege gemäß den Richtlinien des Bundesausschusses der Ärzte und Krankenkassen, einschl. Überprüfung von Maßnahmen der häuslichen Krankenpflege, ggf. einschl. koordinierender Gespräche mit einbezogenen Pflegefachkräften bzw. Pflegekräften, Anleitung der Bezugs- und Betreuungspersonen, einmal im Behandlungsfall
250 Punkte

– Das Ansetzen der Nr. 27 setzt die Verordnung häuslicher Krankenpflege nach Muster 12 und die Genehmigung durch die zuständige Krankenkasse voraus.
– belastet nicht das Praxisbudget

Gebührennummer 28
Regelvisite auf der Belegstation, je Patient 150 Punkte

– routinemäßiges Aufsuchen eines Kranken durch den Belegarzt
– kein Wegegeld möglich
– Bei mehr als einer Visite am Tage (außer dem OP-Tag oder dem Tag danach) muss dies begründet werden.
– Bei dem Erstkontakt auf der Belegstation kann Nr. 1 abgerechnet werden, auch wenn die Ordinationsgebühr schon bei dem Erst-Kontakt in der Praxis des Belegarztes abgerechnet wurde.

– Wenn die Visite aus medizinischen – nicht aus organisatorischen Gründen – in der Zeit zwischen 20 und 8 Uhr oder an Samstagen, Sonntagen und gesetzlichen Feiertagen stattfinden muss, kann Nr. 5 mit abgerechnet werden.
– nie mit Nr. 2

Gebührennummer 29
Einzelvisite auf der Belegstation, wegen der Erkrankung unverzüglich nach Bestellung ausgeführt
550 Punkte

– Eine Visite nach Nr. 29 liegt dann vor, wenn der Arzt durch die Klinikbediensteten zur Visite aufgefordert wird, weil der Krankheitszustand seines Patienten sich verschlechtert hat. Werden mehrere Patienten auf besondere Anforderung besucht, kann bei jedem Patienten Nr. 29 abgerechnet werden.
– Wegegeld möglich
– bei Sprechstundenunterbrechung zusätzlich Nr. 5
– Ist die Visite aus medizinischen – nicht aus organisatorischen – Gründen in der Zeit zwischen 20 und 8 Uhr oder an Samstagen, Sonntagen und gesetzlichen Feiertagen erforderlich, kann Nr. 5 mit abgerechnet werden.
– nie mit Nr. 2

Gebührennummer 32
Besuche eines weiteren Kranken derselben sozialen Gemeinschaft (z. B. Altenheime) in unmittelbarem zeitlichen Zusammenhang mit einem Besuch nach den Nrn. 25, 26 oder 150
130 Punkte

– Soziale Gemeinschaft bedeutet nicht nur das familiäre Zusammenleben, sondern auch z. B. in Kinder-, Kur-, Altenheimen, sofern ein Gemeinschaftsleben (gemeinsame Mahlzeiten) besteht.
– Wohnt dagegen in einer Etagenwohnung eine Person zur Untermiete, handelt es sich nicht um eine soziale Gemeinschaft.
– Wohnen z. B. in einem Schwesternwohnheim oder Seniorenwohnheim mehrere Personen in separaten Wohnungen, handelt es sich ebenfalls nicht um eine soziale Gemeinschaft.
– nicht mit Wegegeld
– nicht neben Nr. 5
– Bei Besuchen an Samstagen, Sonntagen, gesetzlichen Feiertagen, 24. und 31. Dezember kann Nr. 6 zusätzlich abgerechnet werden.

Gebührennummer 33
Begleitung eines Patienten durch den behandelnden Arzt beim Transport zur unmittelbar notwendigen stationären Behandlung, ggf. einschl. organisatorischer Vorbereitung der Krankenhausaufnahme
600 Punkte

– Die ärztliche Versorgung muss für den Transport gewährleistet sein. Der Arzt selbst darf nicht den Wagen steuern. Auch kann er nicht dem Krankenwagen mit eigenem Auto folgen.
– Verweilgebühren sind während der Transportzeit nicht berechnungsfähig.

2. Verweilen, Konsilium, Assistenz

Gebührennummer 40
Verweilen, ohne Erbringung berechnungsfähiger Leistungen, wegen der Erkrankung erforderlich, je vollendete halbe Stunde
900 Punkte

– nicht in der Praxis abrechnungsfähig

- Die Nr. 40 ist nur abrechnungsfähig, wenn der Arzt 30 Minuten untätig – ohne Erbringung von ärztlichen Tätigkeiten – verweilt, z.B. um die Wirkung einer Injektion abzuwarten oder das Warten auf einen Krankenwagen.
- In manchen KV-Bereichen ist eine Uhrzeitangabe erforderlich.

Gebührennummer 42
Konsiliarische Erörterung zwischen zwei oder mehr behandelnden Ärzten oder zwischen behandelnden Ärzten und psychologischen Psychotherapeuten bzw. Kinder- und Jugendlichenpsychotherapeuten über die bei demselben Patienten in demselben Quartal erhobenen Befunde, höchstens zweimal im Behandlungsfall für jeden Vertragsarzt
80 Punkte

- Der Name des Gesprächspartners muss von jedem behandelnden Arzt neben der Nr. 42 angegeben werden.
- Die beteiligten Ärzte müssen die erhobenen Befunde durch Untersuchungen in demselben Quartal erhoben haben, eine reine Aktenlage berechtigt nicht das Ansetzen von Nr. 42.
- Das Abrechnen der Nr. 42 mit Krankenhausärzten kann nicht bei stationärem Aufenthalt des Patienten erfolgen.

Gebührennummer 44
Konsiliarische Erörterung zwischen zwei oder mehr Ärzten/psychologischen Psychotherapeuten einer Praxisgemeinschaft oder Gemeinschaftspraxis über die bei demselben Kranken in demselben Quartal erhobenen Befunde, einmal im Behandlungsfall für jeden Vertragsarzt
50 Punkte

- Konsilium zwischen Ärzten derselben Gebietsbezeichnung oder zwischen Hausärzten sind nicht berechnungsfähig, wenn sie Mitglieder derselben Praxisgemeinschaft oder Gemeinschaftspraxis sind. Für psychologische Psychotherapeuten bzw. Kinder- und Jugendlichenpsychotherapeuten in Praxisgemeinschaften oder Gemeinschaftspraxen ist die Leistung nach Nr. 44 nur für die Erörterung mit einem ärztlichen Mitglied derselben Praxisgemeinschaft oder Gemeinschaftspraxis berechnungsfähig.
- Die Leistungen nach den Nrn. 42 und 44 sind für Super- oder Intervisionen nicht berechnungsfähig.

3. Ganzkörperstatus

Gebührennummer 60
Erhebung des Ganzkörperstatus, einschl. orientierender Untersuchung des ZNS und der Sinnesorgane, einschl. Befragung, Beratung und Dokumentation, für die Gebiete
– Allgemeinmedizin (Praktische Medizin)
– Innere Medizin
– Kinderheilkunde
einmal im Behandlungsfall
320 Punkte

- Die Quartalsbegrenzung findet bei Kindern bis zur Vollendung des 2. Lebensjahres keine Anwendung.
- nicht neben den Nrn. 13, 63–69, 100, 139, 140, 142–149, 157–162, 165, 166, 171, 173, 180, 181, 190, 192, 800, 801, 820, 821, 841, 850, 860, 861, 953 und 955

B V. Schriftliche Mitteilungen, Gutachten

Gebührennummer 71
Bescheinigung zur Feststellung des Erreichens der Belastungsgrenze (Muster 55)
40 Punkte

Beispiel:
– Befreiung für die Zuzahlung für Arzneimittel

Gebührennummer 72
Kurze Bescheinigung oder kurzes Zeugnis, nur auf besonderes Verlangen der Krankenkasse
60 Punkte

Beispiele:
– Anfrage der Krankenkasse über den Beginn einer Behandlungsbedürftigkeit
– Anfrage der Krankenkasse über die Möglichkeit der Förderung innerhalb einer Rehabilitationsmaßnahme

Gebührennummer 73
Krankheitsbericht, nur auf besonderes Verlangen der Krankenkasse
120 Punkte

Beispiele:
– Anfrage über Zusammenhänge von Arbeitsunfähigkeitszeiten
– Berichte für den medizinischen Dienst der Krankenkassen

Gebührennummer 74
Kurzer ärztlicher Bericht über das Ergebnis einer Patientenuntersuchung
40 Punkte

Beispiele:
– Befundbericht nach Patientenuntersuchung (klinische oder mit Hilfen – z.B. EKG – durchgeführte Untersuchung)
– Die alleinige Befundmitteilung von Laborwerten ist nicht mit Nr. 74 abzurechnen. Diese ist in der Ordinations- bzw. Konsultationsgebühr enthalten.

Gebührennummer 75
Brief ärztlichen Inhalts in Form einer individuellen schriftlichen Information des Arztes an einen anderen Arzt über den Gesundheits- bzw. Krankheitszustand des Patienten
80 Punkte

Beispiel:
– Arztbrief an einen Kollegen über den Gesundheits- bzw. Krankheitszustand mit Angaben zur Anamnese, Befundbewertung, Prognose, Therapieempfehlung

Gebührennummer 76*
Konsiliarbericht eines Vertragsarztes bei Beantragung einer Psychotherapie durch einen psychologischen Psychotherapeuten oder Kinder- und Jugendlichenpsychotherapeuten
80 Punkte

Gebührennummer 77
Ausführlicher schriftlicher Kurplan oder begründetes schriftliches Gutachten oder schriftliche gutachterliche Stellungnahme, nur auf besonderes Verlangen der Krankenkasse
225 Punkte

Beispiele:
– Anfrage auf Fortbestehen von Arbeitsunfähigkeit

– Anfrage über die Zuständigkeit eines anderen Kostenträgers (z.B. bei Verdacht auf Vorliegen eines Arbeitsunfalls)
– Maßnahmen zur stufenweisen Wiedereingliederung in das Erwerbsleben

Gebührennummer 78
Ausführlicher Arztbrief über das Ergebnis einer eingehenden internistischen, pädiatrischen, neurologischen oder psychiatrischen Untersuchung ... 180 Punkte

– nur abrechnungsfähig nach einer Untersuchung nach den Nrn. 60, 800, 820, 841 oder 860

Gebührennummer 79
Kurvorschlag des Arztes zum Antrag auf ambulante Kur 140 Punkte

– Ein formloser Kurantrag kann nicht nach Nr. 79 abgerechnet werden, aber der Kurantrag Nr. 25 der gesetzlichen Krankenkassen.

B IX. Prävention

1. Mutterschaftsvorsorge

* Alle Leistungen der Mutterschaftsvorsorge (Ziffern 100 bis 139) fallen nicht in das Praxisbudget.

Gebührennummer 100*
Betreuung einer Schwangeren gemäß den Richtlinien des Bundesausschusses der Ärzte und Krankenkassen über die ärztliche Betreuung während der Schwangerschaft, einschl. Ultraschallüberwachung und Dokumentation, einmal im Behandlungsfall 1850 Punkte

2. Früherkennung von Krankheiten bei Kindern

* Alle Nummern der Früherkennung von Krankheiten bei Kindern (Nrn. 140 bis 152) unterliegen nicht dem Praxisbudget.

Gebührennummer 140*
Neugeborenen-Erstuntersuchung 200 Punkte

Gebührennummer 141*
TSH-Bestimmung zur Früherkennung der angeborenen Hypothyreose, einschl. Sach-, Versand- und Portokosten 95 Punkte

– Kann nur von Ärzten mit Gebietsbezeichnung für Laboratoriumsdiagnostik oder Nuklearmedizin abgerechnet werden.
– Kinderärzte bedürfen der Genehmigung durch die KV nach entsprechenden Qualifikationsnachweisen.
– Die kapillare Blutententnahme und der Versand in ein Labor sind mit Nr. 142 abgegolten.

Gebührennummern 142* bis 149*
U1 bis U 9 je 650 Punkte

– Siehe Themenbereich I „Die Sozialversicherung" (Seite 13): Leistungen der gesetzlichen Krankenkassen (Untersuchungszeiträume der vorgesehen Untersuchungen).

Gebührennummer 150*
Besuch im Rahmen einer Früherkennungsmaßnahme nach den Nrn. 140 oder 142 bis 149 250 Punkte

– Wegegeld möglich
– Erfolgt der Hausbesuch an Samstagen, Sonntagen, gesetzl. Feiertagen oder nachts, um die Untersuchungsfrist einzuhalten (Nr. 140 bzw. 142), kann zusätzlich Nr. 5 berechnet werden.

Gebührennummer 151*
Jugendgesundheitsuntersuchung								78 Punkte

– für alle Versicherten zwischen dem vollendeten 13. und vollendetem 14. Lebensjahr (Toleranzgrenze: jeweils 12 Monate vor Vollendung des 13. Lebensjahres und nach Vollendung des 14. Lebensjahres)
– Die Jugendgesundheitsuntersuchung ist nach den Richtlinien des Bundesausschusses der Ärzte und Krankenkassen durchzuführen. Die vorgeschriebenen Dokumentationen sowie notwendige Bescheinigungen sind Leistungsbestandteil.
– Neben den Leistungen nach den Nrn. 13, 60, 63 bis 69, 165, 166, 801, 820, 821, 840, 841, 850, 860 und 861 ist die Leistung nach Nr. 151 nicht berechnungsfähig.

Gebührennummer 152*
Sonographische Screening-Untersuchung der Säuglingshüften innerhalb des durch die Früherkennungsuntersuchung Nr.143 (U3) vorgegebenen Zeitraums, einschl. Dokumentation								450 Punkte
– Das Abrechnen der Nr. 152 muss durch die KV genehmigt werden.

3. Früherkennung von Krankheiten bei Erwachsenen

Gebührennummer 155*
Zytologische Untersuchung eines oder mehrerer Abstriche, auch Bürstenabstriche, von Ekto- und/oder Endozervix								140 Punkte

– Vom Gynäkologen neben Nr. 157 abzurechnen, wenn er die zytologische Untersuchung selbst durchführt.

Gebührennummer 157*
Untersuchung zur Früherkennung von Krebserkrankungen bei der Frau, gemäß den Richtlinien								310 Punkte

– Inhalt siehe Themenbereich I (Seite 14).
– als alleinige präventive Behandlung nicht neben der Nr. 1, aber mit Nr. 2

Gebührennummer 158*
Untersuchung zur Früherkennung von Krebserkrankungen beim Mann, gemäß den Richtlinien								260 Punkte

– Inhalt siehe Themenbereich I (Seite 14).
– als alleinige präventive Behandlung nicht neben der Nr. 1, aber mit Nr. 2

Gebührennummer 159*
Untersuchung auf Blut im Stuhl unter Verwendung von drei Testbriefchen im Rahmen der Maßnahmen zur Früherkennung von Krebserkrankungen, einschl. Kosten, zusätzlich zu den Leistungen nach den Nrn. 157, 158, 161 oder 162				50 Punkte

– bei jeder Krebsfrüherkennungsuntersuchung des Mannes
– bei jeder Krebsfrüherkennungsuntersuchung der Frau ab dem 45. Lebensjahr
– Werden die Stuhlbriefchen von dem Patienten nicht zur Auswertung in die Praxis zurückgebracht, kann Nr. 159 nicht abgerechnet werden, aber Nr. 7150.

Gebührennummer 160*
Untersuchung zur Früherkennung von Krankheiten gemäß Abschnitt B der Gesundheitsuntersuchungs-Richtlinien								780 Punkte

– Inhalt siehe Kapitel I (Seite 14).
– als alleinige präventive Leistung nicht mit Nr. 1, aber mit Nr. 2 möglich
– nicht mit Nr. 159

* Unterliegt nicht dem Praxisbudget.

Gebührennummer 161*
Untersuchung zur Früherkennung von Krankheiten gemäß Abschnitt B der Gesundheitsuntersuchungs-Richtlinien und Untersuchung zur Früherkennung von Krebserkrankungen bei der Frau   990 Punkte
– als alleinige präventive Leistung nicht neben Nr. 1, aber mit Nr. 2
– kombinierbar mit Nr. 159 (bei Frauen ab dem 45. Lebensjahr)

Gebührennummer 162*
Untersuchung zur Früherkennung von Krankheiten gemäß Abschnitt B der Gesundheitsuntersuchungs-Richtlinien und Untersuchung zur Früherkennung von Krebserkrankungen beim Mann   940 Punkte
– als alleinige präventive Leistung nicht neben Nr. 1, aber mit Nr. 2
– kombinierbar mit Nr. 159

B X. Sonstige Hilfen: Empfängnisregelung, Sterilisation und Schwangerschaftsabbruch

1. Empfängnisregelung

Gebührennummer 165
Beratung im Rahmen der Empfängnisregelung, ggf. unter Einbeziehung des Partners, einmal im Behandlungsfall   80 Punkte
– Die Beratung kann auch telefonisch erfolgen.
– nicht neben den Nrn. 3 und 170

Gebührennummer 170
Ausstellung von Wiederholungsrezepten, Überweisungsscheinen oder Übermittlung von Befunden oder ärztlichen Anordnungen an den Patienten im Auftrag des Arztes durch das Praxispersonal, auch mittels Fernsprecher, im Zusammenhang mit Empfängnisregelung, Sterilisation oder Schwangerschaftsabbruch   30 Punkte

– Kann im selben Quartal mit der Ordinationsgebühr abgerechnet werden.
– am selben Tage nicht neben anderen Leistungen abrechnungsfähig

2. Sterilisation

Gebührennummer 180
Ärztliche Beratung über Methoden, Risiken und Folgen einer Sterilisation sowie über alternative Maßnahmen zur Empfängnisverhütung, ggf. einschl. Untersuchung zur Empfehlung einer geeigneten Operationsmethode, einmal im Behandlungsfall   200 Punkte

– Das Abrechnen der Nr. 180 setzt eine direkte Arzt-Patienten-Begegnung voraus.
– nicht abrechnungsfähig bei telefonischer Beratung

3. Schwangerschaftsabbruch

Gebührennummer 190
Beratung über die Erhaltung einer Schwangerschaft und über die ärztich bedeutsamen Gesichtspunkte bei einem Schwangerschaftsabbruch, ggf. mit schriftlicher Feststellung der Indikation für den Schwangerschaftsabbruch, ggf. einschl. Untersuchung und/oder immunologischen Schwangerschaftstests, einmal im Behandlungsfall   220 Punkte

– nicht abrechnungsfähig bei telefonischer Beratung

C I. Anlegen von Verbänden

Gebührennummer 205
Entstauender phlebologischer Funktionsverband an einem Bein unter Einschluss des Fußes und mindestens des Unterschenkels 160 Punkte

– Um Nr. 205 abrechnen zu können, muss mindestens der Fuß und der Unterschenkel von dem Verband umfasst sein.
– z. B. Pütter-Verband, Zinkleimverband, Braun-Falco-Verband

Gebührennummer 212
Fixierender Verband mit Einschluss von mindestens zwei großen Gelenken (Schulter-, Ellenbogen-, Hand-, Knie-, Fußgelenk), auch als Notverband bei Frakturen unter Verwendung wiederverwendbarer Materialien (z. B. Schienen) 180 Punkte

– Materialien aus Kunststoff, Draht oder Metall müssen verwendet werden, um Nr. 212 abzurechnen.
– Verbände mit Gipsschienen werden nach Nr. 214 abgerechnet.

Gebührennummer 214
Fixierender Verband an einer Extremität mit Einschluss eines großen Gelenks unter Verwendung unelastischer, individuell anmodellierter, nicht weiter verwendbarer Materialien 230 Punkte

– Materialien wie Gips, Tape berechtigen das Abrechnen der Nr. 214.
– Auch synthetische – nicht wieder verwendbare – Materialien können für Verbände nach Nr. 214 verwendet werden.

Gebührennummer 217
Wiederanlegen und ggf. Änderung eines Verbandes nach den Nrn. 212 bis 216
130 Punkte

Alle folgenden Verbände sind mit der Berechnung der Nrn. 1, 2 oder 4 abgegolten. Sie stehen im Anhang zum EBM.
– einfacher Verband, Verbandwechsel
– Tape-Verband eines kleinen Gelenkes
– kleiner Schienenverband, auch als Notverband bei Frakturen
– kleiner Schienenverband, bei Wiederanlegung derselben, nicht neu hergerichteten Schiene

C II. Blutentnahmen, Injektionen, Infusionen, Transfusionen, Infiltrationen, Implantationen

Gebührennummer 251
Blutentnahme durch Arterienpunktion 100 Punkte

Gebührennummer 254
Injektion, intraarteriell 120 Punkte

Gebührennummer 273
Infusion, intravenös oder in das Knochenmark, von mindestens 10 Minuten Dauer
130 Punkte

– Infusionen von weniger als 10 Minuten gelten als Injektionen und sind mit Nr. 1 bzw. 2 abgegolten.
– Das Abrechnen der Nr. 273 setzt die Anwesenheit des Arztes während der gesamten Dauer der Infusion voraus.

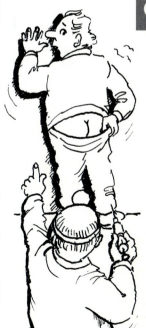

Gebührennummer 274
Infusion, intraarteriell, von mindestens 10 Minuten Dauer 250 Punkte

Alle folgenden Leistungen sind Bestandteil der Nrn. 1, 2 oder 4. Sie sind im Anhang zum EBM zu finden.
- Injektion, intramuskulär
- Injektion, intravenös
- Injektion, subkutan
- Blutentnahme, venös und kapillar

C III. Punktionen

Gebührennummer 301
Punktion eines Gelenks 240 Punkte

- Erfolgt die Punktion mit Hilfe von Ultraschall, kann zusätzlich Nr. 398 abgerechnet werden.

Gebührennummer 303
Punktion eines Lymphknotens, Schleimbeutels, Ganglions, Seroms, Hygroms, Hämatoms oder Abszesses, des Douglasraums, der Harnblase oder eines Wasserbruchs 180 Punkte

C IV. Sofortmaßnahmen

Gebührennummer 332*
Reanimation mit künstlicher Beatmung und extrathorakaler Herzmassage, ggf. mit Intubation und nachfolgender künstlicher Beatmung in Narkose, Koniotomie, Elektro-Defibrillation, EKG und Infusion 1800 Punkte

* Nr. 332 fällt nicht in das Praxisbudget.

C V. Allergologie

Gebührennummer 340
Kutane Testung, z. B. Tuberkulin, Einmalstempel 40 Punkte

- Die Testsubstanzen sind mit der Nr. 334 nicht abgegolten. Diese können auf den Namen des Patienten oder über Sprechstundenbedarf verordnet werden.

Gebührennummer 345
Epikutan-Test, einschl. Kosten, bis zu 30 Tests im Behandlungsfall, je Test 20 Punkte

Gebührennummer 346
Epikutan-Test, einschl. Kosten, für 30 weitere Tests im Behandlungsfall, je Test 20 Punkte

Gebührennummer 350
Prick-Testung, einschl. Kosten, bis zu 20 Tests im Behandlungsfall, je Test 45 Punkte

Gebührennummer 351
Prick-Testung, einschl. Kosten, für 20 weitere Tests, im Behandlungsfall, je Test 30 Punkte

C VI. Proktologie

Gebührennummer 360
Digitaluntersuchung des Mastdarms, ggf. einschl. Prostata 90 Punkte

– nicht neben den Nrn. 100, 157, 158, 160, 161, 162, 166 und 190 abrechnungsfähig

C VII. Sonographische Untersuchungen mit B-Bild-Verfahren

Nach Abschnitt C VII. können nur sonographische Untersuchungen von Organen bzw. Körperregionen berechnet werden, für die in der Ultraschallvereinbarung die Anforderungen an die persönliche Qualifikation und die apparative Mindestausstattung festgelegt sind. Die Abrechnung von sonographischen Untersuchungen der verschiedenen Organe und Körperregionen setzt eine entsprechende Genehmigung der KV voraus.

Die Bilddokumentation der untersuchten Organe, ggf. als Darstellung mehrerer Organe oder Organregionen in einem Bild, ist mit Ausnahme nicht gestauter Gallenwege und der leeren Harnblase bei Restharnbestimmung obligater Bestandteil der Leistungen.

Gebührennummer 378
Sonographische Untersuchung des Abdomens oder dessen Organe und/oder des Retroperitoneums oder dessen Organe, einschl. der Nieren und/oder der Thoraxorgane mittels Real-Time-Verfahren (B-Mode), einschl. Bilddokumentation, je Sitzung
520 Punkte

– Nr. 378 ist auch dann abrechnungsfähig, wenn nur ein Organ untersucht wurde.

Die KBV empfiehlt bundeseinheitlich folgende Abkürzungen für die Beschreibung der Organe auf dem Abrechnungs-/Überweisungsschein:

Aorta	Aor	Leber	Leb	Ovarien	Ov
beidseitig	bs	Lymphknoten	LK	Pankreas	Pan
Darm	Dar	links	l	Prostata	Pro
Gallenblase	Gbl	Magen	Mag	rechts	r
Gallenwege	Gw	Mamma	Mm	Samenblase	Sa
Gelenk	Glk	Milz	Mi	Uterus	Ut
Harnblase	Hbl	Muskelgruppe	Mus	Vena cava	Vec
Hoden	Ho	Nebenhoden	Nh		
Hüfte	H	Niere	N		

C VIII. Optische Führungshilfen

Gebührennummer 398
Optische Führungshilfe und/oder Lagekontrolle mittels Ultraschall oder Durchleuchtung bei Punktionen, präoperativen Markierungen, Sondierungen, Katheterisierungen, Biopsien oder endoskopischen Untersuchungen 130 Punkte

– nicht neben sonographischen Leistungen abrechnungsfähig

D I. Anästhesien zur Schmerztherapie

Gebührennummern 415 bis 450

D II. Anästhesien/Narkosen bei operativen Eingriffen

Gebührennummer 451
Infiltrations- oder Leitungsanästhesie durch den Operateur in unmittelbarem Zusammenhang mit einem chirurgischen Eingriff, je Sitzung 150 Punkte

E Physikalisch-medizinische Leistungen

In den Leistungen des Kapitels E sind alle Kosten enthalten mit Ausnahme der Arzneimittel und wirksamen Substanzen, die für Inhalationen, für die Thermotherapie, für die Iontophorese sowie für die Fotochemotherapie erforderlich sind.

E IV. Hydrotherapie, Thermotherapie, Elektrotherapie

Gebührennummer 530
Wärmetherapie mittels Packungen und Paraffinen und/oder Peloiden, Heißluft, Kurz-, Dezimeter- und/oder Mikrowelle, Hochfrequenzstrom, Infrarotbestrahlung und/oder Ultraschall mit einer Leistungsdichte von weniger als 3 Watt pro cm^2, je Sitzung 70 Punkte

F I. Innere Medizin – Kardiologie

Gebührennummer 601
Ergometrische Funktionsprüfung mittels Fahrrad- oder Laufbandergometer (physikalisch definierte und reproduzierbare Belastungsstufen), einschl. Dokumentation 180 Punkte

– Geprüft wird, welche Belastungsstufen dem Patienten zugemutet werden können. Die Leistung muss ärztlich überwacht werden.

Gebührennummer 602
Elektrokardiographische Untersuchung mit weniger als 12 Ableitungen 100 Punkte

– Die Leistungen nach den Nrn. 602, 603 und 604 sind nicht nebeneinander abrechnungsfähig.

Gebührennummer 603
Elektrokardiographische Untersuchung mit mindestens 12 Ableitungen (Extremitäten und Brustwand) 250 Punkte

G I. Neurologie

Gebührennummer 800
Erhebung des vollständigen neurologischen Status (Hirnnerven, Reflexe, Motorik, Sensibilität, Koordination, extrapyramidales System, Vegetativum, hirnversorgende Gefäße), ggf. einschl. Beratung und Erhebung ergänzender psychopathologischer Befunde, einschl. Dokumentation, einmal im Behandlungsfall 400 Punkte

– nur von Nervenärzten, Neurologen und Neurochirurgen abrechnungsfähig

N I. Chirurgie/Orthopädie – Wundversorgung

Gebührennummer 2002
Versorgung einer kleinen Wunde, einschl. Ausschneidung und Wundverschluss
260 Punkte

Gebührennummer 2004
Versorgung einer großen Wunde, einschl. Wundverschluss
300 Punkte

Gebührennummer 2005
Versorgung einer großen Wunde, einschl. Ausschneidung und Wundverschluss
520 Punkte

– Die Definitionen „klein" und „groß" werden folgendermaßen festgelegt:
  Länge: kleiner oder größer als 3 cm,
  Fläche: kleiner oder größer als 4 cm^2,
  Raum: kleiner oder größer als 1 cm^3.
– Der Begriff „klein" gilt nicht bei Verletzungen am Kopf, an den Händen und bei Kindern bis zur Vollendung des 6. Lebensjahres.
– Wundversorgungen ohne Wundverschluss, aber auch Wundversorgungen mit Wundverschluss, die nicht Bestandteil der Nrn. 2002, 2004 und 2005 sind, sind mit Nr. 1 oder 2 abgegolten.

O Laboratoriumsuntersuchungen

Das Kapitel O ist in die Abschnitte
I/II Allgemeine Laboruntersuchungen
III Spezielle Laboruntersuchungen gegliedert.

Die Leistungen des Kapitels O unterliegen dem Laborbudget. Ausnahme bilden jene Erkrankungen die durch KV-Bestimmung mit einer Kennziffer bezeichnet werden, z. B. orale Antikoagulantientherapie (3491), manifester Diabetes mellitus (3498). Diese Pseudoziffern müssen im Behandlungsfall einmal abgerechnet werden. Die Befreiung gilt für sämtliche Laborleistungen, z. B. auch bei Zusatzerkrankungen.

Die Berechnung der Laborbudgets, getrennt nach O I/II und O III erfolgt nach dem Punktwert der einzelnen Fachgruppen, getrennt nach Status der Patienten M/F und R, bezogen auf die budgetrelevante Patientenzahl pro Behandlungsfall.

Laborleistungen aus den Abschnitten O I und O II können in der eigenen Praxis erbracht werden oder aus einer Laborgemeinschaft bezogen werden. Die entstehenden Kosten durch das Erbringen von Laboruntersuchungen in einer Laborgemeinschaft müssen zwischen der Praxis und der Laborgemeinschaft im Innenverhältnis geklärt werden. Die Abrechnungsziffern der erbrachten Leistungen werden nur von der Praxis abgerechnet. Die Vergütung der abgerechneten GO-Nummern erfolgt durch die angegebenen Euro-Beträge. Die Vergütung stellt lediglich den Kostenersatz der Leistungserbringung dar.

Die Vergütung der ärztlichen Laborleistungen aus Sicht der hausärztlichen Praxis

Gebührennummer 3450
Laborgrundgebühr, je kurativ-ambulantem Behandlungsfall mit Ausnahme von Überweisungsfällen mit Auftragsleistungen
Allgemeinärzte, Praktische Ärzte und Hausärztliche Internisten
15 Punkte

Gebührennummer 3452
Wirtschaftliche Erbringung und/oder Veranlassung von Leistungen des Kapitels O, je kurativ-ambulantem Behandlungsfall mit Ausnahme von Überweisungsfällen mit Auftragsleistungen

Allgemeinärzte, Praktische Ärzte und Hausärztliche Internisten   40 Punkte

> Die Ziffern 3450 und 3452 werden nicht auf dem Abrechnungsschein vermerkt. Die Vergütung und die Berechnung dieser „Pseudoziffern" erfolgt automatisch durch die zuständige KV.

Während die Ziffer 3450 eine Pauschalvergütung, unabhängig von der tatsächlich erbrachten Leistung ist, erfolgt die Zahlung der Ziffer 3452 für wirtschaftliches Erbringen und Veranlassen von Laborleistungen.

Überschreiten die selbst erbrachten und die veranlassten Leistungen die praxisbezogene Grenzpunktzahl (Allgemeinärzte, Praktische Ärzte und Hausärztliche Internisten für das Kapitel O I/II MF 25 Punkte, R 40 Punkte, für das Kapitel O III M/F 40 Punkte, R 30 Punkte) wird diese von der Punktsumme der Ziffer 3452 abgezogen.
Es kann sogar zu einem völligen Ausbleiben einer Zahlung nach Ziffer 3452 kommen!

Zur Berechnung werden die Euro-Beträge der Laborziffern in Punkte umgerechnet. Die Umrechnung in Punkte erfolgt durch Multiplikation mit dem Faktor 26,6 für Leistungen aus dem Kapitel O I/II, wobei die ganzen Zahlen auf- oder abgerundet werden.
Laborleistungen aus Kapitel O III werden mit Faktor 28,6 multipliziert.

Um eine eventuelle Überschreitung aus O III zu überprüfen, müssen von den Laborärzten, neben der Befundmitteilung, auch ihre abgerechneten GO-Nummern dem überweisenden Arzt mitgeteilt werden.

> **Beispiel:**
> Allgemeinärztliche Praxis 1300 Patienten/Quartal, davon 600 Rentner
>
> | | Kosten aus O I/II | 3700 € |
> |---|---|---|
> | | Überweisungsaufträge aus O III | 1200 € |
> | | Budgetbefreiung aus O I/II | 700 € |
> | | Budgetbefreiung aus O III | 300 € |
>
> | Punkte: | Hausärztliche Grundvergütung (3450) | | 15 Punkte pro Patient |
> |---|---|---|---|
> | | Wirtschaftlichkeitsbonus (3452) | | 40 Punkte pro Patient |
>
> | | | M/F | R |
> |---|---|---|---|
> | Budget O I/II | | 25 Punkte | 40 Punkte |
> | Budget O III | | 40 Punkte | 30 Punkte |
>
> Laborpunktwert (fiktiv) 0,04 €
>
> Rechenweg
> (s. nächste Seite oben):

1. Hausärztliche Grundvergütung	1 300 × 15 Punkte = 19 500 Punkte
2. Wirtschaftlichkeitsbonus	1 300 × 40 Punkte = 52 000 Punkte
3. Budget O I/II	700 × 25 Punkte = 17 500 Punkte
	600 × 40 Punkte = 24 000 Punkte
	insgesamt 41 500 Punkte
4. Budget O III	700 × 40 Punkte = 28 000 Punkte
	600 × 30 Punkte = 18 000 Punkte
	insgesamt 46 000 Punkte

5. Umrechnung der Kosten aus O I/II

   3 700 € – 700 € = 3 000 €
   3 000 Punkte × 26,6 = 79 800 Punkte
           – 41 500 Punkte
             38 300 Punkte Budgetüberschreitung

6. Umrechnung der Kosten aus O III

   1 200 € – 300 € = 900 €
   900 Punkte × 28,6 = 25 740 Punkte
           keine Überschreitung

7. Einnahmen:

hausärztliche Grundvergütung	19 500 × 0,04 € =	780,00 €
Wirtschaftlichkeitsbonus	52 000	
	– 38 300	
	13 700 × 0,04 € =	548,00 €
– + die Kosten aus O I/II		3 700,00 €
Laboreinnahmen insgesamt		5 028,00 €

Kostenliste für allgemeine Laboratoriumsuntersuchungen der Abschnitte O I/II

Einzelabrechnung von erbrachten Leistungen nach den Gebührennummern 3500 bis 3890: Vergütung in Euro-Beträgen, z. B. Ziffer 3550 (BSG/BKS) 0,25 €

1. Basisuntersuchungen

Gebührennummer 3500
Orientierende Untersuchungen mit visueller Auswertung mittels vorgefertigter Reagenzträger oder Reagenzzubereitungen, auch bei apparativer Auswertung und/oder Verwendung von Mehrfachreagenzträgern   0,50 €

– der Nachweis von Eiweiß und/oder Zucker, die Bestimmung des spezifischen Gewichts und/oder des ph-Wertes im Harn sind nach dieser Nr. nicht berechnungsfähig.
– nicht berechnungsfähig neben den Nrn. 100, 160, 161 und 162

Gebührennummer 3501
Mikroskopische Untersuchung des Harns auf morphologische Bestandteile   0,25 €

Gebührennummer 3503
Bestimmung des ph – Wertes durch apparative Messungen (außer im Harn)   0,25 €

Quantitative Bestimmung mit physikalischer oder chemischer Messung oder Zellzählung, je Untersuchung   **0,25 €**

Gebührennummer 3510 Erythrozytenzählung
Gebührennummer 3511 Leukozytenzählung
Gebührennummer 3512 Thrombozytenzählung
Gebührennummer 3513 Hämoglobin
Gebührennummer 3514 Hämatogrit

Gebührennummer 3520
Untersuchung auf Blut im Stuhl in drei Proben   1,45 €

– nur für kurative Medizin
– nicht neben den Nrn. 157, 158, 161 und 162
– werden die Stuhlbriefchen von den Patienten nicht zur Auswertung in die Praxis zurückgebracht, kann Nr. 3520 nicht abgerechnet werden, aber Nr. 7150

2. Mikroskopische Untersuchungen

Gebührennummer 3602
Mikroskopische Untersuchung eines Körpermaterials als Nativpräparat, z. B. Kalilauge – Präparat auf Pilze, Untersuchung auf Trichomonaden, und/oder nach einfacher Färbung, z. B. Methylenblau, Fuchsin, Laktophenolblau, Lugolscher Lösung, auch mit Phasenkontrastdarstellung und/oder Dunkelfeld   0,25 €

Gebührennummer 3620
Mikroskopische Differenzierung und Beurteilung aller korpuskulären Bestandteile des gefärbten Blutausstriches   0,40 €

3. Physikalische oder chemische Untersuchungen

Quantitative Bestimmung von Substraten, Enzymaktivitäten oder Elektrolyten, auch mittels trägergebundener (vorportionierter) Reagenzien, je Untersuchung

3661	Glukose	0,25 €	3671	Kreatinin, enzymatisch	0,40 €
3662	Bilirubin gesamt	0,25 €	3681	GOT	0,25 €
3664	Cholesterin gesamt	0,25 €	3682	GPT	0,25 €
3667	Triglyceride	0,25 €	3683	Gamma-GT	0,25 €
3668	Harnsäure	0,25 €	3694	Kalium	0,25 €
3669	Harnstoff	0,25 €	3695	Calcium	0,25 €

Gebührennummer 3707
Zuschlag für die Leistungen nach den Nrn. 3661, 3668, 3669, 3670, 3671, 3681, 3682, 3685, 3686, 3687, 3694, 3695 und 3696 bei Erbringung mittels trägergebundener (vorportionierter) Reagenzien im Labor innerhalb der eigenen Praxis,
je Leistung 0,80 €

– nicht berechnungsfähig bei Bezug der Leistungen aus Laborgemeinschaften

Gebührennummer 3730
Gesamt-Trijodthyronin (T3)

Gebührennummer 3731
Gesamt-Thyroxin (T4)

Gebührennummer 3732
Indirekte Schilddrüsenhomron-Bindungstests, z. B. Thyroxinbindendes Globulin (TBG), T3-uptake, oder Thyroxinbindungskapazität

Gebührennummer 3733
Thyrotropin (TSH)

Höchstwert für die Untersuchungen nach den Nrn. 3730 bis 3733   4,50 €

4. Gerinnungsuntersuchungen

Untersuchungen zur Abklärung einer plasmatischen Gerinnungsstörung oder zur Verlaufskontrolle bei Antikoagulantientherpaie, je Untersuchung

3820	Blutungszeit (standardisiert)	0,75 €
3822	Partielle Thromboplastinzeit (PTT)	0,60 €
3823	Thromboplastinzeit (TPZ) aus Plasma	0,60 €
3824	Thromboplastinzeit (TPZ) aus Kapillarblut	0,75 €
3826	Fibrinogenbestimmung	0,75 €

5. Funktions- und Komplexuntersuchungen

Gebührennummer 3841
Bestimmung von mindestens zwei der folgenden Parameter: Erythozytenzahl, Leukozytenzahl (ggf. einschl. orientierender Differenzierung), Thrombozytenzahl, Hämoglobin, Hämatokrit, mechanisierte Retikulozytenzählung,   insgesamt 0,50 €

Gebührennummer 3843
Vollständiger Blutstatus mittels automatisierter Verfahren (Hämoglobin, Hämatokrit, Erythrozyten-, Leukozyten- und Thrombozytenzählung, mechanisierte Zählung der neutrophileb, Eosinophilen, Basophilen, Lymphozyten und Monozyten, ggf. einschl. mechanisierter Zählung der Retikulozyten und Bestimmung weiterer hämatologischer Kenngrößen   1,10 €

- nicht neben den Leistungen 3510, 3511, 3512, 3513, 3514, 3611, 3620, 3841 und 3842 berechnungsfähig

Gebührennummer 3844
Zuschlag zu den Nrn. 3842 und 3843 bei nachfolgender mikroskopischer Differenzierung und Beurteilung aller korpuskulären Bestandteile des gefärbten Blutausstriches
      0,40 €

Gebührennummer 3848
Bestimmung von mindestens sechs der folgenden Parameter: Erythrozyten, Leukozyten, Thrombozyten, Hämoglobin, Hämatokrit, Kalium, Blutzucker, Kreatinin, Gamma – GT vor Eingriffen in Narkose oder in rückenmarksnaher Regionalanästhesie (spinal, peridural)   1,45 €

- nicht neben den Nrn. 13, 3510 bis 3514, 3661, 3670, 3671, 3683, 3694, 3841 und 3843 berechnungsfähig

6. Serologische Untersuchungen

Immunologischer oder gleichwertiger chemischer Nachweis, ggf. einschl. mehrerer Probenverdünnungen, je Untersuchung

3850	C- reaktives Protein	1,15 €
3851	Rheumafaktoren	0,80 €
3854	Schwangerschaftsnachweis	1,30 €

7. Mikrobiologische Untersuchungen

Gebührennummer 3884
Kulturelle bakteriologische und/oder mykologische Untersuchung unter Verwendung eines Standartnährbodens und/oder eines Trägers mit einem oder mehreren vorgefertigten Nährböden (z. B. Eintauchnährböden), ggf. einschl. nachfolgender Keimzahlschätzung, mikroskopischer Prüfungen und einfacher Differenzierung (z. B. Chlamydosporen-Nachweis) 1,15 €

Gebührennummer 3888
Orientierender Schnelltest auf A-Streptokokken-Gruppenantigen aus dem Rachen eines Kindes 2,55 €

Gebührennummer 3890
Nachweis von Chlamydia trachomatis- Antigenen aus der Zervix auf einem vorgefertigten Testträger 3,85 €

U Pauschalerstattungen

Alle Leistungen des Abschnitts U unterliegen nicht dem Praxisbudget.

1. Pauschalerstattungen für Versandmaterial, Versandgefäße usw. sowie für die Versendung bzw. den Transport von Untersuchungsmaterial, Röntgenaufnahmen, Filmfolien, Szintigrammen

Gebührennummer 7103*
Pauschalerstattung für Versandmaterial, Versandgefäße usw. sowie für die Versendung bzw. den Transport von Untersuchungsmaterial, ggf. auch von infektiösen Untersuchungsmaterial einschl. der Kosten für die Übermittlung von Untersuchungsergebnissen der
– Laboratoriumsdiagnostik, ggf. einschl. der Kosten für die Übermittlung der Gebührennummern und der Höhe der Kosten überwiesener kurativ-ambulanter Auftragsleistung des Kapitels O
– Histologie
– Zytologie
– Zytogenetik einmal im Behandlungsfall 2,60 €

Gebührennummer 7111*
Pauschalerstattung für Versandmaterial sowie für die Versendung von Röntgenaufnahmen und/oder Filmfolien mit dokumentierten Untersuchungsergebnissen bildgebender Verfahren, je Versand 3,50 €

Gebührennummer 7112*
Pauschalerstattung für Versandmaterial sowie für die Versendung bzw. den Transport von Szintigrammen oder Langzeit-EKG-Datenträgern, je Versand 1,50 €

Bei Mitgabe von Röntgenaufnahmen, Filmfolien, Szintigrammen oder Langzeit-EKG-Datenträgern sind die Nrn. 7111 oder 7112 nicht berechnungsfähig.

2. Pauschalerstattungen für die Versendung bzw. den Transport von Briefen, Stenogrammen und/oder schriftlichen Unterlagen, Kostenpauschale für Telefax

Gebührennummer 7120*
Pauschalerstattung für die Versendung bzw. den Transport von Briefen und/oder schriftlichen Unterlagen bis 20 g (z. B. im Postdienst Standardbrief) oder für die Übermittlung eines Telefax 0,60 €

Gebührennummer 7121*
Pauschalerstattung für die Versendung bzw. den Transport von Briefen und/oder schriftlichen Unterlagen bis 50 g (z. B. im Postdienst Kompaktbrief) 1,10 €

Gebührennummer 7122*
Pauschalerstattung für die Versendung bzw. den Transport von Briefen und/oder schriftlichen Unterlagen bis 500 g (z. B. im Postdienst Großbrief) 1,50 €

Gebührennummer 7123*
Pauschalerstattung für die Versendung bzw. den Transport von Briefen und/oder schriftlichen Unterlagen bis 1000 g (z. B. im Postdienst Maxibrief) 2,30 €

Kosten für die Versendung, den Transport bzw. die Übermittlung laboratoriumsdiagnostischer, histologischer, zytologischer oder zytogenetischer Untersuchungsergebnisse können für die Fälle nicht nach den Pauschalerstattungen der Nrn. 7120 bis 7123 berechnet werden, in denen die Nr. 7103 abgerechnet worden ist.

3. Sonstige Pauschalerstattungen, Dokumentationsbogen ambulantes Operieren, Krankheitsbericht, Kurplan, Fotokopien, Testbriefchen, Wegekosten nach ambulanten Operationen, Pauschale für Besuche durch Mitarbeiter, Diabetikerschulung, Wegepauschalen

Gebührennummer 7130*
Pauschale für Leistungen nach den Nrn. 73 und 77, bei Abfassung in freier Form, wenn vereinbarte Vordrucke nicht verwendet werden können, pro Schreibmaschinenseite 1,50 €

Gebührennummer 7140*
Pauschale für fotokopierte oder EDV-technisch reproduzierte Befundmitteilungen, Berichte, Arztbriefe und andere patientenbezogenen Unterlagen ausschließlich für den mit- oder weiterbehandelnden oder konsiliarisch tätigen Arzt oder den Arzt des Krankenhauses, pro Seite 0,10 €

Gebührennummer 7150*
Kostenersatz für drei ausgegebene Testbriefchen, wenn die Leistung nach den Nrn.159 oder 3520 nicht erbracht werden konnten 1,30 €

– Die 1,30 €, die der Arzt für Nr. 7150 bekommt, decken die Anschaffungskosten der Testbriefchen.

Gebührennummer 7180*
Pauschalerstattung einschl. Wegekosten – entfernungsunabhängig – für das Aufsuchen eines Kranken durch einen vom behandelnden Arzt beauftragten angestellten Mitabeiter der Praxis mit abgeschlossener Ausbildung in einem nichtärztlichen Heilberuf zur Verrichtung medizinisch notwendiger delegierbarer Leistungen 5,10 €

Gebührennummer 7181*
Pauschalerstattung einschl. Wegekosten – entfernungsunabhängig – für das Aufsuchen eines weiteren Kranken derselben sozialen Gemeinschaft (auch z.B. Altenheime) in unmittelbarem zeitlichen Zusammenhang mit dem Aufsuchen eines Kranken nach Nr. 7180 2,60 €

Gebührennummer 7215*
Programmierte ärztliche Schulung und Betreuung von Typ II-Diabetikern in Gruppen in der Praxis des behandelnden Arztes bei einer Teilnehmerzahl von 4 bis 10 Personen, je Teilnehmer und Sitzung 7,70 €

Bei Behandlung von Typ II-Diabetikern aus dem Vertragsgebiet Ost   5,40 €

– Die Abrechnung der Nr. bedarf der Genehmigung durch die KV
– regionale Abrechnungsunterschiede, besonders beim BMÄ beachten

Wegegeldpauschalen

Bei der Regelung der Wegegeldpauschalen kann es zu Unterschieden in örtlichen KV-Bereichen kommen. Für Ersatzkassen gelten bundesweit und in den neuen Bundesländern auch für die Primärkassen nachstehende Gebührennummern. Änderungen für die BMÄ-Kassen müssen bei der zuständigen KV erfragt werden.

– Jeder Arzt ist berechtigt, bei allen von ihm ausgeführten Besuchen und Visiten (außer den Nrn. 32 und 28) eine Wegegeldpauschale in Ansatz zu bringen. Es gibt, ausgehend vom Praxissitz, grundsätzlich drei Wegebereiche.
– Die Bereiche für die Wegepauschalen müssen in jeder Praxis gut sichtbar (mittels einer ortsüblichen Landkarte) angebracht werden.

Gebührennummer 7234*
Pauschale für Besuche im Kernbereich bis zu 2 km Radius
am Tage zwischen 8 und 20 Uhr   3,20 €

Gebührennummer 7235*
Pauschale für Besuche im Randbereich bei mehr als 2 km bis zu 5 km Radius
am Tage zwischen 8 und 20 Uhr   6,30 €

Gebührennummer 7236*
Pauschale für Besuche im Fernbereich bei mehr als 5 km Radius
am Tage zwischen 8 und 20 Uhr   9,20 €

Gebührennummer 7237*
Pauschale für Besuche im Kernbereich bis zu 2 km Radius
bei Nacht zwischen 20 und 8 Uhr   6,30 €

Gebührennummer 7238*
Pauschale für Besuche im Randbereich bei mehr als 2 km bis zu 5 km Radius
bei Nacht zwischen 20 und 8 Uhr   9,80 €

Gebührennummer 7239*
Pauschale für Besuche im Fernbereich bei mehr als 5 km Radius
bei Nacht zwischen 20 und 8 Uhr   13,20 €

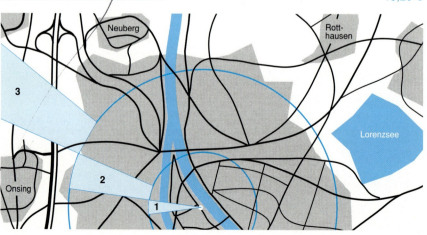

Schutzimpfungen

Schutzimpfungen dienen der individuellen und kollektiven Vorbeugung von übertragbaren (ansteckenden) Krankheiten. Jede Arzthelferin sollte wissen, welches diese Krankheiten sind und wo Schutzimpfungen durchgeführt werden.

Die *Gesundheitsämter* haben nach dem *Infektionsschutzgesetz* die Aufgabe gewisse Schutzimpfungen durchzuführen – auf Empfehlung der jeweiligen obersten Landesgesundheitsbehörde. Die dafür vorgesehenen Termine müssen rechtzeitig zum Beispiel in der örtlichen Presse bekannt gegeben werden.
Für die Ersatzkassen (VdAK/AEV) z. B. ist die „Durchführung von Schutzimpfungen gegen übertragbare Krankheiten im Rahmen der ärztlichen Versorgung" in einer Anlage zum Arzt-/Ersatzkassenvertrag vom 8. März 1993 geregelt.

Was die Arzthelferin daraus wissen muss:

Zu Lasten der Vertragskassen können gegen folgende Infektionskrankheiten Schutzimpfungen durchgeführt werden:
Diphtherie, Frühsommermeningo-Enzephalitis (FSME), Haemophilus influenza b-Infektion, Hepatitis B, Influenza (Virusgrippe), Masern, Mumps, Pertussis (Keuchhusten), Pneumokokken-Infektionen, Poliomyelitis (Kinderlähmung), Röteln, Tetanus (Wundstarrkrampf), Tollwut, Tuberkulose.

Sind vor Impfungen gegen die in dieser Vereinbarung aufgeführten Erkrankungen Antikörperbestimmungen zur Überprüfung der Immunitätslage erforderlich, so sind diese Untersuchungen Gegenstand der vertragsärztlichen Versorgung.

Seit dem 01.07.2002 gibt es keine einheitlichen Impfziffern. Die Impfziffern werden für jeden KV-Bezirk (siehe auch Abbildung Seite 21) festgelegt. Die entsprechenden Unterlagen und Informationen erhalten die Praxen von ihrer KV.

Inanspruchnahme

1. Schutzimpfungen nach dieser Vereinbarung können die an der vertragsärztlichen Versorgung teilnehmenden Ärzte im Rahmen ihrer berufsrechtlichen Zuständigkeit durchführen.

2. Als Anspruchsausweise der Versicherten gelten die Behandlungsausweise (Versichertenkarte oder Abrechnungs-/Überweisungsschein) gemäß §12 EKV.

3. Von anderen Stellen (zum Beispiel Arbeitgeber) aufgrund gesetzlicher Vorschriften durchzuführende Schutzimpfungen haben Vorrang vor den Schutzimpfungen nach dieser Vereinbarung.

Umfang der Impfleistungen

Die Leistungen nach § 1 umfassen neben der Verabreichung (bzw. Verordnung) des Impfstoffes (bzw. des Arzneimittels) je nach Erfordernis:
- die Information über den Nutzen der Impfung bzw. der Chemoprophylaxe
- Hinweise auf mögliche Nebenwirkungen und Komplikationen
- Empfehlungen über Verhaltensmaßnahmen im Anschluss an die Impfung bzw. die Chemoprophylaxe
- Aufklärung über Eintritt und Dauer der Schutzwirkung sowie über die Erfordernis von Wiederholungs- bzw. Auffrischungsimpfungen
- Erhebung der Impfanamnese einschl. Befragung über das Vorliegen von Allergien
- Erfragen der aktuellen Befindlichkeit zum Ausschluss akuter Erkrankungen
- Eintrag der erfolgten Impfung im Impfpass bzw. Ausstellen einer Impfbescheinigung

Dieses ist das bundeseinheitliche Impfbuch, das der Patient bei jeder Impfung mitbringen muss für alle erforderlichen Eintragungen.

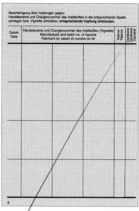
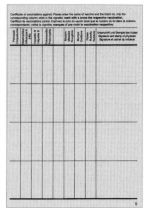

Impfung

Schutzimpfungen gegen Tetanus und Tollwut im Verletzungsfall sind nicht Bestandteil einer Vereinbarung und sind mit Nr. 1 oder 2 abgegolten. Impfleistungen werden über den entsprechenden Versichertenausweis der gesetzlichen Krankenkasse, bzw. „Sonstige Kostenträger" abgerechnet. Impfungen, die im Rahmen eines Schul- bzw. Arbeitsunfalles erforderlich werden, werden zu Lasten des jeweiligen Unfallversicherungsträgers abgerechnet.

Findet bei der gleichen Arzt-Patienten-Begegnung sowohl eine Schutzimpfung als auch eine Beratung *außerhalb* der Impfung statt, so können die Gebührennummern immer zusammen eingetragen werden. Die Impfleistung ist keine „Sonderleistung", d. h. keine Gebührennummer aus den Abschnitten B bzw. C bis T.

Impfstoffe sind (auch im Einzelfall) mit einem Arzneimittelverordnungsblatt (Vordruck-Muster 16) über Sprechstundenbedarf – ohne Namensnennung des Versicherten bzw. in manchen KV-Bereichen auf dem Sprechstundenbedarfsformular 16a – zu beziehen.

Die Kassenärztlichen Vereinigungen erstellen kalendervierteljährlich eine besondere Abrechnung über die im Rahmen dieser Vereinbarung erbrachten Leistungen nach Absatz 1. Die Leistungen sind in den Leistungsnachweisen gesondert auszuweisen.

Die „Internationale Bescheinigung über Impfungen und Impfbuch" gemäß §16 Infektionsschutzgesetz ist das bundeseinheitliche *Impfbuch*, das der Patient bei jeder Impfung mitbringen muss, damit die Impfdaten aktualisiert werden können. Der Patient muss die erforderlichen Impftermine und die Impfabstände kennen. Es ist Aufgabe der Arzthelferin die Patienten auf diese Termine hinzuweisen.

Bei den *„Sonstigen Kostenträgern"* gelten die jeweiligen Bestimmungen, die von der KV bzw. bei der Direktabrechnung vom Kostenträger herausgegeben werden.

Speziellen Regelungen unterliegen Impfungen für Versicherte nach dem *BVG*. Die Abrechnung erfolgt nach Absprache mit dem zuständigen Versorgungsamt.

Seit dem 1. Januar 1993 gilt, dass alle Impfungen im Zusammenhang mit *Auslandsreisen* nicht als Kassenleistung abgerechnet werden können. Solche Leistungen sind privat nach GOÄ zu berechnen. Eine Ausnahme bilden Impfungen bei beruflich bedingten Auslandsaufenthalten; die Kosten in diesen Fällen werden von den Berufsgenossenschaften getragen.

5. Häufige Abrechnungsfehler

Dank der Einführung der Krankenversichertenkarte und des Lesegerätes als Minimallösung in den ärztlichen Praxen haben sich die Abrechnungsfehler minimalisiert. Befanden sich früher oft falsche Daten auf den Formularen oder wurden diese nur unvollständig ausgefüllt – die Ursachen für fehlerhafte Abrechnungen –, so erstrecken sich die Fehler jetzt hauptsächlich auf die Abrechnung direkt.

Wie können die Fehler auf ein Minimum reduziert werden?

- Regelmäßige Kontrolle aller Patientenkarten nach jeder Sprechstunde.
- Sind alle Gebührennummern aus Leistungen, die der Arzt nach Beendigung der Sprechstunde (z. B. nächtlicher Hausbesuch) durchgeführt hat, korrekt nachgetragen worden?
- Bei allen telefonischen Beratungen der Patienten durch den Arzt Nummer 2 eintragen.
- Nummer 5 bei entsprechenden Zeiten beachten. (Nicht budgetiert!)
- Keine Gebührennummern der Prävention mit denen der kurativen Medizin verwechseln (z. B. Nummer 170 und Nummer 3).
- Das Eintragen der Wegepauschalen – entsprechend der Entfernung – nicht vergessen! Ein Eintrag der Kilometerzone auf der Karteikarte des Patienten erleichtert dies.
- Bei mehrfacher Inanspruchnahme einer Leistung am selben Tage (z. B. Nummer 2) die Uhrzeit und eventuell Begründung nicht vergessen.
- Bei entsprechender Betreuung die „Quartalspauschalen" (z. B. Nummer 12) bei der letzten Inanspruchnahme im Behandlungsfall eintragen!
- Werden die Testbriefchen zur Stuhluntersuchung auf okkultes Blut von den Patienten nicht zur Auswertung zurückgebracht, Nummer 7150 (sowohl präventiv als auch kurativ) eintragen.
- Bei jeder Behandlung in der Samstags-Sprechstunde Nummer 6 eintragen.
- Werden an Wochenenden und Feiertagen „Mitbesuche" durchgeführt, Nummer 6 zur Nummer 32 abrechnen.
- Die Ordinationsgebühr kann ohne kurative Leistung und entsprechende Diagnose nicht neben reinen Präventionsleistungen eingetragen werden.
- Dauern therapeutische Gespräche länger als 30 Minuten, Nummer 18 nicht vergessen!
- Werden Laborleistungen, z. B. Glukose, mittels apparativer Messung in der eigenen Praxis durchgeführt, zusätzlich zur entsprechenden Abrechnungsnummer die Nummer 3707 eintragen!
- Können – laut EBM – Gebührennummern nebeneinander nicht abgerechnet werden, Punktwerte vergleichen und die höher dotierte Leistung eintragen.
- Die ortsüblichen KV-Regeln bei Notdienst/Notfall/Vertretung beachten, da diese Leistungen nicht budgetiert sind.
- In EDV-gesteuerten Praxen täglich die Tageskontrolle durchführen!
- Jede Praxis sollte ihre eigene Checkliste zur Fehlervermeidung erstellen und immer griffbereit auf dem Schreibtisch liegen haben.

X Bemessung ärztlicher Leistungen nach GOÄ

1 Die Gebührenordnung für Ärzte (GOÄ)

Die GOÄ (Stand 1. Mai 2001) gilt als dritte Gebührenordnung in der ärztlichen Praxis für Leistungen bei:
- Privatversicherten
- Bundesbahnbeamten der Beitragsklassen KVB I–III und IV
- Postbeamten B
- Bundesbahnbeamten bei Dienstunfällen
- Postbeamten bei Dienstunfällen
- Jugendschutzuntersuchungen
- Blutentnahmen im Auftrag der Polizei
- Privater Studenten-Krankenversicherung

Arbeits-, Schul- und Wegeunfälle werden nach der UV-GOÄ (Stand 1. Mai 2001) abgerechnet.

Zu § 1 Anwendungsbereich

(1) Die Vergütungen für die beruflichen Leistungen der Ärzte bestimmen sich nach dieser Verordnung, soweit nicht durch Bundesgesetz etwas anderes bestimmt ist.

Ein solches Bundesgesetz ist z. B. das SGB V, das bestimmt, dass für Primärkassen und Ersatzkassen andere Gebührenordnungen gelten (EBM).
Der Arzt muss, wie bei der vertragsärztlichen Abrechnung auch, seine Leistungen unter dem Gesichtspunkt der Wirtschaftlichkeit erbringen. Wünscht der Patient darüber hinaus weitere Leistungen, müssen sie auf der Liquidation gekennzeichnet werden. Für diese Leistungen besteht i. d. R. kein Erstattungsanspruch den privaten Krankenkassen gegenüber.

Zu § 2 Abweichende Vereinbarung

(1) Durch Vereinbarung kann eine von dieser Verordnung abweichende Gebührenhöhe festgelegt werden. Für Leistungen nach § 5 a ist eine Vereinbarung nach Satz 1 ausgeschlossen. Die Vereinbarung einer abweichenden Punktzahl (§ 5 Abs. 1 Satz 2) oder eines abweichenden Punktwerts (§ 5 Abs. 1 Satz 3) ist nicht zulässig. Notfall- und akute Schmerzbehandlungen dürfen nicht von einer Vereinbarung nach Satz 1 abhängig gemacht werden.

Eine abweichende Vereinbarung – Abdingung – ist dann nötig, wenn der Arzt beabsichtigt, den Gebührenrahmen zu überschreiten (bei allen Leistungen oder nur bei einigen). Eine solche Vereinbarung muss vor Beginn der Behandlung getroffen und schriftlich festgelegt werden (Ausnahmen zum Beispiel: Notfall oder Bewusstlosigkeit nach Unfall).

(3) Für Leistungen nach den Abschnitten A, E, M und O ist eine Vereinbarung nach Absatz 1 Satz 1 unzulässig. Im Übrigen ist bei vollstationären, teilstationären sowie vor- und nachstationären wahlärztlichen Leistungen eine Vereinbarung nach Absatz 1 Satz 1 nur für vom Wahlarzt höchstpersönlich erbrachte Leistungen zulässig.

Zu § 3 Vergütungen

Als Vergütungen stehen dem Arzt Gebühren, Entschädigungen und Ersatz von Auslagen zu.

Zu § 4 Gebühren

(1) Gebühren sind Vergütungen für die im Gebührenverzeichnis genannten ärztlichen Leistungen.

Die Leistungen können entweder vom Arzt selbst oder von nichtärztlichem Fachpersonal erbracht werden, das unter seiner Aufsicht arbeitet. Leistungen, die in einer Laborgemeinschaft erbracht werden, gelten auch als eigene Leistungen. Wie in der vertragsärztlichen Abrechnung sind nur Leistungen abrechenbar, die nicht Bestandteil einer anderen Leistung sind.
In den Gebühren sind die Praxiskosten einschließlich derer für Sprechstundenbedarf (vgl. vertragsärztliche Abrechnung) sowie Kosten für Anwendung von Instrumenten und Apparaten enthalten, soweit nichts anderes bestimmt ist (vgl. § 10).

Leistungen, die durch „Dritte" erbracht werden, werden von diesen auch unmittelbar dem Zahlungspflichtigen berechnet; der Arzt muss allerdings darauf hinweisen (zum Beispiel: histologische Untersuchungen von Abstrichmaterial nach Entnahme durch den Gynäkologen oder Chirurgen). Die Liquidation schickt dann zum Beispiel das histologische Institut.

Zu § 5 Bemessung der Gebühren für Leistungen des Gebührenverzeichnisses

Der Arzt hat bei der Berechnung von Leistungen nach der GOÄ die Möglichkeit zwischen verschiedenen Gebührensätzen zu „wählen": dem einfachen Satz, dem Schwellenwert und dem Höchstsatz. Will er eine Leistung mit einem Wert über dem Schwellenwert berechnen, muss er dies in der Liquidation schriftlich begründen. Berechnet er eine Leistung mit einem Wert über dem Höchstsatz, muss er mit dem Patienten eine schriftliche Vereinbarung treffen (vgl. § 2 Abweichende Vereinbarung (2)).

Kriterien für Gebührenvariationen

Schwierigkeit der Leistung:
Hierunter fallen z. B. Probleme bei der Narkose wegen KHK-Erkrankung des Patienten bei „normaler" Operation oder Schwierigkeiten, die sich aus dem Krankheitsfall ergeben, z. B. unklare Differentialdiagnose.

Zeitaufwand bei der Leistung:
Verlängert sich die Zeit für eine Leistung über das übliche Maß hinaus, z. B. wegen Verständigungsschwierigkeiten mit ausländischen Patienten durch Sprachbarrieren oder bei einer i.v. Injektion von drei Medikamenten bei liegender Kanüle, kann der Höchstsatz gewählt werden.

(Erschwerende) Umstände bei der Ausführung der Leistung:
Sie ergeben sich aus Situationen wie z. B. bei einem Verkehrsunfall oder bei einer ambulanten Operation.

Die Berechnung der Gebühren ist dem Gebührenverzeichnis für ärztliche Leistungen zu entnehmen. Zum weiteren Verständnis müssen zunächst folgende Begriffe geklärt werden:

Punktzahl: Anzahl der Punkte für eine bestimmte Leistung. Sie ist in der Gebührenordnung neben der Leistung aufgeführt.

Beispiel:

270 Infusion, subkutan ...... 80 (Punkte)

Punktwert: Wert der Punkte in Euro.

Der Punktwert beträgt 0,0582873 €.

Einfacher Satz (€-Betrag): ergibt sich aus der Multiplikation von Punktzahl und Punktwert.

Beispiel für die Leistung nach Ziffer 270:

80 × 0,0582873 € = 4,662984 €
Der Betrag wird auf 2 Stellen hinter dem Komma auf- bzw. abgerundet. Bei den Zahlen 1–4 der 3. Stelle wird abgerundet; bei den Zahlen 5–9 wird aufgerundet. Der einfache Satz ergibt somit 4,66 €.

Gebührenrahmen: umfasst alle Gebühren vom einfachen Satz bis zum Höchstsatz.

Höchstsatz: der höchste Satz innerhalb des Gebührenrahmens, den der Arzt für eine Leistung berechnen kann.
3,5 für persönlich-ärztliche Leistungen
2,5 für Leistungen der Abschnitte A, E, O
1,3 für Laborleistungen

Schwellenwert (manchmal auch als Mittelwert bezeichnet): liegt zwischen dem einfachen Satz und dem Höchstsatz. Er ist der übliche Steigerungssatz, wenn keine Besonderheit in der Leistungserbringung liegt (2,3- bzw. 1,8- bzw. 1,15fach).

Regelspanne: die Spanne zwischen dem einfachen Satz und dem Schwellenwert.

Persönliche ärztliche Leistungen werden vom Arzt oder von seinem nichtärztlichen Fachpersonal unter seiner Verantwortung erbracht.

Technische Leistungen haben einen hohen Sachkostenanteil. Unter diesen Begriff fallen physikalisch-medizinische Leistungen (Kapitel E), Strahlendiagnostik, Nuklearmedizin, Magnetresonanz-

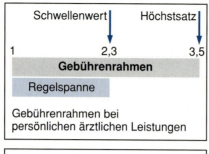

Die Bewertung beträgt für

persönliche ärztliche Leistungen:
das 1- bis 3,5fache des einfachen Satzes, Schwellenwert: das 2,3fache;

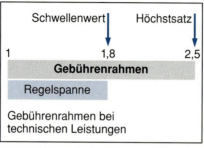

technische Leistungen:
das 1- bis 2,5fache des einfachen Satzes,
Regelspanne: das 1- bis 1,8fache (d. h., der Schwellenwert liegt beim 1,8fachen des einfachen Satzes).

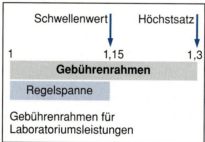

Laboratoriumsleistungen:
das 1- bis 1,3fache des einfachen Satzes,
Regelspanne: das 1- bis 1,15fache (d. h., der Schwellenwert liegt beim 1,15fachen des einfachen Satzes).

tomographie und Strahlentherapie (Kapitel O) und Kapitel A Gebühren in besonderen Fällen.

Diese Leistungen stammen aus anderen Kapiteln, wo sie auch verzeichnet sind, werden aber abrechnungstechnisch wie technische Leistungen behandelt.

Laborleistungen (Kapitel M) werden mit dem 1,15- bis 1,3fachen des Gebührensatzes berechnet.

Zu § 5 a Bemessung der Gebühren in besonderen Fällen

Im Fall eines unter den Voraussetzungen des § 218 a Abs. 1 des Strafgesetzbuches vorgenommenen Abbruchs einer Schwangerschaft dürfen Gebühren für die in § 24 b Abs. 4 des Fünften Buches Sozialgesetzbuch genannten Leistungen nur bis zum 1,8fachen des Gebührensatzes nach § 5 Abs. 1 Satz 2 berechnet werden.

Zu § 5 b Bemessung der Gebühren bei Versicherten des Standardtarifes

Die Liquidationen für „Standardtarifversicherte" müssen nach den Vorschriften des § 5b GOÄ erstellt werden:
– ärztliche Leistungen bis zum 1,7fachen Satz
– Leistungen der Kapitel A, E, O bis zum 1,3fachen Satz
– Laborleistungen (Kapitel M) bis zum 1,1fachen Satz

Der Patient muss die Arzthelferin bei Behandlungsbeginn darüber informieren, dass er dieser Privatversichertengruppe angehört um nachträgliche Schwierigkeiten mit seiner Versicherung zu vermeiden.

Zu § 6 Gebühren für andere Leistungen

(1) Erbringen Mund-Kiefer-Gesichtschirurgen, Hals-Nasen-Ohren-Ärzte oder Chirurgen Leistungen, die im Gebührenverzeichnis für zahnärztliche Leistungen – Anlage zur Gebührenordnung für Zahnärzte vom 22. Oktober 1987 (BGBl. I S. 2316) – aufgeführt sind, sind die Vergütungen für diese Leistungen nach den Vorschriften der Gebührenordnung für Zahnärzte in der jeweils geltenden Fassung zu berechnen.

(2) Selbstständige ärztliche Leistungen, die in das Gebührenverzeichnis nicht aufgenommen sind, können entsprechend einer nach Art, Kosten- und Zeitaufwand gleichwertigen Leistung des Gebührenverzeichnisses berechnet werden.

Diese Leistungen werden als analoge Leistungen bezeichnet.

Zu § 6 a Gebühren bei stationärer Behandlung

(1) Bei stationären, teilstationären sowie vor- und nachstationären privatärztlichen Leistungen sind die nach dieser Verordnung berechneten Gebühren einschließlich der darauf entfallenden Zuschläge um 25 vom Hundert zu mindern. Abweichend davon beträgt die Minderung für Leistungen und Zuschläge nach Satz 1 von Belegärzten oder niedergelassenen anderen Ärzten 15 vom Hundert. Ausgenommen von der Minderungspflicht ist der Zuschlag nach Buchstabe J in Abschnitt B V. des Gebührenverzeichnisses.

Diese Regelung wurde getroffen, damit Kosten, die zum Beispiel schon im Pflegesatz enthalten sind, nicht doppelt berechnet werden können. Die Kürzung muss von den tatsächlich berechneten Gebühren vorgenommen werden:
– stationär: –25%
– belegärztlich: –15%

Zu § 7 Entschädigungen

Als Entschädigungen für Besuche erhält der Arzt Wegegeld und Reiseentschädigung; hierdurch sind Zeitversäumnisse und die durch den Besuch bedingten Mehrkosten abgegolten.

Zu § 8 Wegegeld

(1) Der Arzt kann für jeden Besuch ein Wegegeld berechnen. Das Wegegeld beträgt für einen Besuch innerhalb eines Radius um die Praxisstelle des Arztes von

1. bis zu 2 Kilometern 3,58 Euro, bei Nacht (zwischen 20 und 8 Uhr) 7,16 Euro,
2. mehr als 2 und bis zu 5 Kilometern 6,64 Euro, bei Nacht 10,23 Euro
3. mehr als 5 und bis zu 10 Kilometern 10,23 Euro, bei Nacht 15,34 Euro
4. mehr als 10 und bis zu 25 Kilometern 15,34 Euro, bei Nacht 25,56 Euro.

(2) Erfolgt der Besuch von der Wohnung des Arztes aus, so tritt bei der Berechnung des Radius die Wohnung an Stelle der Praxisstelle.

(3) Werden mehrere Patienten in derselben häuslichen Gemeinschaft oder in einem Heim, insbesondere in einem Alten- oder Pflegeheim besucht, darf der Arzt Wegegeld unabhängig von der Anzahl der besuchten Patienten und deren Versichertenstatus insgesamt nur einmal und nur anteilig berechnen.

Zu § 9 Reiseentschädigung

(1) Bei Besuchen über eine Entfernung von mehr als 25 Kilometern zwischen Praxisstelle des Arztes und Besuchsstelle tritt an die Stelle des Wegegeldes eine Reiseentschädigung.

(2) Als Reiseentschädigung erhält der Arzt
- 26 Cent für jeden zurückgelegten Kilometer, wenn er einen eigenen Kraftwagen benutzt, bei Benutzung anderer Verkehrsmittel die tatsächlichen Aufwendungen,
- bei Abwesenheit bis zu 8 Stunden 51,13 Euro, bei Abwesenheit von mehr als 8 Stunden 102,26 Euro je Tag,
- Ersatz der Kosten für notwendige Übernachtungen.

(3) § 8 Abs. 2 und 3 gelten entsprechend.

Zu § 10 Ersatz von Auslagen

(1) Neben den für die einzelnen ärztlichen Leistungen vorgesehenen Gebühren können als Auslagen nur berechnet werden
1. die Kosten für diejenigen Arzneimittel, Verbandmittel und sonstigen Materialien, die der Patient zur weiteren Verwendung behält oder die mit einer einmaligen Anwendung verbraucht sind, soweit in Absatz 2 nichts anderes bestimmt ist,
2. Versand- und Portokosten, soweit deren Berechnung nach Absatz 3 nicht ausgeschlossen ist,
3. die im Zusammenhang mit Leistungen nach Abschnitt O bei der Anwendung radioaktiver Stoffe durch deren Verbrauch entstandenen Kosten sowie
4. die nach den Vorschriften des Gebührenverzeichnisses als gesondert berechnungsfähig ausgewiesenen Kosten.

Die Berechnung von Pauschalen ist nicht zulässig.

(2) Nicht berechnet werden können die Kosten für
1. Kleinmaterialien wie Zellstoff, Mulltupfer, Schnellverbandmaterial, Verbandspray, Gewebeklebstoff auf Histoacrylbasis, Mullkompressen, Holzspatel, Holzstäbchen, Wattestäbchen, Gummifingerlinge,
2. Reagenzien und Narkosemittel zur Oberflächenanästhesie,
3. Desinfektions- und Reinigungsmittel,
4. Augen-, Ohren-, Nasentropfen, Puder, Salben und geringwertige Arzneimittel zur sofortigen Anwendung sowie für
5. folgende Einmalartikel: Einmalspritzen, Einmalkanülen, Einmalhandschuhe, Einmalharnblasenkatheter, Einmalskalpelle, Einmalproktoskope, Einmaldarmrohre, Einmalspekula.

(3) Versand- und Portokosten können nur von dem Arzt berechnet werden, dem die gesamten Kosten für Versandmaterial, Versandgefäße sowie für den Versand oder Transport entstanden sind. Kosten für Versandmaterial, für den Versand des Untersuchungsmaterials und die Übermittlung des Untersuchungsergebnisses innerhalb einer Laborgemeinschaft oder innerhalb eines Krankenhausgeländes sind nicht berechnungsfähig; dies gilt auch, wenn Material oder ein Teil davon unter Nutzung der Transportmittel oder des Versandweges oder der Versandgefäße einer Laborgemeinschaft zur Untersuchung einem zur Erbringung von Leistungen beauftragten Arzt zugeleitet wird. Werden aus demselben Körpermaterial sowohl in einer Laborgemeinschaft als auch von einem Laborarzt Leistungen aus den Abschnitten M oder N ausgeführt, so kann der Laborarzt bei Benutzung desselben Transportweges Versandkosten nicht berechnen; dies gilt auch dann, wenn ein Arzt eines anderen Gebiets Auftragsleistungen aus den Abschnitten M oder N erbringt. Für die Versendung der Arztrechnung dürfen Versand- und Portokosten nicht berechnet werden.

Zu § 11 Zahlung durch öffentliche Leistungsträger

(1) Wenn ein Leistungsträger im Sinne des § 12 des Ersten Buches Sozialgesetzbuch oder ein sonstiger öffentlich-rechtlicher Kostenträger die Zahlung leistet, sind die ärztlichen Leistungen nach den Gebührensätzen des Gebührenverzeichnisses (§ 5 Abs. 1 Satz 2) zu berechnen.

(2) Absatz 1 findet nur Anwendung, wenn dem Arzt vor der Inanspruchnahme eine von dem die Zahlung Leistenden ausgestellte Bescheinigung vorgelegt wird. In dringenden Fällen kann die Bescheinigung auch nachgereicht werden.

Öffentliche Leistungsträger sind zum Beispiel Arbeitsämter, die Bundesanstalt für Arbeit, Jugendämter u. a.
Die Leistungen sind direkt mit den Leistungsträgern nach dem einfachen Satz der GOÄ abzurechnen.

Zu § 12 Fälligkeit und Abrechnung der Vergütung; Rechnung

(1) Die Vergütung wird fällig, wenn dem Zahlungspflichtigen eine dieser Verordnung entsprechende Rechnung erteilt worden ist.

(2) Die Rechnung muss insbesondere enthalten:
1. Das Datum der Erbringung der Leistung,
2. bei Gebühren die Nummer und die Bezeichnung der einzelnen berechneten Leistung einschließlich einer in der Leistungsbeschreibung gegebenenfalls genannten Mindestdauer sowie den jeweiligen Betrag und den Steigerungssatz,
3. bei Gebühren für vollstationäre, teilstationäre sowie vor- und nachstationäre privatärztliche Leistungen zusätzlich den Minderungsbetrag nach § 6 a,
4. bei Entschädigungen nach den §§ 7 bis 9 den Betrag, die Art der Entschädigung und die Berechnung,
5. bei Ersatz von Auslagen nach § 10 den Betrag und die Art der Auslage; übersteigt der Betrag der einzelnen Auslage 25,56 Euro, ist der Beleg oder ein sonstiger Nachweis beizufügen.

(3) Überschreitet eine berechnete Gebühr nach Absatz 2 Nr. 2 das 2,3fache des Gebührensatzes, ist dies auf die einzelne Leistung bezogen für den Zahlungspflichtigen verständlich und nachvollziehbar schriftlich zu begründen; das Gleiche gilt bei den in § 5 Abs. 3 genannten Leistungen, wenn das 1,8fache des Gebührensatzes überschritten wird, sowie bei den in § 5 Abs. 4 genannten Leistungen, wenn das 1,15fache des Gebührensatzes überschritten wird. Auf Verlangen ist die Begründung näher zu erläutern. Soweit im Falle einer abweichenden Vereinbarung nach § 2 auch ohne die getroffene Vereinbarung ein Überschreiten der in Satz 1 genannten Steigerungssätze gerechtfertigt gewesen wäre, ist das Überschreiten auf Verlangen des Zahlungspflichtigen zu begründen; die Sätze 1 und 2 gelten entsprechend. Die Bezeichnung der Leistung nach Absatz 2 Nr. 2 kann entfallen, wenn der Rechnung eine Zusammenstellung beigefügt wird, der die Bezeichnung für die abgerechnete Leistungsnummer entnommen werden kann. Leistungen, die auf Verlangen erbracht worden sind (§ 1 Abs. 2 Satz 2), sind als solche zu bezeichnen.

(4) Wird eine Leistung nach § 6 Abs. 2 berechnet, ist die entsprechend bewertete Leistung für den Zahlungspflichtigen verständlich zu beschreiben und mit dem Hinweis entsprechend sowie der Nummer und der Bezeichnung der als gleichwertig erachteten Leistung zu versehen.

(5) Durch Vereinbarung mit den in § 11 Abs. 1 genannten Leistungs- und Kostenträgern kann eine von den Vorschriften der Absätze 1 bis 4 abweichende Regelung getroffen werden.

Deutscher Ärzte-Verlag: Gebührenordnung für Ärzte (GOÄ), Köln 2001, S. 29–33 (Auszug)

2 Die Privatliquidation

Die Liquidation (Rechnung) muss spezifiziert sein, das heißt, die Positionen müssen einzeln aufgeführt und gegliedert sein. Die Erklärung der Leistungsziffer muss entweder auf der Liquidation erfolgen oder als Zusammenstellung auf einem gesonderten Beiblatt.

Eine Arztrechnung kann zu jedem Zeitpunkt erfolgen, als Monatsrechnung. Laut ärztlicher Berufsordnung sollte eine „mindestens vierteljährliche Rechnung" bei längerer Behandlungsdauer erstellt werden – d. h. auch Zwischenrechnungen sind zulässig. Es sollte ein Rechnungsausgangsbuch geführt werden, eine Art persönlicher „Privatkrankenschein" oder eine Mappe mit abgehefteten Durchschlägen jeder ausgehenden Rechnung, um den Überblick zu behalten. Wird eine Rechnung innerhalb einer angemessenen Frist nicht bezahlt, werden vom Patienten Verzugszinsen verlangt, wenn er die vorgeschriebene 30-Tage-Frist nicht beachtet. Eine Privatliquidation verjährt nach drei Jahren – gerechnet vom 31. Dezember des Jahres, in welchem sie ausgestellt wurde.

Die Rechnungen können in der Praxis selbst erstellt und versendet werden. Es kann aber auch eine privatärztliche Verrechnungsstelle – PVS – beauftragt werden, die alle mit der Privatliquidation verbundenen Arbeiten gegen Bezahlung übernimmt. Der Patient muss sich damit einverstanden erklären.

Die folgenden Seiten zeigen:

Beispiel 1: Privatrechnung für belegärztliche Behandlung

Beispiel 2: Privatrechnung bei stationärer Behandlung

Neuregelung im BGB

Keine Mahnung bei Geldforderungen mehr erforderlich

Das am 1. Mai 2000 in Kraft getretene Gesetz zur Beschleunigung fälliger Zahlungen beinhaltet eine grundlegende Änderung für die Arztpraxis. Ziel ist es, die Verzögerung von Zahlungen unattraktiv zu machen und die Möglichkeiten zu verbessern, fällige Ansprüche zügig gerichtlich geltend zu machen.

...

Künftig ist bei Geldforderungen keine Mahnung mehr erforderlich. Der Verzug tritt nach Ablauf von **30 Tagen** ein, gerechnet von dem Tag an, an dem die Rechnung zugegangen ist. Ihr Eintreffen hat im Streitfall der Gläubiger zu beweisen, weil dies Voraussetzung für den Anspruch auf Verzugsschäden ist. Damit wird von der bisherigen Regelung abgewichen, dass ein Schuldner nur dann in Verzug gerät, wenn der Gläubiger noch zusätzlich eine Mahnung geschickt hat.

...

Problematisch an dieser Regelung ist für den Arzt zu beweisen, dass die **Rechnung** zugegangen ist. In besonders wichtigen Fällen sollte man die Rechnung, zum Beispiel nach Abschluss einer Behandlungsserie, persönlich dem Patienten aushändigen und sich den Empfang der Rechnung quittieren lassen.

Deutsches Ärzteblatt, Heft 50, 15. Dezember 2000 (Auszug)

Dr. med. Max Muster

Herrn
Rolf Heßbrügge
Tiefer Pfad 22

45657 Recklinghausen

Gelsenkirchen, 2002-03-22

Rechnung Nr. 11368

Liquidation

Für ärztliche Bemühungen erlauben wir uns zu berechnen: 259,93   Euro
                                       – 15 % (§ 6a GOÄ)   38,99   Euro
                                       Gesamtbetrag   220,94   Euro

Patient: Rolf Heßbrügge, geb. 2.6.71

Diagnosen: Adeno-Tonsillektomie

Datum	GOÄ	Bezeichnung	Fakt.	Anz.	–%	Betrag in €
2002-03-12	1500	Ausschälung und Resektion beider Gaumenmandeln	2.300	1		99,07
	1493	Entfernung der Rachenmandel	2.300	1		39,68
	1418	Endoskopische Untersuchung	2.300	1		24,13
	45	Visite im Krankenhaus	2.300	1		9,38
2002-03-13	46	Zweitvisite im Krankenhaus	2.300	1		6,70
	45	Visite im Krankenhaus	2.300	1		9,38
2002-03-14	46	Zweitvisite im Krankenhaus	2.300	1		6,70
	45	Visite im Krankenhaus	2.300	1		9,38
2002-03-15	45	Visite im Krankenhaus	2.300	1		9,38
2002-03-16	45	Visite im Krankenhaus	2.300	1		9,38
2002-03-17	45	Visite im Krankenhaus	2.300	1		9,38
2002-03-18	45	Visite im Krankenhaus (13.00 Uhr)	2.300	1		9,38
	75	Ausführl. schriftl. Krankheits- u. Befundbericht (18.00 Uhr)	2.300	1		17,43
		Porto		1		0,56

Erbitten Begleichung obiger Rechnung innerhalb von 30 Tagen auf unser Konto unter Angabe der Rechnungsnummer.

Musterstraße 10   Fon: (02451) 80 08 01   Stadtsparkasse Essen
45891 Gelsenkirchen   Fax (02451) 80 08 02   BLZ: 420 500 13
                                                                             Nr. 1234567

MUSTER-HOSPITAL
Prof. Dr. Carmen Silva

Muster-Hospital · Mecklenburgische Str. 53 · 14197 Berlin

Herrn
Jan Heßbrügge
Hospitalstraße 23

45699 Herten

Rechnungs-Nr. 313
Datum: 2002-01-29

Stationäre Behandlung am 7. Januar 2002

Für konsiliarische Untersuchungen und/oder internistische Leistungen während des stationären Aufenthaltes auf der Urologischen Abteilung unseres Hauses, stellen wir in Rechnung 19,91 €

Diagnose: siehe Liquidation der Urologischen Abteilung

Spezifikation

Datum	GOÄ-Ziffer	Beschreibung	Faktor	Betrag in €
2002-01-07	651	EKG in Ruhe 9 Ableitungen	1,8	26,54
Betrag				26,54
abzüglich 25 % (§ 6 a GOÄ)				6,63
				19,91

MUSTER-HOSPITAL
Mecklenburgische Str. 53
14197 Berlin

Telefon
(0 30) 12-345
Telefax
(0 30) 12-567

Bankverbindung
Berliner Sparkasse
(BLZ 100 500 00)
Konto-Nr. 13536733

3 Auszüge aus dem Gebührenverzeichnis der GOÄ

Die GOÄ ist genauso in Kapitel eingeteilt wie die anderen Gebührenordnungen. Der Aufbau der GOÄ ist aus dem Inhaltsverzeichnis klar zu entnehmen. Entscheidende Hilfen bei der Ziffernsuche bilden aber in erster Linie die beiden alphabetisch geordneten Sachverzeichnisse am Ende der Gebührenordnung: zuerst Nicht-Labor-Ziffern, dahinter nur Laborziffern. Kapitel A nennt Ziffern, die aus anderen Kapiteln stammen und da auch verzeichnet sind, die aber, was den Steigerungsfaktor angeht, als „technische Leistungen"

gelten und nach § 5, GOÄ nur bis zum zweieinhalbfachen Vergütungssatz abgerechnet werden.

Kapitel B beginnt zunächst mit einleitenden allgemeinen Bestimmungen. Danach liegt ein „Behandlungsfall" nach GOÄ vor, für die Behandlung derselben Krankheit für den Zeitraum eines Monats bzw. für jede Neuerkrankung.

Der „Zeitraum eines Monats" ist nicht auf den Monatsnamen bezogen oder mit 31 Tagen definiert. Ein neuer Behandlungsfall (abgesehen vom Neueintritt einer Erkrankung) liegt dann vor, wenn sich der Monatsname geändert und das Datum um eins erhöht hat (zum Beispiel: Erstinanspruchnahme 25.2., neuer Behandlungsfall 26.3.).

aus: Deutsches Ärzteblatt 32, Heft 49 v. 8. Dezember 1995

B I Allgemeine Beratungen und Untersuchungen

	Punktzahl	1fach €	2,3-/ 1,8fach €	3,5-/ 2,5fach €	1,7fach €
1 Beratung – auch mittels Fernsprecher –	80	4,66	10,73	16,32	7,93

- Ist ein Gespräch zwischen Arzt und Patient, in das auch kleine Behandlungsmaßnahmen eingehen können (Schnell-/Sprayverbände, Ohren/Augenklappen etc.
- Kann bei mehreren Arzt-/Patientenkontakten an einem Tag, jeweils mit entsprechender Uhrzeitangabe abgerechnet werden.

2* Ausstellung von Wiederholungsrezepten und/oder Überweisungen und/oder Übermittlung von Befunden oder ärztlichen Anordnungen – auch mittels Fernsprecher – durch die Arzthelferin und/oder Messung von Körperzuständen (z. B. Blutdruck, Temperatur) ohne Beratung, bei einer Inanspruchnahme des Arztes	30	1,75	3,15	4,37	2,27

- Ist nur als alleinige Leistung abzurechnen, egal ob vom Arzt oder von der Arzthelferin erbracht.
- Es ist abrechnungstechnisch mit reduziertem Gebührenrahmen (* hinter der Gebührenziffer) abzurechnen, da in Kapitel A genannt.

3 Eingehende, das gewöhnliche Maß übersteigende Beratung – auch mittels Fernsprecher –	150	8,74	20,11	30,60	14,86

- Diese Beratung muss mindestens 10 Minuten dauern.

- Die Ziffer darf nur alleine stehen oder höchstens in Kombination mit den Ziffern 5, 6, 7, 8, 800 oder 801
- Fällt bei der gleichen Arzt-Patientenbegegnung noch eine andere Ziffer an, kann die höher bewertete Ziffer abgerechnet werden ,die niedriger bewertete fällt weg, d. h. sie wird nicht berechnet.

Beispiel:
Untersuchung und Beratung eines Patienten mit Bronchitis, Arbeitsunfähigkeitsbescheinigung
Erbrachte Leistungen nach
          Ziffer 7: 21,45 €
          Ziffer 3: 20,11 €
          Ziffer 70: 5,36 € (Abrechnung entfällt)

- Muss die 3 mehr als ein Mal im Behandlungsfall abgerechnet werden, bedarf es einer Begründung z. B. akute Verschlimmerung, Arzneimittelinteraktion, non-compliance seitens des Patienten, neue/schwierige diagnostische und/oder therapeutische Erwägungen.

	Punktzahl	1fach €	2,3fach €	3,5fach €	1,7fach €
4 Erhebung der Fremdanamnese über einen Kranken und/oder Unterweisung und Führung der Bezugsperson(en) – im Zusammenhang mit der Behandlung eines Kranken –	220	12,82	29,49	44,88	21,80

- Die Ziffer darf nur ein Mal im Behandlungsfall abgerechnet werden.

5 Symptombezogene Untersuchung	80	4,66	10,73	16,32	7,93

- Ein Mal bei der gleichen Arzt-Patientenbegegnung abrechnungsfähig, auch wenn verschiedene Organ(e)systeme untersucht werden müssen.

- Die Ziffern 1 und/oder 5 dürfen nur ein Mal im Behandlungsfall mit Ziffern der Kapitel C bis O abgerechnet werden, egal ob es nur die 1 in Kombination mit Ziffern aus C bis O, nur die 5 in Kombination mit Ziffern aus C bis O oder die 1 + 5 mit Ziffern aus C bis O ist. Die höher bewerte Ziffer oder Ziffernkombination wird berechnet.

Beispiel:	2002-02-13	5	sympt. Unters.	2,3	10,73 €
		252	Inj. i. m.	2,3	5,36 €
		548	Kurzwelle	1,8	3,88 €
		1	Beratung	2,3	10,73 €
	2002-02-14	252	Inj. i. m.	2,3	5,36 €
		548	Kurzwelle	1,8	3,88 €
		1	Beratung	2,3	10,73 €

Für den 14. Februar wird nur die Ziffer 1 abgerechnet, da sich für die Ziffern 252 und 548 in der Summe ein geringerer Euro-Betrag ergibt.

	Punktzahl	1fach €	2,3fach €	3,5fach €	1,7fach €
6 Vollständige körperliche Untersuchung mindestens eines der folgenden Organsysteme: alle Augenabschnitte, der gesamte HNO-Bereich, das stomatognathe System, die Nieren und ableitenden Harnwege (bei Männern auch gegebenenfalls einschließlich der männlichen Geschlechtsorgane) oder Untersuchung zur Erhebung eines vollständigen Gefäßstatus – gegebenenfalls einschließlich Dokumentation –	100	5,83	13,41	20,40	9,91

– Nur abrechnungsfähig, wenn es sich um die in der Legende aufgeführten Organsysteme handelt und diese auch vollständig, intensiv und genau untersucht werden.

7 Vollständige körperliche Untersuchung mindestens eines der folgenden Organsysteme: das gesamte Hautorgan, die Stütz- und Bewegungsorgane, alle Brustorgane, alle Bauchorgane, der gesamte weibliche Genitaltrakt (gegebenenfalls einschließlich Nieren und ableitende Harnwege) – gegebenenfalls einschließlich Dokumentation –	160	9,33	21,45	32,64	15,85

– Für diese Ziffer gilt das gleiche wie für Ziffer 6.
– Jede der Ziffern kann entweder in der Arztpraxis oder beim (Haus)-Besuch erbracht werden.

8 Untersuchung zur Erhebung des Ganzkörperstatus, gegebenenfalls einschließlich Dokumentation	260	15,16	34,86	53,04	25,76

Der Ganzkörperstatus beinhaltet die Untersuchung der Haut, der sichtbaren Schleimhäute, der Brust- und Bauchorgane, der Stütz und Bewegungsorgane, sowie eine orientierende neurologische Untersuchung.

– Die Ziffer kann nur abgerechnet werden, wenn alle in der Legende aufgeführten Inhalte erbracht wurden.

B II. Zuschläge zu Beratungen und Untersuchungen nach den Nummern 1, 3, 4, 5, 6, 7 oder 8

Zuschläge sind immer nur mit dem einfachen Gebührensatz zu berechnen.

	Punkt-zahl	1fach €	2,3fach €	3,5fach €	1,7fach €
A Zuschlag für außerhalb der Sprechstunde erbrachte Leistungen	70	4,08	–	–	–

– der Zuschlag ist nicht mit B, C oder D kombinierbar

	Punkt-zahl	1fach €	2,3fach €	3,5fach €	1,7fach €
B Zuschlag für in der Zeit zwischen 20 und 22 Uhr oder 6 und 8 Uhr außerhalb der Sprechstunde erbrachte Leistungen	180	10,49	–	–	–

– Zuschlag B ist mit A oder C nicht abrechenbar

	Punkt-zahl	1fach €	2,3fach €	3,5fach €	1,7fach €
C Zuschlag für in der Zeit zwischen 22 und 6 Uhr erbrachte Leistungen	320	18,65	–	–	–

– nicht mit A, B zusammen abrechnen

	Punkt-zahl	1fach €	2,3fach €	3,5fach €	1,7fach €
D Zuschlag für an Samstagen, Sonn- und Feiertagen erbrachte Leistungen	220	12,82	–	–	–

– mit B oder C berechnungsfähig, mit A nicht.
– werden Leistungen samstags innerhalb einer stattfindenden Sprechstunde erbracht, darf nur der halbe Gebührensatz von D berechnet werden.

	Punkt-zahl	1fach €	2,3fach €	3,5fach €	1,7fach €
K1 Zuschlag zu Untersuchungen nach den Nummern 5, 6, 7 oder 8 bei Kindern bis zum vollendeten 4. Lebensjahr	120	7,00	–	–	–

– der Zuschlag ist nur für die oben angeführten Ziffern gültig, d. h. mit 1 oder 3 nicht abrechnungsfähig.

Allgemein gilt:
– Keine Ziffer „statt" einer anderen!
– Leistungsinhalt muss erbracht sein.
– Beachtung von Ausschlussziffern neben einer Ziffer.
– Nur entsprechende Zuschläge, d. h. A, B, C, D, K1 bei Beratungen und Untersuchungen

B III. Spezielle Beratungen und Untersuchungen

In diesem Kapitel sind insbesondere präventive Leistungen und Beratungsgespräche in Gruppen enthalten. Die Leistungsinhalte sind gegenüber den entsprechenden Ziffern im EBM oft etwas unterschiedlich (z. B. Früherkennung von Krankheiten bei einem Kind bis zum vollendeten 14. Lebensjahr). Außerdem gibt es z. B. homöopathische Anamnesen, die der EBM überhaupt nicht kennt.

Die GOÄ kennt keine Leistungskomplexe wie der EBM (Ziffer 1, 2, 3). Sie enthält nur Einzelleistungen.

	Punktzahl	1fach €	2,3fach €	3,5fach €	1,7fach €
20 Beratungsgespräch in Gruppen von 4 bis 12 Teilnehmern im Rahmen der Behandlung von chronischen Krankheiten, je Teilnehmer und Sitzung (Dauer mindestens 50 Minuten)	120	7,00	16,09	24,48	11,89
21 Eingehende humangenetische Beratung, je angefangene halbe Stunde und Sitzung	360	20,98	48,26	73,44	35,67
22 Eingehende Beratung einer Schwangeren im Konfliktfall über die Erhaltung oder den Abbruch der Schwangerschaft – auch einschließlich Beratung über soziale Hilfen, gegebenenfalls auch einschließlich Beurteilung über das Vorliegen einer Indikation für einen nicht rechtswidrigen Schwangerschaftsabbruch –	300	17,49	40,22	61,20	29,73
23 Erste Vorsorgeuntersuchung in der Schwangerschaft mit Bestimmung des Geburtstermins – einschließlich Erhebung der Anamnese und Anlegen des Mutterpasses sowie Beratung der Schwangeren über die Mutterschaftsvorsorge, einschließlich Hämoglobinbestimmung –	300	17,49	40,22	61,20	29,73

– Nicht neben einer Beratung (Ziffer 1 oder 3) abzurechnen.

	Punktzahl	1fach €	2,3fach €	3,5fach €	1,7fach €
24 Untersuchung im Schwangerschaftsverlauf – einschließlich Beratung und Bewertung der Befunde, gegebenenfalls auch im Hinblick auf Schwangerschaftsrisiken –	200	11,66	26,81	40,80	19,82
25 Neugeborenen-Erstuntersuchung – gegebenenfalls einschließlich Beratung der Bezugsperson(en) –	2000	11,66	26,81	40,80	19,82

	Punkt-zahl	1fach €	2,3fach €	3,5fach €	1,7fach €
26 Untersuchung zur Früherkennung von Krankheiten bei einem Kind bis zum vollendeten 14. Lebensjahr (Erhebung der Anamnese, Feststellung der Körpermaße, Untersuchung von Nervensystem, Sinnesorganen, Skelettsystem, Haut, Brust-, Bauch- und Geschlechtsorganen) – gegebenenfalls einschließlich Beratung der Bezugsperson(en) –	450	26,23	60,33	91,80	44,59

- Die Ziffer gilt für entsprechende Untersuchungen ein Mal im Kalenderjahr ab dem 2. Lebensjahr des Kindes.
- Zusätzliche Untersuchungen, die sich aus Untersuchungen nach Ziffer 26 ergeben sind abrechnungsfähig, z. B. Seh- und Hörtests.

27 Untersuchung einer Frau zur Früherkennung von Krebserkrankungen der Brust, des Genitales, des Rektums und der Haut – einschließlich Erhebung der Anamnese, Abstrichentnahme zur zytologischen Untersuchung, Untersuchung auf Blut im Stuhl und Urinuntersuchung auf Eiweiß, Zucker und Erythrozyten, einschließlich Beratung –	320	18,65	42,90	65,28	31,71

- Die Ziffer enthält alle Kosten für die Untersuchungsmaterialien.

28 Untersuchung eines Mannes zur Früherkennung von Krebserkrankungen des Rektums, der Prostata, des äußeren Genitales und der Haut – einschließlich Erhebung der Anamnese, Urinuntersuchung auf Eiweiß, Zucker und Erythrozyten sowie Untersuchung auf Blut im Stuhl, einschließlich Beratung –	280	16,32	37,54	57,12	27,75
29 Gesundheitsuntersuchung zur Früherkennung von Krankheiten bei einem Erwachsenen – einschließlich Untersuchung zur Erhebung des vollständigen Status (Ganzkörperstatus), Erörterung des individuellen Risikoprofils und verhaltensmedizinischer orientierter Beratung –	440	26,65	58,99	89,76	43,60

- Da die erforderlichen Laboruntersuchungen (Blut, Urin) nicht in Ziffer 29 enthalten sind, können sie zusätzlich abgerechnet werden.

- Ebenso alle weiterführenden diagnostischen Folgeuntersuchungen wie EKG, Lungenfunktionsprüfung, sonografische Untersuchungen etc. – Gesundheitsuntersuchungen in Kombination mit Krebsfrüherkennungsuntersuchungen (Mann, Frau) sind zusammen abrechenbar.
- Entsprechende kurative Ziffern ähnlichen Inhalts sind neben Früherkennungsleistungen nicht abrechnungsfähig.

	Punktzahl	1fach €	2,3fach €	3,5fach €	1,7fach €
32 Untersuchung nach §§ 32 bis 35 und 42 des Jugendarbeitsschutzgesetzes (Eingehende, das gewöhnliche Maß übersteigende Untersuchung – einschließlich einfacher Seh-, Hör- und Farbsinnprüfung –; Urinuntersuchung auf Eiweiß, Zucker und Erythrozyten; Beratung des Jugendlichen; schriftliche gutachtliche Äußerung; Mitteilung für die Personensorgeberechtigten; Bescheinigung für den Arbeitgeber) ...	400	45,60	104,88	159,60	77,52

- Diese Untersuchung gehört beispielsweise zu den in § 11 GOÄ gemeinten Untersuchungen. Sie wird für öffentliche Kostenträger mit dem einfachen Satz abgerechnet.

B IV. Visiten, Konsiliartätigkeit, Besuche, Assistenz

	Punktzahl	1fach €	2,3fach €	3,5fach €	1,7fach €
45 Visite im Krankenhaus	70	4,08	9,38	14,28	6,94

- Nicht zu berechnen neben den Ziffern aus Kapitel B der GOÄ, es sei denn, diese werden zu einer anderen Zeit am gleichen Behandlungstag erbracht.

46 Zweitvisite im Krankenhaus.........	50	2,91	6,70	10,20	4,95

- Mehr als 2 Visiten am Tag dürfen nur berechnet werden, wenn der Krankheitsfall es erfordert; eine Begründung ist nötig.

50 Besuch, einschließlich Beratung und symptombezogene Untersuchung..	320	18,65	42,90	65,28	31,71

- Kann von der Praxis oder der Arztwohnung aus gemacht und berechnet werden.
- Für jeden Besuch (außer Mitbesuch-Ziffer 51) kann Wegegeld voll berechnet werden.
- Besuche (50)/Mitbesuche (51) können mit folgenden Zuschlägen kombiniert werden (siehe nächsten Abschnitt B V.).

B V. Zuschläge zu den Leistungen nach den Nummern 45 bis 62

	Punktzahl	1fach €	2,3fach €	3,5fach €	1,7fach €
E Zuschlag für dringend angeforderte und unverzüglich erfolgte Ausführung	160	9,33	–	–	–

– Zuschlag E ist neben den Zuschlägen nach F, G, H nicht berechnungsfähig.

	Punktzahl	1fach €	2,3fach €	3,5fach €	1,7fach €
F Zuschlag für in der Zeit von 20 bis 22 Uhr oder 6 bis 8 Uhr erbrachte Leistungen	260	15,16	–	–	–
G Zuschlag für in der Zeit zwischen 22 und 6 Uhr erbrachte Leistungen	450	26,23	–	–	–
H Zuschlag für an Samstagen, Sonn- oder Feiertagen erbrachte Leistungen	340	19,82	–	–	–
J Zuschlag zur Visite bei Vorhalten eines vom Belegarzt zu vergütenden ärztlichen Bereitschaftsdienstes, je Tag	80	4,66	–	–	–
K2 Zuschlag zu den Leistungen nach den Nummern 45, 46, 48, 50, 51, 55 oder 56 bei Kindern bis zum vollendeten 4. Lebensjahr	120	7,00	–	–	–

Zuschläge sind immer nur mit dem einfachen Satz zu berechnen.

Beispiel 1:
Besuch, vollständige Untersuchung der Bauch- und Brustorgane, Beratung, feiertags 23:00 Uhr, Weg 3 km

Man kann Folgendes liquidieren:

Ziffer	Steigerungsfaktor	€-Betrag
50	2,3	42,90
7	2,3	21,45
G	1	26,23
H	1	19,82
Weg	–	10,23
Summe		120,63

Beispiel 2:
Untersuchung der Brust- und Bauchorgane
bei einem 3-jährigen Kind, sonntags 22:30 Uhr

Was kann man in diesem Behandlungsfall liquidieren?
Achten Sie auf die passenden Zuschläge.

Mögliche Kombinationen von Zuschlägen:

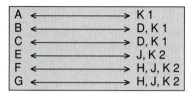

B VI. Berichte, Briefe

	Punkt-zahl	1fach €	2,3fach €	3,5fach €	1,7fach €
70 Kurze Bescheinigung oder kurzes Zeugnis, Arbeitsunfähigkeitsbescheinigung	40	2,33	5,36	8,16	3,96

— Auch für Schulbescheinigungen, Sportbefreiungsbescheinigungen u. Ä.

A 72 Vorläufiger Entlassungsbericht im Krankenhaus analog: Nr. 70	40	2,33	5,36	8,16	3,96

— Analoge Ziffern/Bewertungen werden in § 6, Abs. 2 GOÄ erwähnt. Sie sind in der neuen GOÄ von Seite 385 bis 388 enthalten.
— Analoge Ziffern werden von der BÄK periodisch, nach Bedarf herausgegeben.

75 Ausführlicher schriftlicher Krankheits- und Befundbericht (einschließlich Angaben zur Anamnese, zu dem(n) Befund(en), zur epikritischen Bewertung und gegebenenfalls zur Therapie	130	7,58	17,43	26,52	12,88
76 Schriftlicher Diätplan, individuell für den einzelnen Patienten aufgestellt	70	4,08	9,38	14,28	6,94

B VII. Todesfeststellung

Allgemeine Bestimmung

Begibt sich der Arzt zur Erbringung einer oder mehrerer Leistungen nach den Nummern 100 bis 107 außerhalb seiner Arbeitsstätte (Praxis oder Krankenhaus) oder seiner Wohnung, kann er für die zurückgelegte Wegstrecke Wegegeld nach § 8 berechnen.

	Punktzahl	1fach €	2,3fach €	3,5fach €	1,7fach €
100 Untersuchung eines Toten – einschließlich Feststellung des Todes und Ausstellung des Leichenschauscheines –	250	14,57	33,52	51,00	24,77

– Ein Patient ist Mitglied der GKV solange er lebt. Die Untersuchung eines Toten zur Feststellung des Todes und die Ausstellung des Leichenschauscheines wird nach GOÄ abgerechnet.

C I. Anlegen von Verbänden

Allgemeine Bestimmung

Wundverbände nach Nummer 200, die im Zusammenhang mit einer operativen Leistung (auch Ätzung, Fremdkörperentfernung), Punktion, Infusion, Transfusion oder Injektion durchgeführt werden, sind Bestandteil dieser Leistung.

	Punktzahl	1fach €	2,3fach €	3,5fach €	1,7fach €
200 Verband – ausgenommen Schnell- und Sprühverbände, Augen-, Ohrenklappen oder Dreiecktücher –	45	2,62	6,03	9,18	4,46

– Nicht abrechnungsfähig nach operativen Eingriffen („künstlich" erzeugten Wunden), da in der Leistung enthalten.
– Abrechnungsfähig bei Wundversorgungen nach den Ziffern 2000 bis 2006.
– Bei mehreren Wunden mehrmals abrechnungsfähig.
– Verbands**wechsel** kann immer berechnet werden.
– Es ist eine delegierbare Leistung, d. h. auch von der Arzthelferin zu erbringen.
– Verbände, die „anderen therapeutischen Zwecken" dienen sind neben Ziffer 200 abrechnungsfähig, z. B. 200 + 204, 200 + 210.

C II. Blutentnahmen, Injektionen, Infiltrationen, Infusionen, Transfusionen, Implantation, Abstrichentnahmen

	Punktzahl	1fach €	2,3-/1,8fach €	3,5-/2,5fach €	1,7-/1,3fach €
250* Blutentnahme mittels Spritze, Kanüle oder Katheter aus der Vene	40	2,33	4,20	5,83	3,03

– Die Leistung ist ein Mal pro Arzt-Patientenbegegnung abrechnungsfähig.
– Blutentnahmen mehrmals pro Tag: mit Uhrzeit und Begründung.
– Die Leistung ist nach reduziertem Gebührenrahmen abzurechen.

	Punkt-zahl	1fach €	2,3-/ 1,8fach €	3,5-/ 2,5fach €	1,7-/ 1,3fach €
252 Injektion, subkutan, submukös, intrakutan oder intramuskulär	40	2,33	5,36	8,16	3,96

- Nicht für Impfleistungen anzuwenden.
- Mehrere i. m. Injektionen (mehrere Einstichstellen) sind mehrfach abrechnungsfähig.

253 Injektion, intravenös	70	4,08	9,38	14,28	6,94

- Die Ziffern 252 und 253 sind nur ein Mal abrechnungsfähig, wenn bei liegender Kanüle verschiedene Medikamente nacheinander verabreicht werden bzw. eine Mischung.

254 Injektion, intraarteriell	80	4,66	10,73	16,23	7,93
255 Injektion, intraartikulär oder perineural	95	5,54	12,74	19,38	9,41

- Wird die Injektion im Zusammenhang mit einer Punktion (z. B. bei Erguss) gegeben, so kann die höher bewerte Punktziffer abgerechnet werden.

266 Intrakutane Reiztherapie (Quaddelbehandlung), je Sitzung	60	3,50	8,04	12,24	5,95
267 Medikamentöse Infiltrationsbehandlung im Bereich einer Körperregion, auch paravertebrale oder perineurale oder perikapsuläre oder retrobulbäre Injektion und/oder Infiltration, je Sitzung	80	4,66	10,73	16,32	7,93
268 Medikamentöse Infiltrationsbehandlung im Bereich mehrerer Körperregionen (auch eine Körperregion beidseitig), je Sitzung	130	7,58	17,43	26,52	12,88
270 Infusion, subkutan	80	4,66	10,73	16,32	7,93
271 Infusion, intravenös, bis zu 30 Minuten Dauer	120	7,00	16,09	24,48	11,89
272 Infusion, intravenös, von mehr als 30 Minuten Dauer	180	10,49	24,13	36,72	17,84

- Infusionen i. v. (Ziffer 271, 272) können je Gefäßzugang ein Mal, insgesamt nicht mehr als zweimal pro Behandlungstag abgerechnet werden.

C III. Punktionen

Allgemeine Bestimmung

Zum Inhalt der Leistungen für Punktionen gehören die damit im Zusammenhang stehenden Injektionen, Instillationen, Spülungen sowie Entnahmen z. B. von Blut, Liquor, Gewebe.

		Punkt-zahl	1fach €	2,3fach €	3,5fach €	1,7fach €
300	Punktion eines Gelenks	120	7,00	16,09	24,48	11,89
301	Punktion eines Ellenbogen-, Knie- oder Wirbelgelenks	160	9,33	21,45	32,64	15,85

- Zu den Leistungen können die entsprechenden Anästhesien bzw. die evtl. erforderlichen Kompressionsverbände abgerechnet werden.

C V. Impfungen und Testungen

		Punkt-zahl	1fach €	2,3fach €	3,5fach €	1,7fach €
375	Schutzimpfung (intramuskulär, subkutan) – gegebenenfalls einschließlich Eintragung in den Impfpass –	80	4,66	10,73	16,32	7,93
376	Schutzimpfung (oral) – einschließlich beratendem Gespräch –	80	4,66	10,73	16,32	7,93
377	Zusatzinjektion bei Parallelimpfung	50	2,91	6,70	10,20	4,95
378	Simultanimpfung (gleichzeitige passive und aktive Impfung gegen Wundstarrkrampf	120	7,00	16,09	24,48	11,89

- Nachbeobachtungen/-untersuchungen am Impftag sind nicht berechnungsfähig.
- Ziffer 375 kann mit Ziffer 1 abgerechnet werden.
- Die Voruntersuchung zur Feststellung der Impffähigkeit kann abgerechnet werden. Die Impfung selbst stellt den Beginn eines neuen Behandlungsfalles dar!
- Die Ziffern 376, 377, 378 können nicht mit Ziffer 1 oder 2 zusammen abgerechnet werden.
- Eintragungen in einen bestehenden Impfpass sind nicht abrechnungsfähig, für die Ausstellung eines neuen Impfpasses kann Ziffer 70 abgerechnet werden.
- Testungen, z. B. Ziffern 385 – 391, enthalten auch die Testmittel, die folglich nicht gesondert in Rechnung gestellt werden können.

C VI. Sonografische Leistungen

Allgemeine Bestimmung

...

5. Mit den Gebühren für die Zuschläge bzw. Leistungen nach den Nummern 401 bis 424 ist die erforderliche Bilddokumentation abgegolten.

6. Als Organe im Sinne der Leistungen nach den Nummern 410 und 420 gelten neben den anatomisch definierten Organen auch der Darm, Gelenke als Funktionseinheiten sowie Muskelgruppen, Lymphknoten und/oder Gefäße einer Körperregion.
Als Organ gilt die jeweils untersuchte Körperregion unabhängig davon, ob nur Gefäße oder nur Lymphknoten oder Gefäße und Lymphknoten bzw. Weichteile untersucht werden.
Die Darstellung des Darms gilt als eine Organuntersuchung unabhängig davon, ob der gesamte Darm, mehrere Darmabschnitte oder nur ein einziger Darmabschnitt untersucht werden.

	Punktzahl	1fach €	2,3fach €	3,5fach €	1,7fach €
410 Ultraschalluntersuchung eines Organs	200	11,66	26,81	40,80	19,82

Das untersuche Organ ist in der Rechnung anzugeben.

– Abkürzungen für die Organe sind wie folgt zu nennen:

Aorta	**Aor**	Leber	**Leb**
Darm	**Dar**	Lymphknoten	**LK**
Gallenblase	**Gbl**	links	**l**
Gallenwege	**Gw**	beidseits	**bs**
Gelenk	**Glk**	Magen	**Mag**
Harnblase	**Hbl**	Mamma	**Mm**
Hoden	**Ho**	Milz	**Mi**
Hüfte	**H**	Muskelgruppe	**Mus**
Niere	**N**	Uterus	**Ut**
Ovarien	**Ov**	Vena cava	**Vec**
Pankreas	**Pan**	rechts	**r**
Prostata	**Pro**		

413 Ultraschalluntersuchung der Hüftgelenke bei einem Säugling oder Kleinkind bis zum vollendeten 2. Lebensjahr	280	16,32	37,54	57,12	27,75
415 Ultraschalluntersuchung im Rahmen der Mutterschaftsvorsorge – gegebenenfalls einschließlich Biometrie und Beurteilung der Organentwicklung –	300	17,49	40,22	61,20	29,73

Nr.	Leistung	Punkt-zahl	1fach €	2,3fach €	3,5fach €	1,7fach €
418	Ultraschalluntersuchung einer Brustdrüse – gegebenenfalls einschließlich der regionalen Lymphknoten –	210	12,24	28,15	42,84	20,81
420	Ultraschalluntersuchung von bis zu drei weiteren Organen im Anschluss an eine der Leistung nach den Nummern 410 bis 418, je Organ	80	4,66	10,73	16,32	7,93

– Auch die nach Ziffer 420 abgerechneten Organe sind in der Liquidation anzugeben (s. Seite 159).
– Die Ziffer kann höchstens dreimal pro Sitzung berechnet werden, z. B. Sonografie des Oberbauches: 410 L
   420 Gbl
   420 Gw
   420 Pan

D Anästhesieleistungen

Allgemeine Bestimmung

Bei der Anwendung mehrerer Narkose- oder Anästhesieverfahren nebeneinander ist nur die jeweils höchstbewertete dieser Leistungen berechnungsfähig; eine erforderliche Prämedikation ist Bestandteil dieser Leistung. Als Narkosedauer gilt die Dauer von zehn Minuten vor Operationsbeginn bis zehn Minuten nach Operationsende.

Nr.	Leistung	Punkt-zahl	1fach €	2,3fach €	3,5fach €	1,7fach €
451	Intravenöse Kurznarkose	121	7,05	16,22	24,69	11,99
490	Infiltrationsanästhesie kleiner Bezirke	61	3,56	8,18	12,44	6,04
491	Infiltrationsanästhesie großer Bezirke auch – Parazervikalanästhesie –	121	7,05	16,22	24,69	11,99

– Als Lokalanästhesie bei kleinen Operationen abrechnungsfähig, ebenso zur Schmerzbehandlung.
– Bezirk „klein" und „groß" ist nicht genau definiert, daher muss der Arzt das festlegen.
– Ziffer 490 ist auch mehrfach abrechnungsfähig, wenn mehrere kleine Bezirke behandelt werden.

E III. Massagen

	Punkt-zahl	1fach €	1,8fach €	2,5fach €	1,3fach €
520* Teilmassage (Massage einzelner Körperteile)	45	2,62	4,72	6,56	3,41
521* Großmassage (z. B. Massage beider Beine, beider Arme, einer Körperseite, des Schultergürtels, eines Armes und eines Beines, des Rückens und eines Beines, des Rückens und eines Armes, beider Füße, beider Hände, beider Knie, beider Schultergelenke und ähnliche Massagen mehrerer Körperteile), je Sitzung	65	3,79	6,82	9,47	4,93

E V. Wärmebehandlung

	Punkt-zahl	1fach €	1,8fach €	2,5fach €	1,3fach €
535* Heißluftbehandlung eines Körperteils (z. B. Kopf oder Arm)	33	1,92	3,46	4,81	2,50
536* Heißluftbehandlung mehrerer Körperteile (z. B. Rumpf oder Beine)	51	2,97	5,35	7,43	3,87
538* Infrarotbehandlung, je Sitzung	40	2,33	4,20	5,83	3,03
539* Ultraschallbehandlung	44	2,57	4,62	6,41	3,33

E VI. Elektrotherapie

	Punkt-zahl	1fach €	1,8fach €	2,5fach €	1,3fach €
548* Kurzwellen-, Mikrowellenbehandlung (Anwendung hochfrequenter Ströme)	37	2,16	3,88	5,39	2,80
549* Kurzwellen-, Mikrowellenbehandlung (Anwendung hochfrequenter Ströme) bei Behandlung verschiedener Körperregionen in einer Sitzung	55	3,21	5,77	8,02	4,17

551* Reizstrombehandlung
(Anwendung niederfrequenter
Ströme) – auch bei wechselweiser
Anwendung verschiedener Impuls-
oder Stromformen und gegebenen-
falls unter Anwendung von
Saugelektroden – 48   2,80   5,04   7,00   3,64

E VII. Lichttherapie

	Punkt-zahl	1fach €	1,8fach €	2,5fach €	1,3fach €
560* Behandlung mit Ultraviolettlicht in einer Sitzung	31	1,81	3,25	4,52	2,35

– Werden mehrere Patienten gleichzeitig behandelt, darf die Ziffer nicht für jeden Patienten extra, sondern nur ein Mal berechnet werden.
– Für die meisten Ziffern aus Kapitel E: „Physikalisch-medizinische Leistungen" gilt: sie dürfen meistens nicht miteinander/nebeneinander abgerechnet werden.

F Innere Medizin

	Punkt-zahl	1fach €	2,3-/ 1,8fach €	3,5-/ 2,5fach €	1,7-/ 1,3fach €
600 Herzfunktionsprüfung nach Schellong einschließlich grafischer Darstellung	73	4,26	9,79	14,89	7,23

– Die Ziffer ist neben den Ziffern 5, 6, 7, 8 bei der gleichen Arzt-/Patientenbegegnung nicht abrechnungsfähig.

605* Ruhesprografische Untersuchung (im geschlossenen oder offenen System) mit fortlaufend registrie- renden Methoden	242	14,11	25,39	35,26	18,34
605 a* Darstellung der Flussvolumen- kurve bei spirografischen Unter- suchungen – einschließlich grafischer Registrierung und Dokumentation –	140	8,16	14,69	20,40	10,61

– Die Ziffern sind miteinander abrechnungsfähig.
– Es dürfen beide Ziffern nur im reduzierten Gebührenrahmen abgerechnet werden.

608* Ruhespirografische Teilunter- suchung (z. B.: Bestimmung des Atemgrenzwertes, Atemstoßtest), insgesamt	76	4,43	7,97	11,08	5,76

- Auch diese Ziffer kann mit 605 a zusammen abgerechnet werden.
- Es gilt der reduzierte Gebührenrahmen.

	Punkt-zahl	1fach €	2,3-/ 1,8fach €	3,5-/ 2,5fach €	1,7-/ 1,3fach €
650* Elektrokardiografische Untersuchung zur Feststellung einer Rhythmusstörung und/oder zur Verlaufskontrolle – gegebenenfalls als Notfall-EKG –	152	8,86	15,95	22,15	11,52

- Abzurechnen für ein EKG mit weniger als 9 Ableitungen oder als Notfall-EKG

651* Elektrokardiografische Untersuchung in Ruhe – auch gegebenenfalls nach Belastung – mit Extremitäten- und Brustwandableitungen (mindestens neun Ableitungen)	253	14,75	26,54	36,87	19,17

- Gilt als „technische Leistung" ebenso wie Ziffer 650 und ist mit reduziertem Gebührenrahmen abzurechnen.

652 Elektrokardiografische Untersuchung unter fortschreibender Registrierung (mindestens 9 Ableitungen) in Ruhe und bei physikalisch definierter und reproduzierbarer Belastung (Ergometrie) – gegebenenfalls auch Belastungsänderung	445	25,94	59,66	90,78	44,09

- Diese Ziffer gilt als „persönlich-ärztliche Leistung".

L I. Wundversorgung, Fremdkörperentfernung

	Punkt-zahl	1fach €	2,3fach €	3,5fach €	1,7fach €
2000 Erstversorgung einer kleinen Wunde	70	4,08	9,38	14,28	6,94
2001 Versorgung einer kleinen Wunde einschließlich Naht	130	7,58	17,43	26,52	12,88
2002 Versorgung einer kleinen Wunde einschließlich Umschneidung und Naht	160	9,33	21,45	32,64	15,85
2003 Erstversorgung einer großen und/oder stark verunreinigten Wunde	130	7,58	17,43	26,25	12,88

	Punkt-zahl	1fach €	2,3fach €	3,5fach €	1,7fach €
2004 Versorgung einer großen Wunde einschließlich Naht	240	13,99	32,18	48,96	23,78
2005 Versorgung einer großen und/oder stark verunreinigten Wunde einschließlich Umschneidung und Naht	400	23,32	53,62	81,60	39,64

- Die Leistungen der Ziffern 2000 – 2005 (einschließlich) sind Wundversorgungen, also keine auf operativem Wege „künstlich erzeugten Wunden". Daher sind Verbände nach Ziffer 200 und 204 abrechenbar (s. auch dort).
- Die Wundgröße wird, da keine genauen Angaben für die Messung vorhanden, wie im EBM bestimmt (siehe auch Seite 127).
- Bei mehreren Wunden ist auch mehrfache Wundversorgung abzurechnen; sind die Wunden unterschiedlich, wird für jede Wunde die entsprechende Ziffer abgerechnet.

	Punktzahl	1fach €	2,3fach €	3,5fach €	1,7fach €
2006 Behandlung einer Wunde, die nicht primär heilt oder Entzündungserscheinungen oder Eiterungen aufweist – auch Abtragung von Nekrosen an einer Wunde –	63	3,67	8,45	12,85	6,24

- Die Ziffer ist anzuwenden auch bei z. B. ulcus cruris, decubitus, Abszess, Furunkel.

	Punktzahl	1fach €	2,3fach €	3,5fach €	1,7fach €
2007 Entfernung von Fäden oder Klammern	40	2,33	5,36	8,16	3,96

- Kann für mehrere Wunden mehrfach abgerechnet werden.

	Punktzahl	1fach €	2,3fach €	3,5fach €	1,7fach €
2009 Entfernung eines unter der Oberfläche der Haut oder der Schleimhaut gelegenen fühlbaren Fremdkörpers	100	5,83	13,41	20,40	9,91

- Unter diese Ziffer fallen kleinere Eingriffe ohne Anästhesie.

M Laboratoriumsleistungen

- Die Laborziffern enthalten sowohl alle anfallenden Kosten als auch die anschließende Befundung mit Bericht.
- Evtl. anfallende Porto- und Versandkosten sind berechnungsfähig.
- Bei Weiterversand des Untersuchungsmaterials an einen anderen Arzt zwecks Laboruntersuchungen aus den Abschnitten III. oder IV. rechnet der Arzt ab, der die Leistung erbracht hat.

Auszüge aus dem Gebührenverzeichnis der GOÄ

- Fallen mehrfach Blutentnahmen pro Tag an – auf Grund der Beschaffenheit der Untersuchung – werden diese auch mehrfach abgerechnet.
- Die im Kapitel M enthaltenen Höchstwerte umfassen sämtliche Untersuchungen aus einem Körpermaterial (z. B. Blut), das am gleichen Tag abgenommen wurde, auch wenn die daraus gemachten Untersuchungen an verschiedenen Tagen stattfinden.
- Die unter die Höchstwerte fallenden Untersuchungen erscheinen in einer Liquidation 6-stellig mit dem Zusatz H1 bis H4 z. B. 3562.H1 Cholesterin.

M I. Vorhalteleistungen in der eigenen, niedergelassenen Praxis

Allgemeine Bestimmung

Leistungen nach den Nummern 3500 bis 3532 sind nur berechnungsfähig, wenn die Laboruntersuchung direkt beim Patienten (z. B. auch bei Hausbesuch) oder in den eigenen Praxisräumen innerhalb von vier Stunden nach der Probennahme bzw. Probenübergabe an den Arzt erfolgt.

Die Leistungen nach den Nummern 3500 bis 3532 sind nicht berechnungsfähig, wenn sie in einem Krankenhaus, einer krankenhausähnlichen Einrichtung, einer Laborgemeinschaft oder in einer laborärztlichen Praxis erbracht werden.

		Punkt-zahl	1fach €	1,15fach €	1,3fach €	1,1fach €
3500*	Blut im Stuhl, dreimalige Untersuchung	90	5,25	6,03	6,82	5,77

- Die Kosten für die Stuhlbriefchen können dem Patienten dann extra in Rechnung gestellt werden, wenn er diese dem Arzt nicht wieder vorlegt oder wenn sie durch Verschulden des Patienten nicht auswertbar sind.

3501*	Blutkörperchensenkungs-geschwindigkeit (BKS, BSG)	60	3,50	4,02	4,55	3,85
3502*	Differenzierung des Blutausstrichs, mikroskopisch	120	7,00	8,04	9,09	7,69
3503*	Hämatokrit	70	4,08	4,69	5,30	4,49
	Mikroskopische Einzelbestimmung, je Messgröße	60	3,50	4,02	4,55	3,85

Katalog

3504* Erythrozyten
3505* Leukozyten
3506* Thrombozyten

Nr.	Leistung	Punkt-zahl	1fach €	1,15fach €	1,3fach €	1,1fach €
3508*	Mikroskopische Untersuchung eines Nativpräparats, gegebenenfalls nach einfacher Aufbereitung (z. B. Zentrifugation) im Durchlicht- oder Phasenkontrastverfahren, je Material (z. B. Punktate, Sekrete, Stuhl)	80	4,66	5,36	6,06	5,13
3509*	Mikroskopische Untersuchung nach einfacher Färbung (z. B. Methylenblau, Lugol), je Material	100	5,83	6,70	7,58	6,41
3510*	Mikroskopische Untersuchung nach differenzierender Färbung (z. B. Gramfärbung), je Präparat	120	7,00	8,04	9,09	7,69
3511*	Untersuchung eines Körpermaterials mit vorgefertigten Reagenzträgern oder Reagenzzubereitungen und visueller Auswertung (z. B. Glukose, Harnstoff, Urinteststreifen), qualitativ oder semiquantitativ, auch bei Verwendung eines Mehrfachreagenzträgers, je Untersuchung	50	2,91	3,35	3,79	3,21

– Die Leistungen nach den Ziffern 3504 und 3511 sind mikroskopische Einzelbestimmungen.

Die folgenden Ziffern beinhalten Untersuchungen unabhängig vom Messverfahren:

	Untersuchung folgender Messgrößen unabhängig vom Messverfahren, je Messgröße	70	4,08	4,69	5,30	4,49

Katalog

3512* Alpha-Amylase
3513* Gamma-Glutamyltranspeptidase
   (Gamma-Glutamyltransferase, Gamma-GT)
3514* Glukose
3515* Glutamatoxalazetattransaminase
   (GOT, Aspartataminotransferase, ASAT, AST)
3516* Glutamatpyruvattransaminase
   (GPT, Alaninaminotransferase, ALAT, ALT)
3517* Hämoglobin
3518* Harnsäure
3519* Kreatinin
3521* Lipase

Untersuchung folgender Messgrößen unabhängig vom Messverfahren, je Messgröße	Punktzahl	1fach €	1,15fach €	1,3fach €	1,1fach €
	100	5,83	6,70	7,58	6,41

Katalog

3523*	Antistreptolysin (ASL)					
3524*	C-reaktives Protein (CRP)					
3525*	Mononukleosetest					
3526*	Rheumafaktor (RF)					
3528*	Schwangerschaftstest (Nachweisgrenze des Tests kleiner als 500 U/l)	130	7,58	8,71	9,85	8,34
3529*	Schwangerschaftstest (Nachweisgrenze des Test kleiner als 50 U/l)	150	8,74	10,06	11,37	9,62
3530*	Thromboplastinzeit (TPZ, Quickwert)	120	7,00	8,04	9,09	7,69
3531*	Urinsediment	70	4,08	4,69	5,30	4,49

M II. Basislabor

– Leistungen sind als eigene Leistungen abrechnungsfähig, auch wenn sie in Laborgemeinschaften erbracht werden.
– Höchstwert-Ziffer 3541.H gilt für die Leistungen, die mit H1 gekennzeichnet sind.
– Wenn mehrere mit H1 gekennzeichnete Leistungen erbracht werden und deren Gesamtsumme den Betrag der Ziffer 3541.H (1fach bzw. 1,15fach) überschreitet, kann nur der Höchstwert abgerechnet werden (27,98 € bzw. 32,18 €).
– Alle anderen Ziffern sind außerhalb des Höchstwertes abrechenbar.

		Punktzahl	1fach €	1,15fach €	1,3fach €	1,1fach €
3541.H*	Höchstwert für die mit H1 gekennzeichneten Untersuchungen des Abschnitts M II	480	27,98	32,18	36,37	30,78

1. Körperzellen und deren Bestandteile, Zellfunktionsuntersuchungen

3550*	Blutbild und Blutbildbestandteile	60	3,50	4,02	4,55	3,85

Die Leistung nach Nummer 3550 beinhaltet die Erbringung mindestens eines der folgenden Parameter, darf jedoch unabhängig von der Zahl der erbrachten Parameter aus demselben Probenmaterial nur einmal berechnet werden: Erythrozytenzahl und/oder Hämatokrit und/oder Hämoglobin und/oder mittleres Zeitvolumen (MCV) und die errechneten Kenngrößen (z. B. MCH, MCHC) und die Erythrozytenverteilungskurve und/oder Leukozytenzahl und/oder Thrombozytenzahl.

		Punktzahl	1fach €	1,15fach €	1,3fach €	1,1fach €
3551*	Differenzierung der Leukozyten, elektronisch-zytometrisch, zytochemisch-zytometrisch oder mittels mechanisierter Mustererkennung (Bildanalyse), zusätzlich zu der Leistung nach Nummer 3550	20	1,17	1,34	1,52	1,28

3. Kohlehydrat- und Lipidstoffwechsel

3560*	Glukose	40	2,33	2,68	3,03	2,57
3561*	Glykierte Hämoglobine (HbA1, HbA1c)	200	11,66	13,41	15,16	12,82
3562.H1*	Cholesterin	40	2,33	2,68	3,03	2,57
3563.H1*	HDL-Cholesterin	40	2,33	2,68	3,03	2,57
3564.H1*	LDL-Cholesterin	40	2,33	2,68	3,03	2,57
3565.H1*	Triglyzeride	40	2,33	2,68	3,03	2,57

5. Substrate, Metabolite, Enzyme

3581.H1*	Bilirubin, gesamt	40	2,33	2,68	3,03	2,57
3582*	Bilirubin, direkt	70	4,08	4,69	5,30	4,49
3583.H1*	Harnsäure	40	2,33	2,68	3,03	2,57
3587.H1*	Alkalische Phosphatase	40	2,33	2,68	3,03	2,57
3588.H1*	Alpha-Amylase (auch immuninhibitorische Bestimmung der Pankreas-Amylase)	50	2,91	3,35	3,79	3,21
3589.H1*	Cholinesterase (Pseudocholinesterase, CHE, PCHE)	40	2,33	2,68	3,03	2,57
3590.H1	Creatinkinase (CK)	40	2,33	2,68	3,03	2,57

	Punkt-zahl	1fach €	1,15fach €	1,3fach €	1,1fach €
3591.H1* Creatikinase MB (CK-MB), Immuninhibitionsmethode	50	2,91	3,35	3,79	3,21
3592.H1* Gamma-Glutamyltranspeptidase (Gamma-Glutamyltransferase, Gamma-GT)	40	2,33	2,68	3,03	2,57
3593.H1* Glutamatdehydrogenase (GLDH)	50	2,91	3,35	3,79	3,21
3594.H1* Glutamatoxalazetattrans-aminase (GOT, Aspartatamino-transferase, ASAT, AST)	40	2,33	2,68	3,03	2,57
3595.H1* Glutamatpyruvattransaminase (GPT, Alaninaminotransferase, ALAT, ALT)	40	2,33	2,68	3,03	2,57

Auf einen Blick:
Untersuchung in Praxislabor oder Laborgemeinschaft

Praxislabor GOÄ-Nr.	Leistung	Laborgemeinschaft GOÄ-Nr.
3501*	BSG	3650*
3502*	Blutausstrich mikroskopisch	3680*
3503*	Hämatokrit (HKT)	3550*
3504*	Erythrozyten	■ 3550*
3505	Leukozyten	■ 3550*
3506*	Thrombozyten	■ 3550*
3508*	Mikroskopische Untersuchung Nativpräparat	–
3509*	Mikroskopie, einfache Färbung	–
3510*	Mikroskopie, differenzierende Färbung	–
3511*	Teststreifenuntersuchung, z. B. Glucose, Cholesterin, Urinteststreifen	–
3512*	Alpha-Amylase	3588.H1*
3513	Gamma-GT	3592.H1*
3514*	Glucose	3560*
3515*	GOT, ASAT, AST	3594.H1*
3516*	GPT, ALAT, ALT	3595.H1*
3517*	Hämaglobin	■ 3550*
3518*	Harnsäure	3583.H1*
3519*	Kalium	3557*
3520*	Kreatinin	3585.H1*
3521*	Lipase	3598.H1*
3523*	ASL	–
3524*	CRP	–
3525*	Mononuekleose-Test	–
3526*	Rheumafaktor (RF)	–
3528*	Schwangerschaftstest (Nachweisgrenze kleiner als 500 U/l)	–
3529*	Schwangerschaftstest (Nachweisgrenze kleiner als 50 U/l)	–
3530*	Quick, TPZ	3607*
3531*	Urinsediment	–

– Achtung bei Ziffer 3550 (mit ■ gekennzeichnet in o. a. Tabelle). Siehe auch Kommentar zur Ziffer auf Seite 167 f.

7. Funktionsteste

		Punkt-zahl	1fach €	1,15fach €	1,3fach €	1,1fach €
3611*	Blutzuckertagesprofil (Viermalige Bestimmung von Glukose)	160	9,33	10,73	12,12	10,26
3613*	Glukosetoleranztest, oral (Viermalige Bestimmung von Glukose)	160	9,33	10,73	12,12	10,26

Die *Abschnitte M III und M IV* des Laborkapitels enthalten Leistungen des Speziallabors und sollen für dieses Lehrbuch kein Thema sein. Durch den neuen Aufbau des gesamten Laborkapitels ergab es sich, dass einige Parameter in verschiedenen Abschnitten oder sogar im gleichen Abschnitt mehrfach vorkommen – abhängig von der Untersuchungsmethode.

Beispiel:
3511* *Glukosebestimmung mittels Teststreifen,*
3514* *Glukose aus venösem Blut.*

Die GOÄ enthält Ziffern für Leistungen, die schon verschiedene Laborleistungen enthalten und somit können Laborziffern nicht zusätzlich abgerechnet werden.

Beispiele:

23 Erste Vorsorgeuntersuchung in der Schwangerschaft mit Bestimmung des Geburtstermins – einschließlich Erhebung der Anamnese und Anlegen des Mutterpasses sowie Beratung der Schwangeren über die Mutterschaftsvorsorge, einschließlich **Hämoglobinbestimmung** …

27 Untersuchung einer Frau zur Früherkennung von Krebserkrankungen der Brust, des Genitales, des Rektums und der Haut – einschließlich Erhebung der Anamnese, **Abstrichentnahme zur zytologischen Untersuchung, Untersuchung auf Blut im Stuhl und Urinuntersuchung auf Eiweiß, Zucker und Erythrozyten,** einschließlich Beratung …

28 Untersuchung eines Mannes zur Früherkennung von Krebserkrankungen des Rektums, der Prostata, des äußeren Genitales und der Haut – einschließlich Erhebung der Anamnese, **Urinuntersuchung auf Eiweiß, Zucker und Erythrozyten sowie Untersuchung auf Blut im Stuhl,** einschließlich Beratung …

32 Untersuchung nach §§ 32 bis 35 und 42 des Jugendarbeitsschutzgesetzes (eingehende, das gewöhnliche Maß übersteigende Untersuchung – einschließlich einfacher Seh-, Hör- und Farbsinnprüfung; **Urinuntersuchung auf Eiweiß, Zucker und Erythrozyten;** Beratung des Jugendlichen; schriftliche gutachtliche Äußerung; Mitteilung für die Personensorgeberechtigten; Bescheinigung für den Arbeitsgeber) …

Ziffer 29 allerdings enthält k e i n e Laboruntersuchungen, d. h. die zur Gesundheitsuntersuchung gehörenden Laborziffern können zusätzlich zu 29 abgerechnet werden.

Beispiel:

29+ Blutuntersuchung auf Gesamtcholesterin und Glukose, sowie Urinuntersuchung auf Eiweiß, Glukose, Erythrozyten, Leukozyten und Nitrit (Harnstreifentest).

Aufgaben

1. Was ist eine „Abdingung" und unter welchen Voraussetzungen muss sie erfolgen? Nennen Sie eine Ausnahme.
2. Woraus setzen sich die Vergütungen für den Arzt zusammen?
3. Erläutern Sie die Kriterien der Gebührenvariation.
4. Wie wird der einfache Gebührensatz (Euro-Betrag) errechnet?
5. Was sind persönliche ärztliche Leistungen, was technische?
6. Erklären Sie die Begriffe „Schwellenwert", „Höchstsatz" und „Regelspanne".
7. Wie werden folgende Leistungen gesteigert, mit dem Schwellenwert oder dem Höchstsatz:
   a) aus den Kapiteln A, E, O
   b) aus Kapitel M (Labor)
   c) persönlich-ärztliche Leistungen?
8. Was versteht man unter dem Begriff „analoge Leistungen" (§ 6 (2))?
9. Erläutern Sie die Unterschiede zwischen vertragsärztlicher und privatärztlicher Abrechnung am Beispiel der Beratungen.
10. Mit welchen Ziffern darf der Arzt eine Wundversorgung mit Verband bei einem Kassenpatienten bzw. bei einem Privatpatienten abrechnen?
11. Nennen Sie die jeweiligen Gebührennummern für Privat- und Kassenpatienten bei einer Blutabnahme mit Bestimmung der Blutkörperchen-Senkungsgeschwindigkeit.
12. Welche Angaben muss eine ärztliche Privatrechnung enthalten?
13. Wann wird die Rechnung fällig?
14. Was ist bei der Abrechnung mit öffentlichen Leistungsträgern nach GOÄ zu beachten?
15. Was ist ein Behandlungsfall nach GOÄ bzw. nach EBM?
16. Welche „Besonderheit" hat jede Krankenhausrechnung im Vergleich zu einer für eine ambulante Behandlung?
17. Welche Aufgaben übernimmt eine PVS gegen Bezahlung?
18. Im Folgenden finden Sie vier Privatliquidationen, die nach Kostenträgern bzw. Tarifen unterschieden werden.
Ergänzen Sie unter Verwendung des Leistungskataloges den Gebührensatz und den Euro-Betrag.

Berücksichtigen Sie bei der Liquidation auf der Seite 174 die KVB-Steigerungssätze:
– 2,2fach für persönliche ärztliche Leistungen,
– 1,8fach für Leistungen der Abschnitte A, E, O,
– 1,15fach für Laboratoriumsleistungen.

Für die Liquidation auf Seite 175 die Postbeamtenkrankenkasse B-Steigerungssätze:
– 1,9fach für persönliche ärztliche Leistungen,
– 1,5fach für Leistungen der Abschnitte A, E, O,
– 1,15fach für Laboratoriumsleistungen.

Dr. med. Max Muster

Herrn
Manfred Schmitt 27. März 2002
Parcusstraße 35

64293 Darmstadt

Rechnung für ärztliche Leistungen

Diagnosen: Gallenkolik, Gastroenteritis, Krebsfrüherkennungsuntersuchung

Spezifikation (GOÄ)

DATUM	NR.	LEISTUNG	ANZ.	SATZ	BETRAG
2002-02-11	50	Besuch – einschließlich Beratung und symptombezogene Untersuchung			
	w3n	Weg >5 bis 10 km Radius (20-8 Uhr)			
	G	Zuschlag für Besuch/Verweilen zwischen 22-6 Uhr			
	H	Zuschlag für Besuch/Verweilen an Samstag, Sonntag, Feiertag			
	8	Ganzkörperstatus			
	253	Injektion – intravenös			
	70	Kurze Bescheinigung			
	3501	Blutsenkung (Praxislabor)			
2002-02-12	50	Besuch – einschließlich Beratung und symptombezogene Untersuchung			
	w3	Weg >5 bis 10 km Radius			
	G	Zuschlag für Besuch/Verweilen zwischen 22-6 Uhr			
	253	Injektion – intravenös			
2002-02-13	1	Beratung (auch Tel)			
	5	Symptombezogene Untersuchung			
	250	Blutentnahme aus Vene			
	3501	Blutsenkung (Praxislabor)			
	3521	Lipase			
	3562.H1	Cholesterin			
	3563.H1	HDL-Cholesterin			
	3565.H1	Triglyzeride			
	3581.H1	Bilirubin, gesamt			
	3513	Gamma-GT			
	1	Beratung (auch tel.)			
	B	Zuschlag für Beratung zwischen 20-22 Uhr oder 6-8 Uhr			

Zwischensumme

Seite 2, Manfred Schmitt, Rechnung vom 27. März 2002

DATUM	NR.	LEISTUNG	ANZ.	SATZ	BETRAG
Übertrag					
2002-02-15	7	Organsystem-Untersuchung: Hautorgane, Stütz- und Bewegungsorgane, Brustorgane, Bauchorgane, weiblicher Genitaltrakt			
	410	Ultraschalluntersuchung eines Organes Auslagen zur voriger Leistung (Sono Oberbauch)			
2002-02-18	1	Beratung (auch Tel)			
	70	Kurze Bescheinigung			
2002-02-27	28	Krebs-Früherkennung beim Mann			
Gesamtsumme					

Rechnungsbetrag:

Sparkasse Mainz, BLZ 550 501 20, Nr. 1035104700

Dr. med. Max Muster

Frau
Brunhilde Gottmann
Schloßstraße 38

30. März 2002

45701 Herten

Rechnung für ärztliche Leistungen

Diagnosen: Hypertonie, Stauungslunge, sek. Anämie, Schürfwunde li. Unterarm

Spezifikation (KVB Vertrag):

DATUM	NR.	LEISTUNG	ANZ.	SATZ	BETRAG
2002-01-15	1	Beratung (auch Tel)			
	8	Ganzkörperstatus			
	5135	Brustorgane-Übersicht, in einer Ebene			
2002-01-16	250	Blutentnahme aus Vene			
	3501	Blutsenkung (Praxislabor)			
	3517	Hämoglobin			
	3504	Erythrozyten (Praxislabor)			
	252	Injektion - subkutan, submukös, intrakutan, intramuskulär			
2002-01-18	50	Besuch - einschließlich Beratung und symptombezogene Untersuchung			
	w2	Weg >2 bis 5 km Radius			
	E	Zuschlag für unverzüglichen/dringend angeforderten Besuch			
	253	Injektion - intravenös			
2002-01-22	1	Beratung (auch Tel)			
	B	Zuschlag für Beratung zwischen 20-22 Uhr oder 6-8 Uhr			
2002-02-13	1	Beratung (auch Tel)			
	2000	Erstversorgung kleine Wunde			
		Auslagen zu voriger Leistung			
	378	Simultanimpfung (gegen Wundstarrkrampf)			
	70	Kurze Bescheinigung			
2002-02-13	200	Verband			
		Auslagen zu voriger Leistung			

Gesamtsumme

Rechnungsbetrag:

Sparkasse Mainz, BLZ 550 501 20, Nr. 1035104700

Dr. med. Max Muster

Frau
Hannegret Rösen
Jahnstr. 13

30. März 2002

46236 Bottrop

Rechnung für ärztliche Leistungen

Diagnosen: Hypertonie, Stauungslunge, sek. Anämie, Schürfwunde li. Unterarm

Spezifikation   (Postbeamtenkrankenkasse B)

DATUM	NR.	LEISTUNG	ANZ.	SATZ	BETRAG
2002-01-15	1	Beratung (auch Tel)			
	8	Ganzkörperstatus			
	5135	Brustorgane-Übersicht, in einer Ebene			
2002-01-16	250	Blutentnahme aus Vene			
	3501	Blutsenkung (Praxislabor)			
	3517	Hämoglobin			
	3504	Erythrozyten (Praxislabor)			
	252	Injektion - subkutan, submukös, intrakutan, intramuskulär			
2002-01-18	50	Besuch - einschließlich Beratung und symptombezogene Untersuchung			
	w2	Weg >2 bis 5 km Radius			
	E	Zuschlag für unverzüglichen/ dringend angeforderten Besuch			
	253	Injektion - intravenös			
2002-01-22	1	Beratung (auch Tel)			
	B	Zuschlag für Beratung zwischen 20-22 Uhr oder 6-8 Uhr			
2002-02-12	1	Beratung (auch Tel)			
	2000	Erstversorgung kleine Wunde Auslagen zu voriger Leistung			
	378	Simultanimpfung (gegen Wundstarrkrampf)			
	70	Kurze Bescheinigung			
2002-02-13	200	Verband Auslagen zu voriger Leistung			

Gesamtsumme

Rechnungsbetrag:

Sparkasse Mainz, BLZ 550 501 20, Nr. 1035104700

Dr. med. Max Muster

Frau
Till Gottmann
Schloßstraße 38

30. März 2002

45701 Herten

Rechnung für ärztliche Leistungen

Diagnosen: Hypertonie, Stauungslunge, sek. Anämie, Schürfwunde li. Unterarm

Spezifikation DATUM	(GOÄ, Standardtarif) NR.	LEISTUNG	ANZ.	SATZ	BETRAG
2002-01-15	1	Beratung (auch Tel)			
	8	Ganzkörperstatus			
	5135	Brustorgane-Übersicht, in einer Ebene			
2002-01-16	250	Blutentnahme aus Vene			
	3501	Blutsenkung (Praxislabor)			
	3517	Hämoglobin			
	3504	Erythrozyten (Praxislabor)			
	252	Injektion – subkutan, submukös, intrakutan, intramuskulär			
2002-01-18	50	Besuch – einschließlich Beratung und symptombezogene Untersuchung			
	w2	Weg >2 bis 5 km Radius			
	E	Zuschlag für unverzüglichen/ dringend angeforderten Besuch			
	253	Injektion – intravenös			
2002-01-22	1	Beratung (auch Tel)			
	B	Zuschlag für Beratung zwischen 20-22 Uhr oder 6-8 Uhr			
2002-02-12	1	Beratung (auch Tel)			
	2000	Erstversorgung kleine Wunde Auslagen zu voriger Leistung			
	378	Simultanimpfung (gegen Wundstarrkrampf)			
	70	Kurze Bescheinigung			
2002-02-13	200	Verband Auslagen zu voriger Leistung			
Gesamtsumme					

Rechnungsbetrag:

Sparkasse Mainz, BLZ 550 501 20, Nr. 1035104700

XI Nicht auf Behandlungsschein abrechenbare Leistungen

In jeder vertragsärztlichen Praxis fallen ärztliche Leistungen an, die nicht zu Lasten der Krankenversicherung abgerechnet werden können. Die wichtigsten sind:

1 Jugendarbeitsschutzuntersuchungen

Gemäß dem Gesetz zum Schutz der arbeitenden Jugend darf ein Arbeitgeber einen Jugendlichen erst dann beschäftigen, wenn ihm eine ärztliche Bescheinigung vorliegt, aus der ersichtlich ist, dass aus gesundheitlichen Gründen gegen die geplante Beschäftigung keine ärztlichen Bedenken bestehen. Diese *Erstbescheinigung* darf nicht älter als 9 Monate sein (rückwirkend vom Einstellungstag gerechnet).

Ist der Jugendliche nach Ablauf eines Jahres seiner Beschäftigung noch keine 18 Jahre alt, so muss eine erste *Nachuntersuchung erfolgen*. Sie darf frühestens 3 Monate vor Ablauf des ersten Beschäftigungsjahres durchgeführt und muss dem Arbeitgeber vorgelegt werden. Der Arbeitgeber ist verpflichtet, die Jugendlichen rechtzeitig auf diese Nachuntersuchung hinzuweisen.

Nach Ablauf eines jeden weiteren Jahres besteht die Möglichkeit einer zusätzlichen Nachuntersuchung, sofern der Jugendliche das 18. Lebensjahr immer noch nicht vollendet hat. Der Arbeitgeber muss den Jugendlichen rechtzeitig von dieser Möglichkeit unterrichten; falls der Jugendliche die Untersuchung wahrnimmt, muss er die ärztliche Bescheinigung seinem Arbeitgeber vorlegen.

Durchführung der Untersuchungen

Jedem Arzt sollte vor der Durchführung der Erst- und der Nachuntersuchung ein *Untersuchungsberechtigungsschein* vorliegen, ohne den er seine ärztlichen Leistungen nicht abrechnen kann.

Die Ausgabe der Untersuchungsberechtigungsscheine ist je nach Land verschieden, in den alten Bundesländern sind dies: Die Ergebnisse der ärztlichen Untersuchung werden in einen Untersuchungsbogen – weiß für die Erstuntersuchung und rot für die Nachuntersuchung – eingetragen. Die ersten drei Blätter des *Untersuchungsbogens* verbleiben bei dem Arzt und müssen 10 Jahre aufbewahrt werden. Blatt 4 und 5 des Untersuchungsbogens sind für den Arbeitgeber und die Eltern des Jugendlichen bestimmt.

Der dreiteilige *Auswertungsbogen* wird zusammen mit dem Berechtigungsschein, der mit Datum, Vertragsarztstempel und Unterschrift des Arztes versehen sein muss, an die zuständige KV gesandt.

Der Kostenträger für diese Untersuchungen ist das Gewerbeaufsichtsamt. Die Vergütung der Untersuchungen werden mit der Nummer 32 der Gebührenordnung GOÄ abgegolten.

Auf den folgenden Seiten finden Sie:
1. Anlage 2, weiß, Untersuchungsbogen für die Erstuntersuchung,
2. Anlage 2 a, rot, Untersuchungsbogen für die Nachuntersuchungen (Beispiele aus Hessen).

Land	Ausgabestelle
Baden-Württemberg	behandelnder Arzt
Bayern	Schule
Berlin	der Schularzt des Gesundheitsamtes
Bremen	Schule
Hamburg	Bezirksamt
Hessen	Ordnungsamt
Niedersachsen	Stadt- oder Gemeindeverwaltung
Nordrhein-Westfalen	Einwohnermeldeamt
Rheinland-Pfalz	Einwohnermeldeamt
Saarland	Einwohnermeldeamt
Schleswig-Holstein	Einwohnermeldeamt

Anlage 2

Zum Verbleib beim untersuchenden Arzt

Stempel des Arztes

Tag der Untersuchung

Untersuchungsbogen
Erstuntersuchung nach § 32 Abs. 1 Jugendarbeitsschutzgesetz (JArbSchG)

Name, Vorname, Geburtsdatum des Jugendlichen

Straße, Hausnummer, Postleitzahl, Wohnort

Beabsichtigte berufliche Tätigkeit

Name, Vorname, Postanschrift des Personensorgeberechtigten (falls abweichend von der Postanschrift des Jugendlichen)

	nein	unbekannt	ja
Zutreffendes bitte [X] ankreuzen	☐	☐	☐
Erhebungsbogen liegt vor	☐		☐
Alter des Jugendlichen (Jahre)			
männlich			☐
weiblich			☐

MUSTER

Die Anamnese ist vom untersuchenden Arzt zu erheben!

1 Familienvorgeschichte

auffällig	☐		☐

Bei den Eltern und Geschwistern sind folgende Krankheiten/Behinderungen bekannt:

Allergie	☐	☐	☐
Asthma	☐	☐	☐
Hautkrankheiten	☐	☐	☐
Zuckerkrankheit	☐	☐	☐
Bluthochdruck	☐	☐	☐
Herz-Kreislauf-Krankheiten	☐	☐	☐
Anfallsleiden	☐	☐	☐
andere Krankheiten	☐	☐	☐ welche: _____

2 Krankheitsvorgeschichte des Jugendlichen

auffällig	☐		☐

2.1 Krankheiten/Behinderungen   Erläuterungen (Häufigkeit; Zeitpunkt; Diagnosen)

Rheumatisches Fieber	☐	☐	☐	_____
wiederholt Mandelentzündungen	☐	☐	☐	_____
wiederholt Bronchitis	☐	☐	☐	_____
Allergien	☐	☐	☐	_____
Asthma	☐	☐	☐	_____

Zum Verbleib beim untersuchenden Arzt

Anlage 2a
(Farbe: rot)

Stempel des Arztes

Tag der Untersuchung

Untersuchungsbogen

Zutreffendes bitte [X] ankreuzen

☐ Erste Nachuntersuchung (§ 33 JArbSchG)   ☐ Außerordentliche Nachuntersuchung (§ 35 JArbSchG)
☐ Weitere Nachuntersuchung (§ 34 JArbSchG)   ☐ Angeordnete Nachuntersuchung (§ 42 JArbSchG)

Name, Vorname, Geburtsdatum des Jugendlichen

Straße, Hausnummer, Postleitzahl, Wohnort

Name, Vorname, Postanschrift des Personensorgeberechtigten (falls abweichend von der Postanschrift des Jugendlichen)

Berufliche Tätigkeit:

mit Ausbildung   nein ☐   ja ☐

Name und Anschrift des Arbeitgebers

Bisherige Untersuchungen nach dem JArbSchG (Jahr und Monat)*

Name und Anschrift des Arztes*

	nein	ja
Erhebungsbogen liegt vor	☐	☐
Alter des Jugendlichen (Jahre)		
männlich		☐
weiblich		☐

Die Anamnese ist vom untersuchenden Arzt zu erheben!

1 Vorgeschichte des Jugendlichen (seit der letzten Untersuchung nach dem JArbSchG)

1.1	Krankheiten/Behinderungen	☐	☐ welche: _____
	Operationen	☐	☐ welche: _____
			wann: _____
	noch Beschwerden	☐	☐ welche: _____
	Unfälle	☐	☐ welche: _____
			wann: _____
	noch Beschwerden/Folgen	☐	☐ welche: _____
	Arbeitsunfähigkeit insgesamt	1 – 6 Tage ☐	
		7 – 14 Tage ☐	
		mehr als 14 Tage ☐	

*Aus der „Ärztlichen Mitteilung" zu entnehmen

2 Todesbescheinigung/ Leichenschauschein

Das Ausstellen einer Todesbescheinigung oder eines Leichenschauscheines ist keine abrechnungsfähige vertragsärztliche Leistung; dem Arzt steht hierfür ein Privathonorar nach der Gebührenordnung GOÄ zu, das von demjenigen zu bezahlen ist, der die Bestattungskosten trägt. Wenn keine Angehörigen vorhanden sind, werden die Kosten vom Sozialamt übernommen.

In manchen Fällen kann ein Teil der anfallenden Kosten jedoch auch über einen Behandlungsschein des Patienten abgerechnet werden.

Beispiel

Wenn ein Arzt zu einem Patienten gerufen wird, der zum Zeitpunkt der Besuchsbestellung noch lebt, kann er seine angefallenen Leistungen (Besuch, Wegegeld, Untersuchungsleistungen) über den Behandlungsausweis abrechnen.

Wenn bei der Besuchsbestellung der Patient bereits verstorben ist, so sind alle anfallenden Leistungen privat in Rechnung zu stellen, ebenso eventuell nachfolgende Sektionsleistungen.

3 Blutalkoholuntersuchungen

Die Innenministerien der einzelnen Bundesländer haben Verwaltungsvorschriften für die Gebühren der Ärzte erlassen, die die Untersuchungen bei der Feststellung der Alkoholbeeinflussung bei strafbaren Handlungen betreffen.

Danach werden alle anfallenden ärztlichen Leistungen in Zusammenhang mit der Feststellung von Alkohol im Blut nach den Gebührensätzen der GOÄ vergütet. Kostenträger ist die Polizei.

4 Andere ärztliche Leistungen

„Wunschleistungen"

„Wunschleistungen" der Patienten, d.h. alle medizinischen Leistungen, die ein Patient wünscht, die vom Arzt jedoch nicht als medizinisch notwendig erachtet werden, müssen vom Patienten nach den Gebührensätzen der GOÄ privat beglichen werden.

Atteste, Bescheinigungen

Das *Ausstellen von ärztlichen Bescheinigungen und Attesten* für z. B. Lebensversicherungen, sportärztliche Gutachten, private Kranken- oder Krankenhauszusatzversicherungen sind keine abrechnungsfähigen Leistungen nach den Bestimmungen der gesetzlichen Krankenversicherungen. Hierfür stellt der Arzt dem Patienten eine Privatliquidation nach den Ziffern der GOÄ aus.

5 Igel-Leistungen

Igel-Leistungen sind individuelle Gesundheitsleistungen außerhalb der Zuständigkeit der GKV, z. B. Untersuchung zur Früherkennung von Hautkrebs, Glaukomfrüherkennung mittels Perimetrie, Ophtalmoskopie und/oder Tonometrie, Entfernung von Tätowierungen, Raucherentwöhnung, Reisemedizinische Beratung, einschließlich Impfungen.
Der Arzt muss vor Erbringung solcher Leistungen den Patienten dahingehend informieren, dass diese Leistungen nur nach der GOÄ privat liquidiert werden können. Es besteht kein Leistungsanspruch gegenüber den gesetzlichen Krankenkassen.

Aufgaben

1. Über wen werden die Jugendarbeitsschutzuntersuchungen abgerechnet?
2. Welche Unterlagen müssen der Abrechnung beigefügt werden?
3. Wer übernimmt die Kosten für die Untersuchungen und das Ausstellen eines Leichenschauscheines?

XII Vorbereitung auf die Prüfung

1 Einführung

Die nachfolgenden Aufgaben sind zum Teil als Multiple-Choice-Fragen gestellt, zum Teil zur freien Beantwortung, da die Prüfungsordnungen der verschiedenen Bundesländer unterschiedliche Anforderungen stellen.

Bei den Multiple-Choice-Fragen wird gefragt, welche der vorgegebenen Antworten richtig ist (a, b oder c ...?). Hierbei sind z. T. mehrere der angegebenen Antworten richtig, manchmal nur eine.

Bei den Fragen zur freien Beantwortung werden z. T. nur stichwortartige Antworten verlangt (ja/nein oder eine Auflistung z. B. der richtigen Aufbewahrungsfristen/Jahreszahlen für ärztliche Dokumente, die genannt werden).

Bitte beachten Sie im eigenen Interesse – denn dies ist auch wichtig für die Prüfung – die Fragestellungen: „Nennen Sie ..." oder „Wie viele gibt es ..." sind Fragen, bei denen kurz und in Stichworten geantwortet werden kann. Fragen wie „Erklären Sie ..." oder „Was versteht man unter ..." verlangen eine Erläuterung des Sachverhaltes! Für eine bloße Auflistung bei einer Frage, die erläutert werden soll, erhalten Sie zumindest Punktabzüge.

Es empfiehlt sich, die Beantwortung der Fragen auf gesonderten Blättern und nicht durch Ankreuzen im Text oder Hineinschreiben zu beantworten. Dies erleichtert einmal die Kontrolle der Antworten im Vergleich mit den Lösungen in Kapitel 3, zum anderen können Sie den Aufgabenteil dann mehrfach nutzen.

Die beste Vorbereitung auf eine Prüfung ist die kontinuierliche Mitarbeit im Unterricht. Nutzen Sie die Aufgaben am Ende jedes Themenbereichs zur Wiederholung, aber auch um Unklarheiten rechtzeitig im Unterricht beseitigen zu können.

Nehmen Sie sich Zeit und gehen Sie in Ruhe an die Beantwortung der folgenden Prüfungsaufgaben – auch Flüchtigkeitsfehler werden gewertet. Viel Erfolg!

2 Prüfungsaufgaben

1. Welche Versicherung trat 1883 mittels Gesetz in Kraft?
    a. Unfallversicherung
    b. Krankenversicherung
    c. Rentenversicherung der Arbeiter
    d. Rentenversicherung der Angestellten

2. Wer ist der Gründer der deutschen Sozialversicherung?
    a. Wilhelm I.
    b. Ebert
    c. Heuss
    d. Bismarck
    e. Adenauer

3. Was sind die Grundprinzipien der deutschen Sozialversicherung? (2 A)
    a. Leistungen werden zwischen Versicherungsträgern und Versicherten festgelegt.
    b. Auf die Leistungen der Sozialversicherung besteht im Allgemeinen ein Rechtsanspruch.
    c. Die Sozialversicherung wird von staatlichen Behörden durchgeführt.
    d. Nach dem Sozialgerichtsgesetz können abgelehnte Ansprüche aus der Sozialversicherung vor einem Sozialgericht geltend gemacht werden.

4. Wer sind die Träger der gesetzlichen Rentenversicherung? (2 A)
    a. BA
    b. BfA
    c. BG
    d. VdAK
    e. RVO
    f. LVA

5. Für welche der Sozialversicherungen trägt der Arbeitgeber die volle Beitragshöhe?
    a. Krankenversicherung
    b. Unfallversicherung
    c. Rentenversicherung
    d. Arbeitslosenversicherung
    e. Pflegeversicherung

Bei mehr als einer richtigen Antwort ist die Anzahl angegeben, z. B. (2 A).

6. Was gehört zu den Leistungen der Rentenversicherungsträger?
   a. Krankengeld
   b. Heilverfahren
   c. Unfallrente
   d. Berufsunfähigkeitsrente
   e. Verletztengeld
   f. Sonstige Hilfen

7. Welche „Barleistungen" werden von den gesetzlichen Krankenkassen gezahlt? (3 A)
   a. Verletztengeld
   b. Sterbegeld
   c. Unfallrente
   d. Krankengeld
   e. Altersrente
   f. Entbindungspauschale

8. Welche der nachstehend aufgeführten Leistungen fallen gemäß SGB V unter den Begriff „Leistungen zur Früherkennung von Krankheiten"? (2 A)
   a. Jugendarbeitsschutzuntersuchungen
   b. Gesundheitsuntersuchungen, insbesondere zur Früherkennung von Herz-Kreislauf- und Nierenerkrankungen sowie Zuckerkrankheit
   c. Untersuchung zur Feststellung einer Schwangerschaft
   d. Ärztliche Beratung zur Empfängnisregelung
   e. Kinderuntersuchungen bis zur Vollendung des sechsten Lebensjahres
   f. Versorgung mit Arznei-, Verband- und Heilmitteln, die im Zusammenhang mit einer Entbindung stehen

9. Welche unten stehenden Leistungen gehören zu der Mutterschaftsvorsorge gemäß den Richtlinien? (2 A)
   a. Monatliche Ultraschalluntersuchung
   b. Regelmäßige Kontrolle der Leberwerte
   c. Bestimmung der Blutgruppe
   d. 3 Ultraschalluntersuchungen
   e. Geburtsvorbereitungskurse
   f. Ganzkörperstatus

10. Nennen Sie mindestens drei Leistungen der Arbeitslosenversicherung.

11. Wie lange wird von den gesetzlichen Krankenkassen Krankengeld bei derselben Krankheit gewährt?

12. Welche zwei Blutparameter gehören zur Gesundheitsuntersuchung?

13. Nennen Sie mindestens sechs Leistungen der gesetzlichen Krankenversicherung.

14. Wie viele Kinder-Früherkennungsuntersuchungen gibt es?
    In welchen Zeiträumen finden sie statt?

15. Was gehört zur Krebsfrüherkennungsuntersuchung bei einer 35-jährigen Frau?

16. Was gehört zur Krebsfrüherkennungsuntersuchung bei einem Mann?

17. Was versteht man unter dem „Sozialversicherungsabkommen" (SV-Abkommen) der gesetzlichen Krankenversicherung mit anderen Ländern?

18. Erklären Sie den Unterschied zwischen Behandlungsfall und Krankheitsfall.

19. Wer sind die Träger der Unfallversicherung?

20. Wann muss ein durch Arbeitsunfall verletzter Patient dem D-Arzt vorgestellt werden?

21. Was versteht man unter dem Begriff „Berufskrankheit"?

22. Mit welchem Formular wird ein Patient bei Vorliegen eines Arbeitsunfalls dem D-Arzt überwiesen

23. Wie rechnet der behandelnde Arzt seine erbrachten Leistungen im Fall eines Arbeitsunfalls ab?

24. Wie wird ein Schul-, Kindergarten- oder Hochschulunfall abgerechnet?

25. Welche Vordrucke können Sie bei Ihrer zuständigen KV anfordern? (5 A)

    a. BTM-Rezepte
    b. Bescheinigung über den mutmaßlichen Tag der Entbindung
    c. Arzneimittelverordnungsblatt
    d. Vordruck UV
    e. Verordnung von Krankenhauspflege
    f. Verordnung von Krankenbeförderung
    g. Ärztliche Bescheinigung über den Bezug von Krankengeld bei Erkrankung eines Kindes
    h. Ärztliche Bescheinigung zur Erlangung von Krankengeld

26. Zu welchen Trägern von Rechten und Pflichten gehört die Kassenärztliche Vereinigung?

    a. Aktiengesellschaft
    b. Verein
    c. Stiftung
    d. Gesellschaft mit beschr. Haftung
    e. Körperschaft des öffentlichen Rechts
    f. Anstalt des öffentlichen Rechts

27. Welche der folgenden Aufgaben fallen in den Zuständigkeitsbereich der KV? (2 A)

    a. Anerkennung als Gebietsarzt
    b. Fortbildung der Ärzte
    c. Ausbildung der Arzthelferin
    d. Abschluss von Verträgen und Vereinbarungen mit den Krankenkassen
    e. Unterstützung der öffentlichen Gesundheitspflege
    f. Aufstellung der Honorarverteilungsgrundsätze

28. Was versteht man unter dem „Gewährleistungsauftrag" der KV?

29. Wer sind die Mitglieder der KBV?

30. Wer sind die Vertragspartner des Bundesmantelvertrages?

31. Wer sind die Vertragspartner des Arzt-/Ersatzkassenvertrages?

32. Was gehört zu den Rechten und Pflichten der Vertragsärzte nach dem Bundesmantelvertrag? (4 A)

    a. Persönliche Leistungserbringung
    b. Recht auf Ablehnung bei einem Notfall
    c. Recht auf eine reine Bestellpraxis
    d. Die Aufzeichnungspflicht
    e. Freie Urlaubsgestaltung
    f. Pflicht zur Sprechstunden- und Besuchsbehandlung
    g. Recht auf Privatliquidation

33. Nennen Sie die Aufbewahrungsfristen für folgende Unterlagen:

    a. AU-Bescheinigung
    b. Dokumentationsbögen der Gesundheitsuntersuchung
    c. BTM-Rezepte
    d. Unterlagen der Rö-Therapie
    e. Jugendarbeitsschutzuntersuchungen
    f. Rö-Filme
    g. Karteikarten

34. Wie lange darf in Ausnahmefällen eine AU-Bescheinigung rückdatiert werden?

35. Welche Angaben müssen immer auf einem Überweisungsschein vermerkt werden? (5 A)

    a. Krankenkasse
    b. Versichertenstatus
    c. Familienstand des Patienten
    d. Arbeitgeber des Versicherten
    e. Mitgliedsnummer der Krankenkasse
    f. Anschrift des Patienten
    g. Name des Arztes, der die Überweisung erhält
    h. Um welche Art der Überweisung es sich handelt

36. Wann darf ein Arzt Grundpflege im Rahmen der häuslichen Krankenpflege für einen Patienten beantragen? (2 A)

    a. Wenn es sich um einen reinen Pflegefall handelt und keine Krankenhauspflege infrage kommt
    b. Wenn die Angehörigen des Patienten es fordern

c. Wenn notwendige Krankenhauspflege dadurch ersetzt werden kann
d. Wenn die Angehörigen die Aufgabe der Pflege ablehnen
e. Wenn Krankenhauspflege dadurch abgekürzt werden kann

37. Worauf ist beim Ausstellen der Bescheinigung über den mutmaßlichen Tag der Entbindung besonders zu achten?

38. Welche der unten stehenden Personen können keine gelbe Arbeitsunfähigkeit errhalten? (2 A)

    a. Versicherter der BEK
    b. Zivildienstleistender
    c. Sozialhilfeempfänger, die einen Behandlungsschein vom Sozialamt haben
    d. Arbeitsloser, der in der AOK versichert ist
    e. Arbeitnehmer, der seit 10 Wochen arbeitsunfähig ist

39. Welche Angaben muss ein Betäubungsmittelrezept enthalten?

40. Welche Patienten sind prinzipiell von der Zuzahlung der Rezeptgebühren befreit?

41. Wozu dient der Mutterpass?

42. Wozu dient das Kinder-Untersuchungsheft?

43. Welche Gebührenordnung findet bei unten stehenden Kostenträgern Anwendung?

    a. Betriebskrankenkassen
    b. BEG
    c. Innungskrankenkassen
    d. HEK
    e. Schwäbisch-Gmünder
    f. Gärtner Krankenkasse
    g. Bundeswehr
    h. Bundesgrenzschutz
    i. KKH
    j. Zivildienst
    k. Berufsgenossenschaften
    l. Jugendarbeitsschutzuntersuchungen
    m. private ärztliche Behandlung
    n. Seekasse
    o. Knappschaft
    p. Sozialhilfeträger
    q. Techniker
    r. Postbeamten A
    s. Schulunfälle
    t. Ortskrankenkassen

44. Welche Krankenkasse übernimmt aushilfsweise die Behandlungskosten nach dem SV-Abkommen?

45. Welcher Leistungsinhalt entspricht der Nummer 32 nach BMÄ?

    a. Wegegeldpauschale für Besuche im Kernbereich bei Tage
    b. Zuschlag für Besuche am Ort des Unfalls oder der plötzlich eingetretenen Erkrankung unter erschwerten Bedingungen:
    – an Bord von Schiffen
    – in Fahrzeugen oder Flugzeugen
    – außerhalb geschlossener Ortschaften
    c. Besuch, bestellt und ausgeführt zwischen 22.00 und 6.00 Uhr
    d. Besuch eines weiteren Kranken derselben sozialen Gemeinschaft in unmittelbarem zeitlichen Zusammenhang mit einem Besuch nach den Nummern 25, 26 oder 150
    e. Wegegeldpauschale für Besuche im Kernbereich bei Nacht

46. Welche unten stehenden Nummernkombinationen (nach BMÄ/E-GO) sind reine Gesprächsleistungen des Arztes?

    a. 10, 11, 17
    b. 1, 2, 4
    c. 2, 4, 5, 6
    d. 10, 11, 12, 13
    e. 12, 13, 17, 18

47. Welche Aussagen zum rosafarbenen Bundesbehandlungsschein sind richtig? (2 A)

    a. Es dürfen alle Erkrankungen behandelt und abgerechnet werden
    b. Bei Überweisungen darf nur der orangefarbene Überweisungsschein verwendet werden

c. Bei Verordnungen ist auf dem Rezept Feld 6 (BVG) anzukreuzen
d. Es können alle Erkrankungen außer einem Arbeitsunfall abgerechnet werden
e. Es dürfen nur die anerkannten Versorgungsleiden behandelt werden

48. Ein Arzt fährt um 22.30 Uhr zu einem dringend angeforderten Besuch. Welche der unten stehenden Nummernfolgen können zum Ansatz kommen?

    a. 25, 5, 7235, 1 oder 2
    b. 26, 5, 7238, 1 oder 2
    c. 26, 5, 7236, 1 oder 2
    d. 25, 6, 7239, 1 oder 2
    e. 25, 5, 7239, 1 oder 2

49. Welche Ärzte können die Ziffer 60 (nach BMÄ/E-GO) abrechnen? (3 A)

    a. Gynäkologen
    b. Dermatologen
    c. Kinderärzte
    d. Internisten
    e. Orthopäden
    f. praktische Ärzte

50. Tragen Sie zu unten stehenden Leistungen die richtigen Nummern ein:

    a. tel. Beratung Samstag 10.30 Uhr

    b. tel. Beratung Freitag 22.30 Uhr

    c. tel. Beratung Sonntag 14.15 Uhr

    d. tel. Beratung Samstag 12.45 Uhr

    e. tel. Beratung Sonntag 21.00 Uhr

    f. tel. Beratung Montag 12.30 Uhr

    g. Krebsfrüherkennungsuntersuchung Mann in der Samstagssprechstunde

    h. dringende Visite mit Sprechstundenunterberechung

    i. Routine-Hausbesuch, aus Krankheitsgründen um 22.00 Uhr ausgeführt

    j. „Mitbesuch" am Samstag um 21.00 Uhr

51. In welchen Fällen entsprechen die Eintragungen der Leistungen auf einem Behandlungsschein nicht den Bestimmungen des EBM? (2 A)

    a. 1, 157, 160
    b. 25, 5, 7239, 1 oder 2
    c. 1, 10, 60
    d. 32, 5, 7234
    e. 26, 7234, 1, 10

52. Welche der unten stehenden Gebührennummern kann der Hausarzt nicht abrechnen?

    a. 10
    b. 13
    c. 16
    d. 17
    e. 21

3 Lösungen

1. b
2. d
3. b, d
4. b, f
5. b
6. d
7. b, d, f
8. b, e
9. c und d
10. z. B. Berufsberatung, Arbeitsvermittlung, Arbeitslosengeld
11. maximal 78 Wochen bei derselben Krankheit innerhalb von drei Jahren
12. Gesamtcholesterin, Glukose
13. z. B. ärztliche Behandlung, Gesundheitsuntersuchungen, ärztliche Betreuung während der Schwangerschaft, Krankengeld, Vorsorgekuren, Früherkennungsmaßnahmen, Aufklärungsmaßnahmen
14. Es gibt 9 Kinder-Vorsorgeuntersuchungen:
    1. unmittelbar nach der Geburt,
    2. zwischen dem 3. und 10. Lebenstag,
    3. zwischen der 4. und 6. Lebenswoche,
    4. zwischen dem 3. und 4. Lebensmonat,
    5. zwischen dem 6. und 7. Lebensmonat,
    6. zwischen dem 10. und 12. Lebensmonat,
    7. zwischen dem 21. und 24. Lebensmonat,
    8. zwischen dem 43. und 48. Lebensmonat,
    9. zwischen dem 60. und 64. Lebensmonat.
15. – gezielte Anamnese
    – Spiegeleinstellung der Portio
    – Entnahme von Untersuchungsmaterial der Portio und aus dem Zervixkanal
    – Fixierung des Untersuchungsmaterials für die zytologische Untersuchung
    – bimanuelle gynäkologische Untersuchung
    – zytologische Untersuchung des entnommenen Materials
    – Abtasten der Brustdrüsen
16. – gezielte Anamnese
    – Inspektion und Palpation des äußeren Genitals
    – digitale Untersuchung des Rektums und Abtasten der Prostata vom After aus
    – Palpation der regionären Lymphknoten
    – Schnelltest auf okkultes Blut im Stuhl
17. Gegenseitige Verträge zwischen der Bundesrepublik Deutschland und verschiedenen anderen Staaten, die im Fall einer plötzlichen Erkrankung oder eines Unfalls die ärztliche Versorgung des Staatsangehörigen regeln.
18. Der Behandlungsfall ist die gesamte von demselben Vertragsarzt innerhalb desselben Quartals an demselben Kranken jeweils ambulant oder stationär vorgenommene Behandlung zu Lasten der selben Krankenkasse.
    Der Krankheitsfall umfasst den gesamten Zeitraum der Behandlung einer Krankheit bei einem Patienten, unabhängig vom Quartal.
19. Gewerbliche, landwirtschaftliche und und See-Berufsgenossenschaft, Bundesgemeinschaft der Unfallversicherungsträger
20. – wenn eine Arbeitsunfähigkeit vorliegt oder
    – die Behandlungsbedürftigkeit mehr als eine Woche beträgt oder
    – bei allen Wiederholungserkrankungen nach Arbeitsunfällen
21. Eine Berufskrankheit liegt vor, wenn eine Krankheit in unmittelbarem Zusammenhang mit der ausgeübten Tätigkeit auftritt (z. B. Hauterkrankungen durch Chemikalien) und auch als solche anerkannt ist.
22. mit dem Überweisungs-Vordruck F 2900 ÜV (zur Vorstellung beim D-Arzt, Augen-, HNO- und Hautarzt)
23. Die Abrechnung ärztlicher Leistungen erfolgt auf dem Vordruck F 1050, unmittelbar nach Abschluss der Behandlung, direkt mit dem Unfallversicherungsträger. Die Honorierung erfolgt nach der UV-GOÄ.
24. Diese Unfälle werden generell behandelt wie andere Arbeitsunfälle auch. Nach Beendigung der Behandlung wird direkt mit dem UV-Träger der öffentlichen Hand abgerechnet.
25. b, d, e, f, g
26. e
27. d, f
28. Die Kassenärztlichen Vereinigungen müssen gegenüber den Krankenkassen die Gewähr für die ordnungsgemäße Erbringung der vertragsärztlichen Leistungen übernehmen. Dazu gehört u. a. die Überwachung der Behandlungspflicht, der Beachtung des Wirtschaftlichkeitsgebotes, der Berichtspflicht und der ordnungsgemäßen Rechnungslegung. Als Mittel zur Erfüllung dieser Pflicht stehen ihnen u. a. Disziplinarmaßnahmen bis hin zur Zulassungsentziehung zur Verfügung.
29. Die Mitglieder der KBV sind die 23 Kassenärztlichen Vereinigungen der Länder.

30. Die Vertragspartner des Bundesmantelvertrages (BMV-Ä) sind die Kassenärztliche Bundesvereinigung (KBV) und die Bundesverbände der Orts-, Betriebs-, Innungs- und landwirtschaftlichen Krankenkassen.

31. Die Vertragspartner des Arzt-/Ersatzkassenvertrages sind die KBV und der Verband der Angestellten-Krankenkassen e.V. (VdAK) sowie der Arbeiter-Ersatzkassen-Verband e.V. (AEV).

32. a, d, f, g

33.
a 1 Jahr
b 5 Jahre
c 3 Jahre
d 30 Jahre
e 10 Jahre
f 10 Jahre
g 10 Jahre

34. maximal 2 Tage

35. a, b, e, f, h

36. c, e

37. Darauf, dass die Bescheinigung nicht früher als sieben Wochen vor dem mutmaßlichen Tag der Entbindung ausgestellt wird, da sonst keine Zahlung des Mutterschaftsgeldes vor der Entbindung geleistet wird.

38. b und e

39. – den Handelsnamen
– die Darreichungsform
– den Betäubungsmittelgehalt
– die Menge
– die Signatur
– die eigenhändige Unterschrift des Arztes
– den Vertragsarztstempel
– die vollständige Adresse des Arztes

40. – alle Versicherten unter 18 Jahren
– alle Versicherten der „sonstigen Kostenträger"
– alle Patienten, die eine Befreiungsbescheinigung ihrer Krankenkasse haben
– Verordnungen für schwangere Frauen, wenn die Verordnung in unmittelbarem Zusammenhang mit einer Schwangerschaft stehen

41. Im Mutterpass wird der Schwangerschaftsverlauf dokumentiert. Er ist bei der Geburt vorzulegen; der Entbindungsverlauf und der erste Untersuchungsbefund des Kindes werden ebenfalls eingetragen. Er gibt dem Arzt oder der Hebamme wichtige Hinweise über eventuelle Probleme bei der Geburt des Kindes und bei weiteren Schwangerschaften.

42. Es dokumentiert den altersgemäßen Entwicklungsstand des Kindes.

43.
a BMÄ
b BMÄ bzw. GOÄ
c BMÄ
d E-GO
e E-GO
f E-GO
g E-GO
h E-GO
i E-GO
j E-GO
k UV-GOÄ
l GOÄ
m GOÄ
n BMÄ
o BMÄ
p BMÄ
q E-GO
r GOÄ
s UV-GOÄ
t BMÄ

44. Jede gesetzliche Krankenkasse kann einen SV-Schein ausstellen.

45. d

46. a

47. c, e

48. b

49. c, d, f

50.
a 2
b 2, 5
c 2, 6
d 2, 6
e 2, 5
f 2
g 6, 2, 158, 159
h 29, 5 und Wegegeld
i 25, 5, 1 oder 2 und Wegegeld
j 32, 6, 1 oder 2

51. a, d

52. c

Abkürzungsverzeichnis

ad man. med.	ad manum medici (lat. = zu Händen des Arztes)	BVFG	Bundesvertriebenen-flüchtlingsgesetz
ad us. prop.	ad usum proprium (lat. = zum eigenen Gebrauch)	BVG	Bundesversorgungs-gesetz
		DAK	Deutsche Angestellten-Krankenkasse
AEV	Arbeiter-Ersatzkassen-Verband	DT	Diphtherie- und Tetanus (Impfung)
ÄK	Ärztekammer	EBM	Einheitlicher Bewertungs-maßstab für die ärzt-lichen Leistungen, gültig ab 1.10.1987
AOK	Allgemeine Ortskranken-kasse		
AOK-BV	AOK Bundesverband		
AOK-LV	AOK Landesverband	E-GO	Ersatzkassen-Gebühren-ordnung, gültig seit 1.10.1987
BA	Bundesanstalt für Arbeit		
BÄK	Bundesärztekammer	EKV	Arzt-/Ersatzkassenvertrag
BÄO	Bundesärzteordnung	GOÄ	Gebührenordnung für Ärzte
BBS	Bundesbehandlungs-schein		
BdL	Bundesverband der land-wirtschaftl. Krankenkassen	GEK	Schwäbisch Gmünder Ersatzkasse
		GKK	Gärtnerkrankenkasse
BdB	Bundesverband der Betriebskrankenkassen	GOZ	Gebührenordnung für Zahnärzte
BEG	Bundesentschädigungs-gesetz	GRG	Gesundheitsreformgesetz
		GSG	Gesundheits-Struktur-gesetz
BEK	Barmer Ersatzkasse		
BfA	Bundesversicherungs-anstalt für Angestellte	GV	Gesamtvertrag
		HaMü	Hamburg Münchener Ersatzkasse
BG	Berufsgenossenschaft		
BGB	Bürgerliches Gesetzbuch	HEK	Hanseatische Ersatz-kasse
BGS	Bundesgrenzschutz		
BGW	Berufsgenossenschaft für Gesundheitsdienst und Wohlfahrtspflege	HKK	Handelskrankenkasse Bremen
		HVM	Honorarverteilungs-maßstab
BKK	Betriebskrankenkasse		
Bkn	Bundesknappschaft	HZK	Hamburgische Zimmerer-Ersatzkasse
BMÄ	Bewertungsmaßstab – Ärzte, gültig ab 1.10.1987	i.a.	intraarteriell
		i.c.	intracutan
BMV-Ä	Bundesmantelvertrag für Ärzte	IKK	Innungskrankenkassen
		i.m.	intramuskulär
BSG	Blutkörperchen-Sen-kungsgeschwindigkeit (auch: BKS)	i.v.	intravenös
		JArSchG	Jugendarbeitsschutz-gesetz
BtMVV	Betäubungsmittelver-schreibungsverordnung		
		KäV	Kassenärztliche Versor-gung
BuK	Buchdruckerkranken-kasse		
		KBV	Kassenärztliche Bundes-vereinigung
BuSeuG	Bundesseuchengesetz		

KEH	Krankenkasse Eintracht	pH	potentia hydrogenii (Wasserstoffionenkonzentration)
KKH	Kaufmännische Krankenkasse		
Kn	Knappschaftsversicherung	PVS	privatärztliche Verrechnungsstelle
KOV	Kriegsopferversorgung	p.o.	per os (durch den Mund)
KV	Kassenärztliche Vereinigung	PTA	Pharmazeutisch-technische Assistentin
KVB	Krankenversorgung der Bundesbahnbeamten	rh –	Rhesusfaktor negativ
		Rh +	Rhesusfaktor positiv
KVEG	Krankenversicherungskostenergänzungsgesetz	RöV	Röntgenverordnung
		Rp.	recipe (nimm! Rezept)
KVKG	Krankenversicherungskostendämpfungsgesetz	RR	(Blutdruckmessung nach) Riva-Rocci
KVLG	Gesetz über die Krankenvers. der Landwirte	RVO	Reichsversicherungsordnung
LÄK	Landesärztekammer	SGB	Sozialgesetzbuch
LKK	Landwirtschaftliche Krankenkasse	StGB	Strafgesetzbuch
		s.c.	subcutan
LVA	Landesversicherungsanstalt	SeeK	Seekrankenkasse (Krankenkasse für Seeleute)
MDK	Medizinischer Dienst der Krankenkassen	TK	Techniker-Krankenkasse
MTA	Medizinisch-technische Assistentin	UV	Unfallversicherung
		UVV	Unfallverhütungsvorschriften
MTLA	Medizinisch-technische Laboratoriums-Assistentin	VdAK	Verband der Angestellten-Krankenkassen
MTRA	Medizinisch-technische Radiologie-Assistentin	WHO	World Health Organization (Weltgesundheitsorganisation)
MuSchG	Mutterschutzgesetz		
N1	Normpackung für kurze Anwendung	ZD	Zivildienst
N2	Normpackung für die Behandlung einer mittleren Verlaufsdauer		

Interessenverbände

N3	Normpackung für Dauertherapie	BdA	Berufsverband der Arzt-, Zahnarzt- und Tierarzthelferinnen e.V. (Sitz Dortmund)
NAV	Verband der niedergelassenen Ärzte		
N – EK	Neptun Krankenkasse (für Binnenschiffer)	VWA	Verband der weiblichen Angestellten (Sitz Bonn)
o.B.	ohne Befund	DAG	Deutsche Angestellten-Gewerkschaft (Sitz Hamburg)
PBeaKK	PostBeamtenkrankenkasse		
p.c.	pro communitate (für die Allgemeinheit) = für den Sprechstundenbedarf	ÖTV	Gewerkschaft Öffentliche Dienste, Transport und Verkehr (Sitz Stuttgart)

Stichwortverzeichnis

A

Abweichende Vereinbarung 138
Allergologie 124
Abrechnungsschein 39, 40, 41, 42, 94
Analoge Leistungen 141
Analoge Ziffern 155
Anamnese 14, 152
Anästhesieleistungen 160
Anästhesien 126
Angehörige des Bundesgrenzschutzes (BSG), Krankenversorgung 85
AOK 37
Arbeiter-Ersatzkassen-Verband (AEV) 12
Arbeitsförderung 8
Arbeitslosenversicherung 8, 11
Arbeitsunfähigkeit 44, 70
Arbeitsunfähigkeitsbescheinigung 49, 50, 74
Arbeitsunfall 41, 46, 51, 67, 68, 69, 70
Arzneimittel 15
Arzneimittelverordnungsblatt 45, 63
Arzt-/Ersatzkassenvertrag 100
Arztbrief 119
Arztleitblatt 97, 98
Ärztliche Unfallmeldung 70, 72
Arztregister 24
Atteste 180
Aufbewahrungsfristen 35
Auslagen 142
Ausschussbesetzung 25, 29
Auswertungsbogen 177

B

Basislabor 167
Basisuntersuchungen 129
Befundbericht 119
Begründungspflicht 46
BEG-Verfolgungsbedingte Leiden 138
Behandlungsausweis 81
Behandlungsfall 32, 33, 147
Behandlungspflege 54
Behandlungsscheine 76
Beitragsbemessungsgrenze 10
Belegarzt 42
Beratung 147, 148, 150, 151
Beratungsgrundleistungen 112
Berichte 155
Berufsfördernde Maßnahmen 9

Berufskrankheit 41, 67, 70
Beschäftigungspolitik 11
Bescheinigungen 180
Besuche 116, 117, 153
Betäubungsmittel 49
Betäubungsmittelrezept 49
Betäubungsmittelverschreibungsverordnung 49
Betreuungsgrundleistungen 112
Bewertungsmaßstab Ärzte 100, 106
BKK 37
Blankoformular 50, 52, 53
Blankoformularwesen 39
Blutalkoholuntersuchungen 180
Blutentnahmen 123, 156
BMÄ 100, 106
BMV-Ä 100
Briefe 155
Bundesärzteordnung 100
Bundesarztregister 23, 25
Bundesbahnbeamte 83, 138
Bundesbehandlungsschein für Beschädigte 77
Bundesbehandlungsschein 76, 78, 79, 80
Bundesentschädigungsgesetz (BEG) 80
Bundesmantelvertrag – Ärzte/Ersatzkassen (EKV) 34
Bundesmantelvertrag-Ärzte (BMV-Ä) 31
Bundesmantelvertrag-Ärzte 100
Bundesmantelverträge 24
Bundessozialhilfegesetz 88, 89
Bundesversorgungsgesetz (BVG) 46, 75
BVB 46

C

Chemische Untersuchungen 130
Chirurgie 127

D

D-Arzt – Bericht 68, 69, 70, 71
Dienstleistungen 14
Diskettenabrechnung 94
Durchgangsärzte 68

E

EBM 100, 151
EBM, Gliederung 106

E-GO 34, 106
Einfacher Satz 139
Einheitlicher Bewertungsmaßstab (EBM) 100, 106, 107, 108
Einzelvisite 117
EKG 153
EKV 100
Elektrotherapie 126, 161
Empfängnisregelung 122
Entschädigungen 141
Ersatzkassen VdAK 101
Ersatzkassen 12, 34, 96
Ersatzkassen, AEV 101
Ersatzkassen-Gebührenordnung 34, 100, 106
Ersatzverfahren 39
Erstbescheinigung 177

F

Fallpunktzahl 107
Fallzahlmeldung 97
Feiertagsgebühren 111
Fremdkassenausgleich 25
Fremdkörperentfernung 163
Früherkennung von Krankheiten 13
Früherkennung von Krankheiten, Kinder 13, 120
Früherkennung 152
Früherkennungsmaßnahmen 55
Früherkennungsmaßnahmen, Frauen 14
Früherkennungsmaßnahmen, Männer 14
Früherkennungsuntersuchung, Kinder 56

G

Ganzkörperstatus 118, 149
Gebühren 138
Gebührenordnung für Ärzte 100
Gebührenordnung 100, 101
Gebührenordnung, psychologische 100
Gebührenrahmen 139, 140
Geldleistungen 14, 15, 17
Gerinnungsuntersuchungen 131
Gesamtvergütung 20
Gesetzliche Krankenkasse 12, 13, 19, 94
Gesundheitsstrukturgesetz 26, 106

Gesundheitsuntersuchung 14,
  58, 61, 152, 170
Gewährleistung 28
Gewährleistungsauftrag 26
Gewerbeaufsichtsamt 177
GOÄ 100, 136, 137, 180
GOP 100
Grundpflege 55
Gutachten 119

H
Härtefall-Regelung 46
H-Arzt – Bericht 70
H-Ärzte 68, 69
Hausärztliche Grundvergütung
  108
Hausärztliche Praxis 127
Häusliche Krankenpflege 15,
  53, 54, 55
Hautarztverfahren 69
Heil- und Hilfsmittel 47
Heilmittel 15
Heilmittelkatalog 47
Heilmittelverordnung 47
Hilfsmittel 15, 48
Hinterbliebene, Renten 11
Höchstsatz 139, 140
Hydrotherapie 126

I
ICD 10-Verschlüsselung 62
ICD-10 Schlüssel 41, 43
ICD-Schlüssel 51
Igel-Leistungen 180
IKK 37
Impfbuch 136
Impfleistungen 135, 157
Impfstoffe 65
Impfungen 158
Infusionen 123, 157
Injektion 123, 156, 157
Innere Medizin 126, 162
Interessenvertretung 25, 26, 27

J
Jugendarbeitsschutzgesetz 153
Jugendarbeitsschutzuntersuchungen 177
Jugendgesundheitsuntersuchung
  13, 57, 121
Jugendschutzuntersuchungen
  138

K
Kardiologie 126
Kassenärztliche Bundesvereinigung (KBV) 21, 83
Kassenärztliche Bundesvereinigung 22, 24, 34, 36
Kassenärztliche Bundesvereinigung, Organe 22
Kassenärztliche Vereinigungen
  (KV) 19, 21
Kassenärztliche Vereinigungen
  der Länder 22
Kassenärztliche Vereinigungen,
  Aufgaben 24
Kassenärztliche Vereinigungen,
  Mitgliedschaft 24
Kassenleitblatt 96
Kassennummer 96
Konsiliarpauschale 109, 110
Konsiliaruntersuchung 44
Konsilium 44
Konsultationsgebühr 109
Kostenträger 101
Krankenbeförderung 52, 53
Krankenbehandlung 14, 15
Krankengeld 14, 15
Krankenhausbehandlung 51, 52
Krankenhauseinweisung 51, 52
Krankenkassen 12, 19
Krankenversichertenkarte 78
Krankenversicherung 10
Krankheiten 152
Krankheitsbericht 119
Krebsfrüherkennung, Frauen
  58, 59
Krebsfrüherkennung, Männer
  58, 60
kurative Behandlung 41
KVB-Betrag 171

L
Laboratoriumsleistungen 140, 164
Laboratoriumsuntersuchungen
  44, 127, 129
Laborbudget 45
Laborgemeinschaft 45, 169
Laborleistung 127, 170
Laborüberweisungsschein 45
Laboruntersuchung 152, 165
Landes-KV 25
Leichenschauschein 180
Lichttherapie 162
Liquidation 144, 165
LKK 37

M
Massagen 161
Mikrobiologische Untersuchungen
  130, 132
Mitbehandlung 43
Mutterpass 55
Mutterschaft 16
Mutterschaftsgeld 17
Mutterschaftsvorsorge 120

N
Nachtgebühren 111
Neugeborenen-Erstuntersuchung
  151
Neurologie 126
Niederlassungsfreiheit 26
Notfall 53
Notfall-/Vertretungsschein 58, 62
Notfallschein 58

O
Öffentliche Leistungsträger 140
Ordinationsgebühren 109
Organe 125, 159
Organsysteme 149
Orthopädie 127

P
Pauschalerstattung 132, 133
Persönliche ärztliche Leistungen
  139, 140
Pflegestufe I 18, 113
Pflegeversicherung 8, 11, 18
Pflichtversicherte 10, 11
Physikalische Untersuchungen
  130
Physikalisch-medizinische Leistungen 126
Polizei, Krankenversorgung 90
Postbeamte B 138
Postbeamten, Krankenversorgung
  84
Postbeamtenkrankenkasse B 171
Prävention 42
Präventive Leistungen 151
Praxisbudget 107
Praxiscomputer, Abrechnung 95
Praxislabor 169
Primärkassen 12, 98, 101, 136
Privatärztliche Verrechnungsstelle
  144
Privatkassen 12

Privatliquidation 144, 171, 180
Privatunfall 51
Privatversicherte 138
Psychotherapeutengesetz 100
Punktionen 124, 158
Punktwert 139
Punktzahl 139

Q
Quartalsabrechnung 94, 95

R
Rechnung 143, 144
Regelspanne 139, 140
Regelvisite 117
Rehabilitation 9, 11
Reichsversicherungsordnung (RVO) 8, 21
Rentenversicherung 8, 9, 11

S
Sachleistungen 14, 16
Schmerztherapie 125
Schulbescheinigungen 155
Schulunfälle 41, 138
Schutzimpfungen 135
Schwangerschaft 16, 151
Schwangerschaftsabbruch 122
Schwellenwert 139, 140
Serologische Untersuchungen 131
Sicherstellungsauftrag 25
Sofortmaßnahmen 124
Soldaten der Bundeswehr, Krankenversorgung 86
Sonografische Leistungen 159
Sonografische Untersuchungen 125
Sonstige Hilfen 17
Sonstige Kostenträger 12, 25, 63, 83, 102, 136
Sozialgesetzbuch 21, 100
Sozialgesetzgebung 8
Sozialhilfe 98
Sozialhilfeempfänger 88
Sozialstaatsprinzip 29
Sozialversicherung 8, 10
Sozialversicherungsabkommen 90
Speziallabors 170
Sportbefreiungsbescheinigungen 155
Sprechstundenbedarf 63, 64, 66
Standardtarif 140

Stationäre Behandlung 141
Statusangabe 78
Steigerungssätze 171
Sterbegeld 17
Sterilisation 122
Studenten-Krankenversicherung 138

T
Technische Leistungen 139, 140, 147
Thermotherapie 126
Todesbescheinigung 180

U
Überweisungen 147
Überweisungsschein 41, 42, 79, 94
Ultraschalluntersuchung 159, 160
Unfallfolgen, Leistungen 9
Unfallmeldung 71
Unfallversicherung 8, 9, 10
Unfallversicherungsträger 46, 67
Untersuchung 148, 147, 149, 150, 151
Untersuchungsberechtigungsschein 177
Untersuchungsbogen 177, 178, 179
Untersuchungsheft, Kinder 56
UV-GOÄ 70, 71, 73, 100, 138

V
Verband der Angestellten-Krankenkassen (VdAK) 12, 34
Verbände 123, 156
Verbandmittel 15
Vergütungen 138
Verordnungen, gebührenfreie 46
Verordnungen, gebührenpflichtige 45
Verordnungsvorschriften 46
Versichertenkarte 37, 38, 76
Versichertenstatus 37
Versorgungsleiden 51
Vertragsarzt 24, 29
Vertragshoheit 25, 27
Verwaltungsgebühr 109, 110
Visiten 116, 153
Vordruckvereinbarungen 37
Vorsorgeuntersuchung 151

W
Wärmebehandlung 161
Wegegeld 120, 141
Wegegeldpauschalen 134
Wegeunfälle 138
Weiterbehandlung 43
Wiederholungsrezepte 147
Wirtschaftlichkeitsgebot 30
Wochenendgebühren 111
Wundversorgung 127, 163
Wunschleistungen 180

Z
Zivildienstleistende 87
Zusatzbudgets 107
Zuschläge 150, 154
Zuzahlung 45